高齢者の栄養スクリーニングツール
MNA® GUIDE BOOK
ガイドブック
Mini Nutritional Assessment

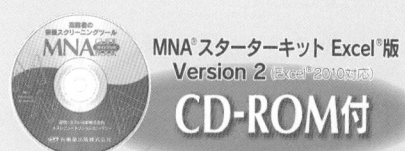

MNA®スターターキット Excel®版
Version 2 (Excel®2010対応)
CD-ROM付

監修　雨海照祥

編集　葛谷雅文
　　　吉田貞夫
　　　宮澤　靖

医歯薬出版株式会社

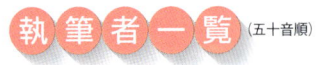（五十音順）

雨海照祥 武庫川女子大学生活環境学部　食物栄養学科
あまがいてるよし

大竹輝臣 厚生労働省老健局　老人保健課（執筆時）
おおたけてるお

尾園千佳 甲南病院　栄養管理室
おぞのちか

葛谷雅文 名古屋大学大学院医学系研究科　発育・加齢医学講座（地域在宅医療学・老年科学分野）
くずやまさふみ　名古屋大学医学部附属病院　老年内科

櫻井洋一 和洋女子大学家政学群　健康栄養学類
さくらいよういち

真井睦子 栗山赤十字病院　栄養課
さないむつこ

下村義弘 千葉大学大学院工学研究科　人間生活工学研究室
しもむらよしひろ

田中朋子 桜十字病院　看護部
たなかともこ

藤井　真 南大和病院　院長
ふじい　しん

別府恵子 甲南訪問看護ステーション　看護支援センター
べっぷけいこ

美濃良夫 阪和住吉総合病院　副院長
みのよしお

宮澤　靖 近森会近森病院　臨床栄養部
みやざわやすし

吉田貞夫 ちゅうざん病院　副院長／金城大学
よしださだお

This book was originally published in Japanese
under the title of :

MNA Gaidobukku
（MNA Guidebook—Nutrition Screening Tool for the Elderly）

Editor :
Amagai, Teruyoshi
　Professor, Mukogawa Women's University.

ⓒ 2011　1st ed.

ISHIYAKU PUBLISHERS, INC.
　7-10, Honkomagome 1 chome, Bunkyo-ku,
　Tokyo 113-8612, Japan

表紙・本文デザイン
M's 杉山光章

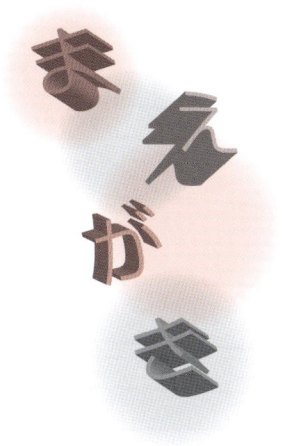

　65歳以上の高齢者の全人口における人口比が21％以上を「超高齢社会」とよぶ．ただしこれは必ずしも広く国際的に認知された概念ではなく，おもにわが国で重用されている．まず高齢者の定義自体，確固として定まったものはない．定義するためには，高齢者を定義し，分類する目的を改めて考える必要がある．

　ある疑問を立てて，質問を作らなければ，それに対する答えは出てこない．逆にいえば，ある疑問，質問をする行為自体のなかに，その時点ですでに，それに対する解答がある．

　「なぜ社会のなかで『高齢者』というカテゴリーを設定する必要があるのか」という疑問が立てられた時点で，少なくともその答えのなにがしかは，すでに出ている可能性が高い．

　仮に高齢者の定義を (1) 時間的 (年齢)，(2) 生物学的 (臓器の機能性)，(3) 社会経済的 (役割)，に大別してみる．

　一般的な高齢者の定義は，時間的定義が前面に出ているように思うのは，日本を含めた先進国の幻想でしかないのかもしれない．たとえば電気も水道もなく，狩猟生活を主体とするアフリカのある民族にとっては，生まれた日時の記録はなく，人口統計もない．そうしてみれば，われわれ日本人が65歳以上を高齢者とよぶ現代の日本の社会背景としての，確かな戸籍制度や文明に囲まれた生活が浮かび上がってくる．

　もちろん時間的な定義と生物学的な特性として，とくに重要臓器である心・肺，血管，腎臓，骨格筋などの機能低下を指標とし，どの臓器や機能を指標として選択するかによって，多くの高齢者の分類方法が考案されているが，複雑すぎる．それまでの生活や食べ物などの影響で個人差が大きいという高齢者の特徴を考慮しても，それでもなお，この生物学的定義もやはり，時間的定義によってカバーできる可能性が高い．

　では社会経済的な定義はどうか．この定義は，高齢者の社会的活動のなかでも，日本でいえば50％が就労中（「高齢社会白書」平成23年度版）とされる高齢者が，全労働人口の8.8％（同）とされる経済的活動に着目した定義である．この社会経済的な定義が高齢者の第一義的なものになると，その数字の低さと，元気でまだ働く意欲と体力の充実した高齢者とのギャップを認識し，将来的に少しでもこのギャップを埋めるために，社会構造的な変革が生まれる可能性が潜んでいよう．

　したがって，高齢者の区分をWHOのように時間的定義として60歳にしたり，日本のように65歳にするのは，高齢者が生活する社会構造，経済構造，文明レベル，文化ごとに異なっているからだといえよう．すなわちこの社会経済的定義も，時間的定義と完全に分離することはできない．

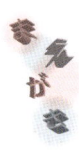

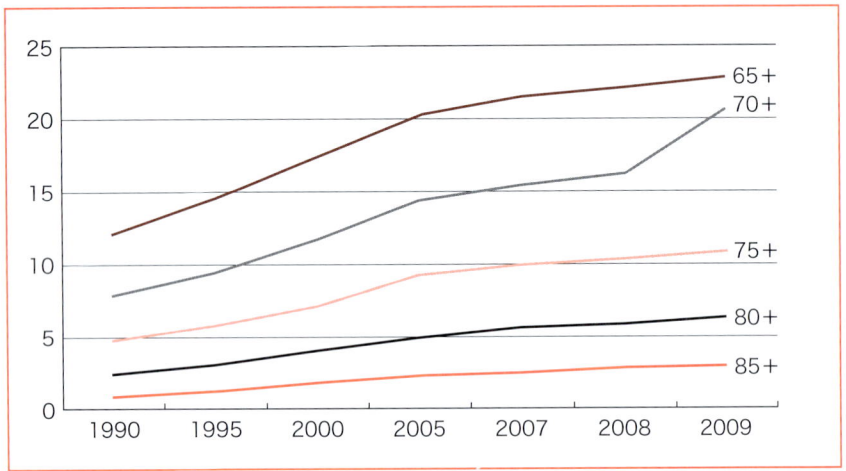

図1　高齢者の5歳区分ごとの人口比の推移

　さらに同様のことは，こうした空間的な比較だけにとどまらない．同じ日本に限定しても，時間軸を現在と20年後の2つで比べてみると，両者の社会構造は異なっている可能性が高い．したがって20年後のわが国の高齢者の定義は異なったものになっている可能性が高い．すなわち65歳以上の労働人口率が20年後の日本では11％を超え，その影響力は無視すべきではなく，それどころかさらに大きくする努力がなされるべきであろう．

　これまで高齢者の定義を3つに分類してきたが，それら3つは決して互いに独立していない．その代表格としての時間的定義は，他の2つの定義を包括できる．高齢者の定義の意義と課題を俯瞰した．

　では65歳から5歳ごとの区分と10歳ごとでの区分と，いったいどちらが有効なのか．科学的な検証が必要な課題ではあるものの，直感的には同じ時代感覚を共有する年齢区分として5歳では小さく，10歳が概ね妥当と感じている．

　したがって，今後高齢者の定義区分が65歳とされることが本当に妥当なのかを再検討する必要があるかもしれない．しかし，もしそれが妥当とされたならば，あとの年齢区分の幅は10歳ごとが適当なのかもしれない．すなわち65～74歳，75～84歳，85歳以上の3階層である．

　さて2010年の時点では65歳以上が22.7％であり，75歳以上の全高齢者人口比は10.7％，同85歳以上が2.9％である（**図1，2**）．この10歳ごとの年齢区分で，その人口比が大きく変動していることは，この10歳ごとの3階層の区分の妥当性を証明する根拠となるかもしれない．

　一方，高齢者の16％が要介護の被保険者であり（2007年，2746.4万人中437.8万人，平成23年度高齢社会白書），この割合の今後の推移が注目される．この「要介護高齢者数の減少」こそが，高齢者にとっても社会全体にとっても善と思われる．

　この命題が正しいと仮定すると，そのためにはどうすればよいか．その答えの

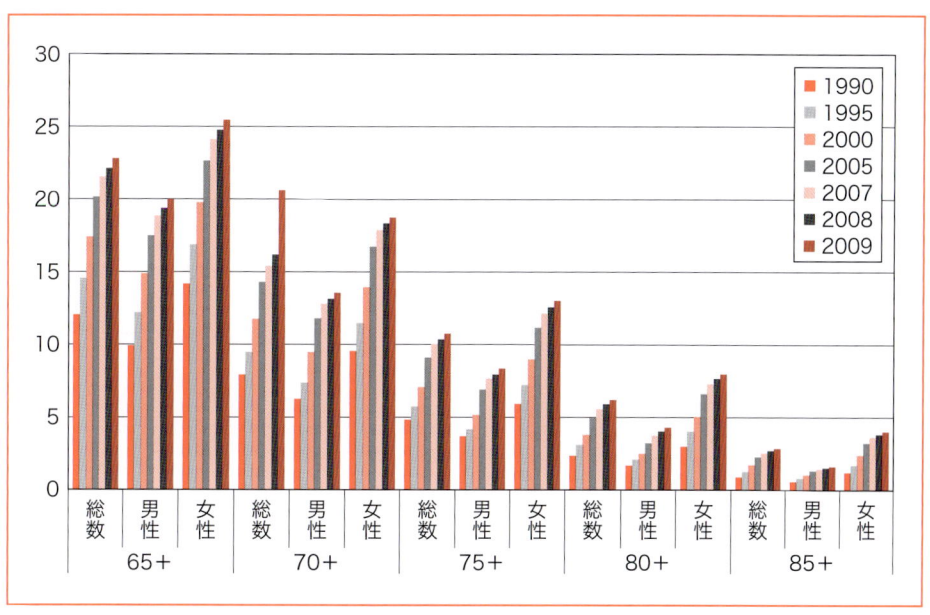

図2　高齢者の5歳ごとの人口比の推移

　ひとつが本書のMNA®-SFに隠れていることを確信する．
　すなわちMNA®-SFは，高齢者の近未来の有害事象発生の確率をかなり正しく予測できる．しかもその予測ツールがわずかに6項目で構成されているから，驚きである．その科学的正しさはかなり厳密に検証されており，その精度は，おそらく今後も大きく変動することはないと思われる．
　このMNA®-SFを正しく理解し，適切に使うことが，超高齢社会のわが国に生きる私たちができるいくつかの選択肢のなかのひとつであろう．
　MNA®-SFの包括的解説書である本書は，総論，各論（6項目の詳細な解説），使用マニュアル，の3部構成となっている．
　その使い方は，読者の方々の使用目的や使用環境ごとに自由であろうが，必要度の高い章から読んでいっても矛盾なく，それぞれに利用価値は高いと思われる．
　本書が世界で唯一の超高齢社会であるわが国で出版されることの意義は大きいに違いない．
　「子ども叱るな我が来た道だもの，年寄り嗤うな我が行く道だもの…」
　どうかどうか，明日の自分とあなたの大切な人のため，さらにいまを懸命に生きる大切な高齢者のために，そして未来を紡ぐ子どもたちが高齢者になる60年後のために，このMNA®-SFガイドブックを楽しく使って，日本の社会，世界の社会を明るくされるに違いないことを，編者一同，固く信じて疑わない．

　　　2011年7月吉日　　　　　　　　　　　　　　　　　　　　雨海照祥

高齢者の栄養スクリーニングツール MNA GUIDE BOOK ガイドブック CD-ROM付

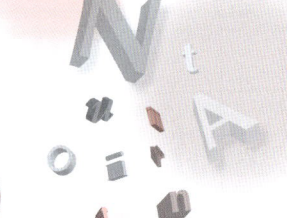

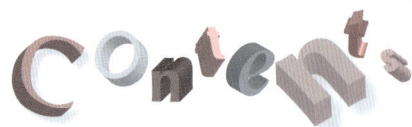

まえがき……………………………………………………………………………… iii

1 高齢者と栄養

超高齢社会とは………………………………………………………… 雨海照祥　1
わが国の高齢者福祉の動向………………………………………… 大竹輝臣　4
加齢にともなう身体的，機能的，栄養学的変化とその原因… 宮澤　靖　9
栄養―負のスパイラルと正のスパイラル………………………… 雨海照祥　13
高齢者における栄養アセスメントの意義………………………… 葛谷雅文　14
　　MNA豆知識コラム　サルコペニア………………………………………… 葛谷雅文　18

2 高齢者の栄養スクリーニングツール

SGA，MUST，MNA®の特徴………………………………………… 櫻井洋一　19

3 MNA®とアウトカム―在宅高齢者の入院後のアウトカムに影響する因子群

………………………………………………………………………… 雨海照祥　25

4 MNA®の経済効果

急性期病院の場合……………………………………………………… 宮澤　靖　35
高齢者の誤嚥性肺炎と MNA®……………………………………… 吉田貞夫　41

5 MNA®の開発経緯

………………………………………………………………………… 雨海照祥　47

6 MNA®-SF の特徴

………………………………………………………………………… 雨海照祥　53

7 MNA®-SF 6項目の内容と意義

- A．食事量の減少 ……………………………………… 宮澤　靖　*61*
  - MNA TIPs　チューブ栄養のときのスコアは？ ……… 雨海照祥　*65*
- B．体重の減少 ………………………………………… 宮澤　靖　*66*
- C．運動能力（寝たきり，車椅子，自由に外出の可否）…… 吉田貞夫　*71*
- D．精神的ストレス・急性疾患 ……………………… 雨海照祥　*76*
- E．認知症・うつ ……………………………………… 吉田貞夫　*78*
  - MNA TIPs　認知症の重症度はどう判断すればよいのか …… 葛谷雅文　*86*
  - MNA TIPs　うつ状態かどうかの判断に迷ったら …… 吉田貞夫　*87*
  - コラム　認知症の進行度と評価の重要性—FAST（Functional Assessment Staging）…… 別府恵子　*88*
- F．BMI・CC ………………………………………… 雨海照祥　*92*
  - コラム　CCメジャーのデザイン …………………… 下村義弘　*97*
  - CCの感受性 ………………………………………… 尾園千佳　*100*

8 MNA®スコア別栄養ケア ………………………… 吉田貞夫　*103*

9 施設別MNA®の活用

病院
- 急性期病院 …………………………………………… 宮澤　靖　*109*
- 慢性期病院 …………………………………………… 美濃良夫　*113*

- 高齢者施設（介護施設） ……………………………… 葛谷雅文　*120*
- 在宅 …………………………………………………… 葛谷雅文　*123*

10 職種別MNA®の活用

1. 医師の立場から ……………………………………… 藤井　真　*127*
2. 看護師の立場から …………………………………… 田中朋子　*131*
3. 栄養士の立場から—コミュニティにおけるMNA®の活用 …… 真井睦子　*134*

- MNA®-SF　記載マニュアル …………………………………… *143*
- Appendix-1　MNA® Original Version ………………………… *151*
- Appendix-2　MNA® Updated Version ………………………… *152*
- MNA®-SF　スターターキット説明書 ………………………… *153*

本書の使い方

■とりあえずMNA®-SFを使ってみたい
➡ 巻末の「MNA®-SF スターターキット使用説明書」をお読みのうえ，付録CD-ROM収載のソフトをパソコンにコピーしてお使いください．

＊正確に記載するためには，巻末の「MNA®-SF 記載マニュアル」をお読みください．
＊MNA®-SF用紙が必要な場合は，下記にアクセスして，プリントしてお使いください．
http://www.mna-elderly.com/forms/mini/mna_mini_japanese.pdf

■MNA®-SFの6項目の内容と意義を知りたい
➡ 第7章（p61）をお読みください．

＊MNA®-SFを記載する際に迷った場合は，第7章の「MNA® TIPS」をお読みください．

■MNAはどのように開発され，MNA®-SFへと進化してきたかを知りたい
➡ 第5章（p47）をお読みください．

■MNA®は他の栄養スクリーニングツールと比べて，どんな特徴があるのか知りたい
➡ 第2章（p19），第6章（p53）をお読みください．

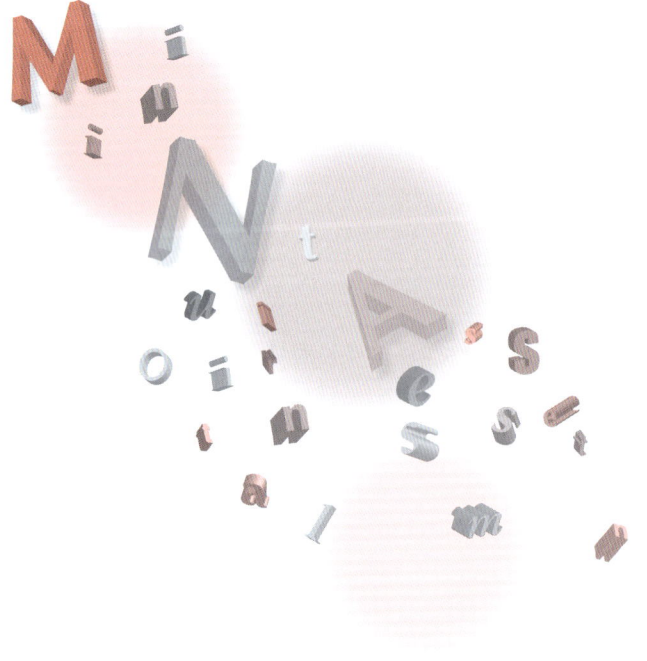

1 高齢者と栄養

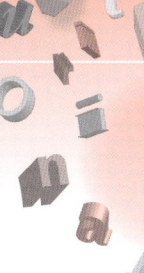

超高齢社会とは

雨海照祥 AMAGAI, TERUYOSHI

年齢による高齢者の分類

WHOによると，暦年齢で65歳以上を高齢者と定義している．さらに65歳以上を10歳ごとに区分けし，65～74歳を前期，75～84歳を後期，85歳以上を超後期高齢者とよぶことがある（図1）．

わが国では100歳以上の高齢者は百寿者とよばれ，特別に扱われている．そしてその総数は，25年前には500人ほどであったが，現在では3万人を超えるといわれている．

高齢社会とは

"高齢化社会"とは，総人口の7%以上14%未満を高齢者が占める社会をさす．これに7%上乗せし，高齢者が14～21%未満の社会を"高齢社会"という．高齢化社会の「化」の字がなくなり，本物の高齢社会になったことを示すのかもしれない．さらに，高齢者が全人口の21%以上になると"超高齢社会"という（図2）．

主要先進国における人口高齢化率の推移

図3は，おもな先進主要国の1850年から2050年の近未来までの200年間に及ぶ高齢者人口比率の変化を示したものである．横軸が西暦，縦軸が%で表された高齢者人口比になる．図中のフランスをみてみると，1850年，いまからおよそ150年前の19世紀半ばにはすでに高齢化社会に入っていることがわかる．しかし高齢社会になったのは1980年ころであり，高齢化社会の化の字がはずれるのに1世紀以上を要している．他の先進国の多くも同じような

図1 年齢による高齢者の分類

65～74歳　前期高齢者（Young Old）
75～84歳　後期高齢者（Old Old）
85歳以上　超後期高齢者（Older Old）

ただし「高齢者等の雇用の安定等に関する法律（略称：高齢者雇用安定法）」（1971年制定）において，高年齢者は55歳以上をいう．

図2 高齢社会の定義

日本で実現した年

高齢化社会
高齢化率7%以上14%未満：
　　　　1970年（昭和45年）

高齢社会
高齢化率14%以上21%未満：
　　　　1994年（平成6年）

超高齢社会
高齢化率21%以上：
　　　　2007年（平成19年）

傾向を示している．

一方，わが国は高齢化社会になったのは1970年で，「高齢者等雇用保護法」制定の前年である．その後，1994年には高齢社会となり，四半世紀を経ずに高齢社会になっている．さらに超高齢化社会になったのは2007年で，

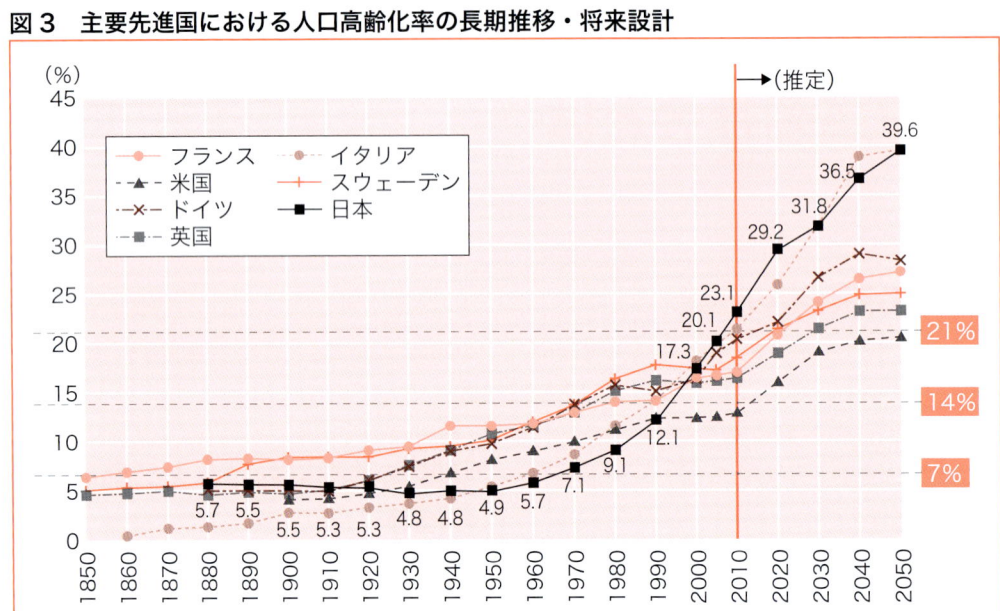

図3　主要先進国における人口高齢化率の長期推移・将来設計

http://www2.ttcn.ne.jp/~honkawa/1157.html

表1　わが国における男女別推計人口

年齢階級	平成21年6月1日現在（確定値）						平成21年11月1日現在（概算値）		
	総人口			日本人人口			総人口		
	男女計	男	女	男女計	男	女	男女計	男	女
	人口　（単位　千人）						人口　（単位　万人）		
総　数	127,547	62,149	65,399	125,823	61,339	64,484	12,756	6,215	6,541
65～69歳	8,311	3,972	4,339	8,268	3,951	4,317	839	401	438
70～74	6,908	3,195	3,713	6,876	3,180	3,696	692	320	371
75～79	5,777	2,510	3,266	5,755	2,501	3,255	582	253	329
80～84	4,190	1,633	2,557	4,175	1,626	2,549	424	166	258
85歳以上	3,617	998	2,619	3,604	992	2,612	369	103	267
（再掲）									
65歳以上	28,803	12,309	16,494	28,679	12,251	16,428	2,906	1,243	1,664
うち75歳以上	13,584	5,141	8,443	13,535	5,120	8,415	1,375	522	854
	割　合　（単位　%）								
0～14歳	13.4	14.1	12.7	13.5	14.1	12.8	13.3	14.0	12.7
15～64	64.0	66.1	62.0	63.8	65.9	61.7	63.9	66.0	61.9
65歳以上	22.6	19.8	25.2	22.8	20.0	25.5	22.8	20.0	25.4
うち75歳以上	10.7	8.3	12.9	10.8	8.3	13.0	10.8	8.4	13.1

総務省統計局・政府統括官（統計基準担当）・統計研修所：人口推計月報　http://stat.go.jp/data/jnsui/tsuki/index.htm より．
2009.11.26 download.

この間7%の高齢者人口比の伸びに要する年数はわずかに13年であった．2009年11月現在，超高齢社会になった国は，世界でわが国だけである．

図3でもわかるように，今後も高齢者の比率は増え続け，2050年には39.6%，つまり全人口の約40%が65歳以上の高齢者であると総務省は予想している．この予測の真偽は不明であり，その伸び率は途中でペースダウンするとの見解もある．

しかしいずれにしてもわが国が，人類史上いまだかつて経験したことのない，まったく未知の領域である超高齢社会を経験しているという事実は重く，したがって高齢者の加齢，さらにはその背景にある栄養の問題を真剣に考えることが，人類の先陣をいく日本においてきわめて重要であることがわかる．

わが国における男女別推計人口

表1は，総務省統計局・政府統括官（統計基準担当）・統計研修所が出している人口推計月報による男女別推計人口である．総人口に占める高齢者の割合は，2009年6月1日現在で22.8%である．このうち2005年の統計では386万世帯が独り暮らしの高齢者であり，表2による高齢者人口が約2,800万人とすれば，なんと10人に1人以上が独り暮らしということになる．

さらに75歳以上の高齢者の人口比率は10.8%となっており，したがって高齢者のおよそ2人に1人が75歳以上であり，残りの半分が65歳から74歳までの前期高齢者といえる．この75歳以上の人口比率は，今後わが国では増えることが予想されている．

わが国の高齢者福祉の動向

大竹輝臣 OTAKE, TERUO

はじめに

　介護保険制度については，平成12年度から施行されているが，施行当初と現時点を比べると，高齢化の進展，介護保険の認知度等の影響等により，被保険者数や要介護認定者数，サービスの利用状況などが増加しており，発足当初の状況と様変わりしている．

　このようなことから，今後の介護保険制度の方向性を検討するためには，高齢者が今後どういう状況になるのか，またそれに伴いどういう課題があるのかを明らかにする必要がある．

介護保険制度の現状

●介護保険制度導入の経緯

　介護保険制度は，平成12年4月からスタートし，現在10年目に入ったところである．
　ここで，介護保険という制度が導入された経緯について，改めて振り返る．
①高齢化・長寿化が進むなかで，介護を必要とされる高齢者が増加し，また介護を必要とする期間が長期化するなど，介護に対するニーズが増大してきた．
②核家族化の進行や，介護する家族の高齢化など，介護が必要な高齢者を支えてきた家族をめぐる状況も変化してきた．

　このような状況を契機として，高齢者の介護を社会全体で支え合う仕組みとして，介護保険制度が創設された．

　介護保険制度の導入に当たっては，国民の新たな負担や市町村の新しい事務負担等，さまざまな関係者の理解により，この10年の間で，広く定着してきた．

●制度の運営状況

　制度が発足した平成12年4月からこれまでの間で，高齢者の数は30％程度増加してきているが，要介護認定を受けた高齢者の数は倍増し，高齢者の増加率を大きく上回っている．

　また，実際にサービスを利用された高齢者の数をみても，在宅サービスと施設サービスの合計で約2.5倍となっており，在宅サービスを中心に利用者の数が急速に増加してきているところである（**図1**）．

　このように，高齢者の数を大きく上回る勢いで介護サービスの利用者が増えたというのは，それだけ介護保険制度が定着した結果と考えられる．

　かつては，家族のみによる介護が当然のものとして考えられており，それが介護を原因とした家庭崩壊や高齢者虐待，高齢者の社会的入院といった問題を引き起こしていたが，制度の導入によって介護の外部化が進み，ホームヘルパーなどの専門家による介護が主になったことは，家庭内の負担を少しでも減少させることにつながったのではないかと考えられる．

　このように，総合的にみれば効果的な制度ではあるが，制度創設後10年を経た現在，さまざまな問題が指摘されている．

喫緊の課題である介護従事者の処遇改善

●介護従事者の厳しい勤務環境

　介護従事者の給与水準は，全産業平均と比べて低い傾向にある．

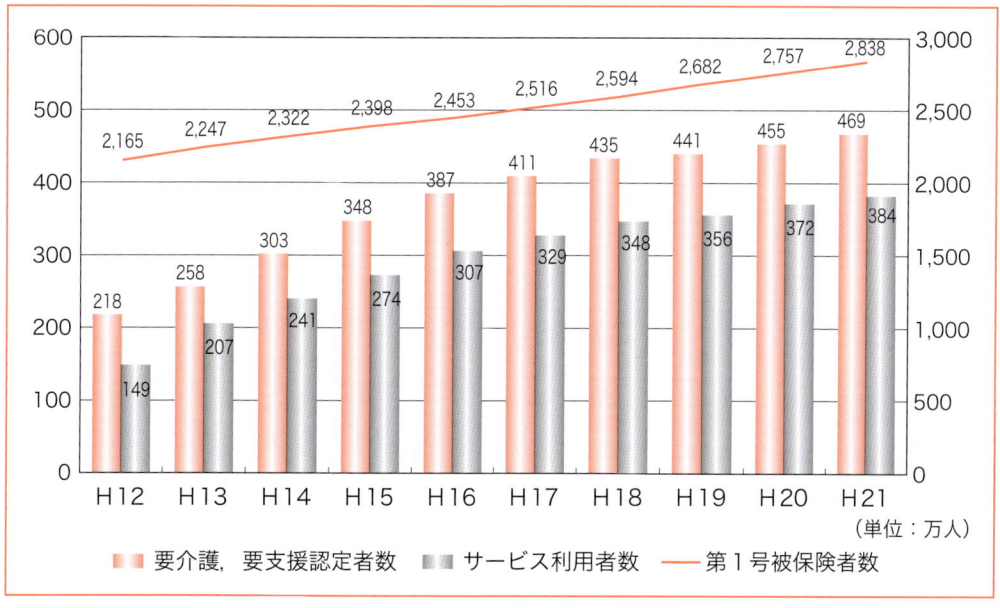

図1 第1号被保険者数，要介護（要支援）設定者数，介護サービス利用者数の推移
(厚生委労働省老健局．介護保険事業状況報告月報 各年4月分)

　また，給与水準もさることながら，介護の仕事は，夜勤や早朝の勤務など，時間的にも不規則な場合が多く，肉体的・精神的にもたいへんな仕事であるということで，全産業平均と比べて離職率が高く，人材確保が困難な状況となっている．

　今後，介護従事者の処遇改善や人材確保に資する施策を強力に推し進めていく必要があり，平成21年の介護報酬改定においては，プラス3.0％増加させた．そのなかで，各事業所における有資格者の割合や，常勤率や勤続年数を評価するなどの改定を行ったところである．しかしながら，介護従事者の給与は，事業者と介護従事者との間で決められるものであり，さまざまな議論があった．そこで，この3.0％介護報酬の引き上げに続き，「介護保険処遇改善交付金」を創設し，事業所に交付することとし，介護職員一人あたり，1.5万円に見合う金額を全額国庫で事業主に配布することにより，事業所それぞれの給与体系や人事評価等で処遇完全金の交付する額を判断してもらったところである．

　今後もこのようなさまざまな取組を通じ，介護職員が介護の現場にとどまり，一生の仕事としてもらえるような取り組みを考えていかなければならない．

認知症対策の推進
●認知症高齢者の増加

　今後，高齢者が増加するなかで，避けては通れない問題の一つが「認知症」の問題である．

　認知症高齢者数については，平成22年では208万人，今後の予想として，平成37年では323万人と推計されており，約1.6倍に増加することが見込まれている．

　認知症は，かつては「痴呆」といわれていたが，病状を正しく表していない，周囲からの偏見を招くといったことから，平成16年からは，現在の「認知症」という表現に改められている．

　厚生労働省においても，さまざまな認知症対策に取り組んできたところであり，現場の医療従事者や介護従事者，地域の方々の努力もあり，ここ数年，認知症についての理解は一定程度進んできた．

　しかしながら，今後，認知症高齢者の一層の

	実態把握	研究開発	医療対策	適切なケアの普及 本人・家族支援	若年性認知症
現状と課題	▷正確な認知症患者数や，認知症に関わる医療・介護サービス利用等の実態は不明	▷幅広い分野にわたり研究課題を設定しており，重点化が不足	▷専門医療を提供する医師や医療機関が不十分 ▷BPSDの適切な治療が行われていない ▷重篤な身体疾患の治療が円滑でない	▷認知症ケアの質の施設・事業所間格差 ▷医療との連携を含めた地域ケアが不十分 ▷地域全体で認知症の人や家族を支えることが必要 ▷認知症の人やその家族に対する相談体制が不十分	▷若年性認知症に対する国民の理解不足 ▷「医療」・「福祉」・「就労」の連携が不十分
方向性	▷医学的に診断された認知症の有病率の早急な調査 ▷要介護認定で使用されている「認知症高齢者の日常生活自立度」の見直し	▷各ステージ（①発症予防対策，②診断技術向上，③治療方法開発，④発症後対応）毎の視点を明確にした研究開発の促進	▷早期診断の促進 ▷BPSD 急性期の適切な医療の提供 ▷身体合併症に対する適切な対応	▷認知症ケア標準化・高度化 ▷医療との連携を含めた地域ケア体制の強化 ▷誰もが自らの問題と認識し， ・認知症に関する理解の普及 ・認知症の人やその家族に対する相談支援体制の充実	▷若年性認知症に関する「相談」から「医療」・「福祉」・「就労」の総合的な支援
対策	▷認知症の有病率に関する зуб調査の実施 ▷認知症に関わる医療・介護サービスに関する実態調査の実施 ▷より客観的で科学的な日常生活自立度の検討	経済産業省，文部科学省と連携し，特に①診断技術向上，②治療方法の開発を重点分野とし，資源を集中 ▷アルツハイマー病の予防因子の解明(5年以内) ▷アルツハイマー病の早期診断技術 (5年以内) ▷アルツハイマー病の根本的治療薬実用化 (10年以内)	【短期】 ▷認知症診断ガイドラインの開発・普及支援 ▷認知症疾患医療センターの整備・連携担当者の配置 ▷認知症医療に係る研修の充実 【中・長期】 ▷認知症に係る精神医療等のあり方の検討	【短期】 ▷認知症ケアの標準化・高度化の推進 ▷認知症連携担当者を配置する地域包括支援センターの整備 ▷都道府県・指定都市にコールセンターを設置 ▷認知症を知り地域をつくる10か年構想の推進 【中・長期】 ▷認知症ケアの評価のあり方の検討 ▷認知症サポーター増員 ▷小・中学校における認知症教育の推進	【短期】 ▷若年性認知症相談コールセンターの設置 ▷認知症連携担当者によるオーダーメイドの支援体制の形成 ▷若年性認知症就労支援ネットワークの構築 ▷若年性認知症ケアのモデル事業の実施 ▷国民に対する広報啓発 【中・長期】 ▷若年性認知症対応の介護サービスの評価 ▷就労継続に関する研究

図2 今後の認知症対策の全体像
今後の認知症対策は，早期の確定診断を出発点とした適切な対応を促進することを基本方針とし，具体的な対策として，①実態の把握，②研究開発の促進，③早期診断の推進と適切な医療の提供，④適切なケアの普及及び本人・家族支援，⑤若年性認知症対策を積極的に推進する．

増加が見込まれるなかで，今後は，いままで以上に効果的な認知症対策を推進し，適切な医療・介護サービス等を通じ，たとえ認知症になっても，地域で安心して暮らし続けることのできる社会を早期に構築していくことが重要である．

今後の認知症対策として，「早期の確定診断を出発点とした適切な対応」が基本方針としてあげられており，具体的には，下記の対応を図ることとしている（**図2**）．
①認知症の実態把握
②医療面を中心とした研究開発の促進
③早期診断の推進と適切な医療の提供 (p.78 参照)
④適切なケアの普及や本人・家族への支援
⑤若年性認知症対策の推進

また，認知症対策でもっとも重要なことは，できるだけ多くの方に認知症を理解し，支援してもらうことである．

そのため，現在，都道府県や市町村等の協力のもと，「認知症サポーター養成講座」を各地で開催しており，現在約170万人がサポーターなどとして認定されているところである．

介護保険制度の将来像
●これからの高齢者像

高齢者人口は今後，ますます増加することから，介護保険を利用する者も，今後，ますます

増加することが予想される．このようなことから，平成18年度改正では，要介護者の増加を防ぐとともに，要介護になっても悪化を防止するため「介護予防」という制度を導入した（**図3**）．

また，現在の高齢者は「終戦～昭和ヒト桁」世代が中心であり，10年後には「第一次ベビーブーム世代」が高齢者の中心となる．このように高齢者も時代とともにその価値観が変容するため，それぞれの世代に応じた施設等の形態やサービス提供形態について念頭に置く必要がある．

● 高齢者のための「住まい」の充実

わが国における65歳以上人口に占める高齢者用の住居（ベッド数）について，介護施設（介護療養型医療施設，介護老人保健施設，特別養護老人ホーム）では約3％，有料老人ホーム等民間施設では約1.1％となっている．

これらの施設について，諸外国（英国・スウェーデン・デンマーク・米国）の整備状況等と比較すると，わが国では高齢化率が他国と比べて高いにもかかわらず，介護施設のベッド数も少なく，さらに有料老人ホーム等の民間施設では1/3～1/5倍の格差がある（**図4**）．

このため，わが国でも高齢者の住まいの確保を進める必要があると考えられ，とくに他国との差が大きい民間を活用した「自宅」でもなく「施設」でもない「第3の住宅」の整備が急務であると考える．具体的には，たとえば介護や医療的なケアが組み込まれ，レストラン等の施設を通じて地域住民との交流も充実した「ケア付き高齢者住宅」等が必要であると考えられる．

● 持続可能な介護保険制度の構築

介護保険制度は，国民の間に広く定着してきたが，その一方で，介護保険の総費用は急速に増加しており，平成12年度には3.6兆円であったものが，平成22年度には予算ベースで7.9兆円と，制度発足時に比べて2倍以上に達している．

今後どのように財源を確保し，サービス体系を充実させ，持続可能な制度とするかを議論し，第五期の介護報酬改定を実施していく必要がある．

● 地域包括ケアシステムの構築

地域包括ケアシステムは，「ニーズに応じた住宅が提供されることを基本とした上で，生活

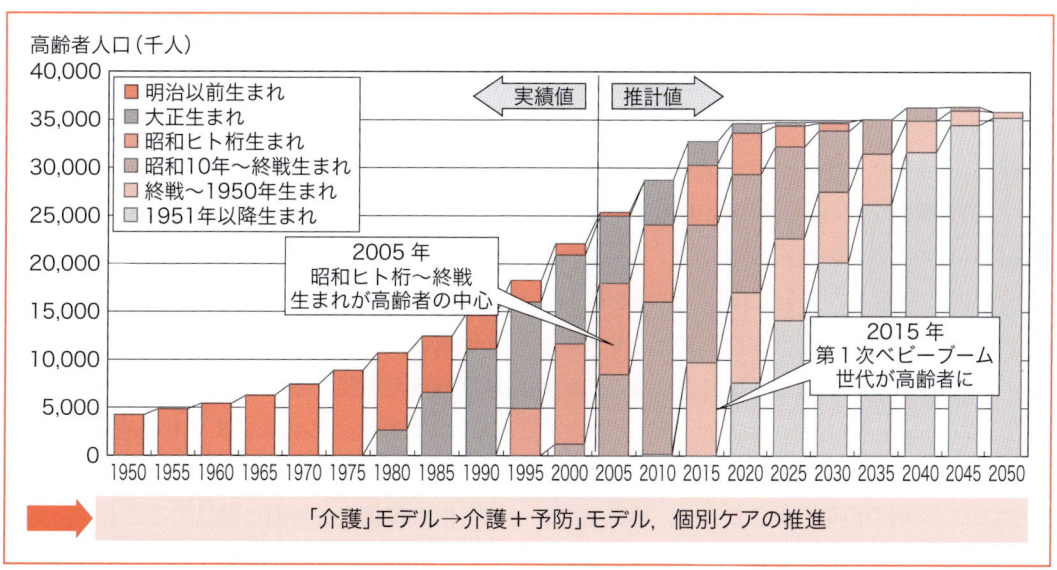

図3　世代別にみた高齢者人口の推移

資料：2000年までは総務省統計局「国勢調査」，2005年以降は国立社会保障・人口問題研究所「日本の将来推計人口（平成14年1月推計）」

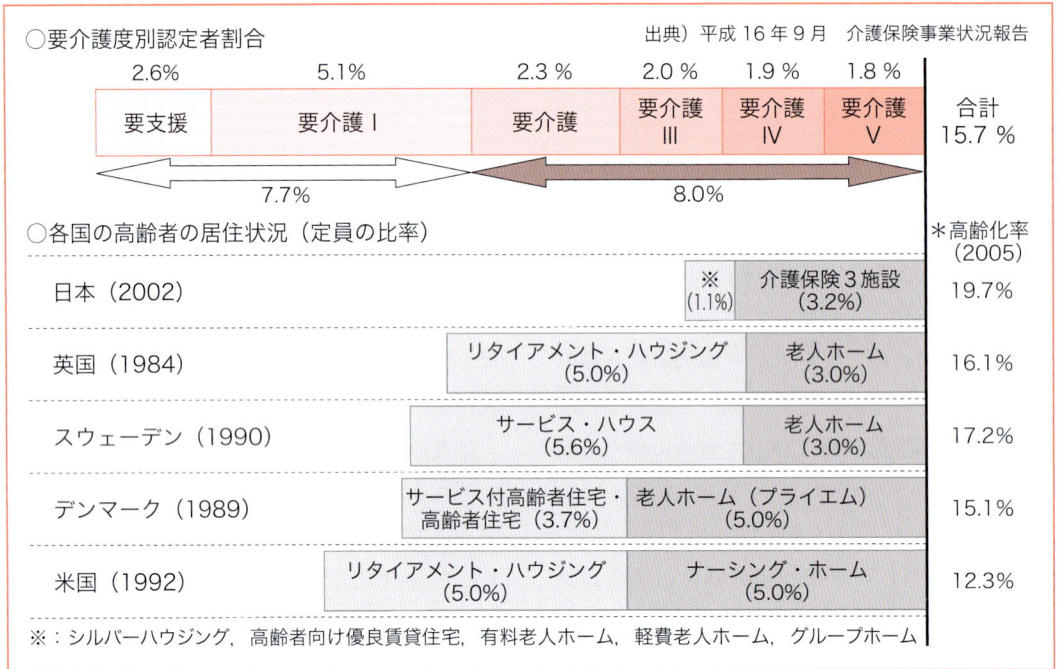

図4　65歳以上人口に占める認定者数，各国の介護施設・ケア付き高齢者住宅の割合
(園田真理子．世界の高齢者住宅：日本建築センター)
＊高齢化率は，「UN, World Population Prospects. The 2006 Revision」から抜粋

上の安全・安心・健康を確保するために，医療や介護のみならず，福祉サービスを含めたさまざまな生活支援サービスが日常生活の場（日常生活圏域）で適切に提供できるような地域での体制」と定義されており，その圏域については，「おおむね30分以内に駆けつけられる圏域」を理想的な圏域とし，具体的には，中学校区が基本とされている．

また，地域包括ケアにおいては，地域の住民が，住居の種別を問わず，生活における不安や危険に対して，自らの選択に基づき，おおむね30分以内に生活上の安全・安心・健康を確保するサービスや対応が提供され，また，サービスが24時間365日を通じて提供されることが理想となる．

住民の安全・安心・健康を脅かす不安や危険としては，急病や虐待，引きこもり，地域での孤立等さまざまな状況が想定され，こうした問題に対応するサービスが，地域内のさまざまな社会資源の組み合わせやこれらを複合的に組み合わせたシステムの利用によって24時間365日を通じて提供されることが期待される．

こうした理想の実現のためには，在宅医療や訪問看護の充実とともに，医療と介護の連携が不可欠であり，「在宅療養を支える訪問看護サービスの拡大」「高齢により運動機能等の低下を防ぐためのリハビリテーションの充実」「在宅等で亡くなる場合の看取りが行える体制」等を拡充・強化する必要がある．また，高齢者の低栄養状態も今後さらにその深刻度を増すと考えており，必要な対策と適切な評価を実施していくべきと考えている．

地域包括ケアの実現のために栄養・食の観点はたいへん重要である．高齢者の尊厳ある生活のために栄養ケアマネジメントを適切に行い，経口摂取の維持，移行が求められる．そのためにも低栄養状態を早期に発見することが必要であり，Mini Nutritional Assessment（MNA®）は有用なアセスメントツールであると考えられる．

加齢にともなう身体的，機能的，栄養学的変化とその原因

宮澤　靖 MIYAZAWA, YASUSHI

Lean Body Mass の減少と Nitrogen Death

　生体が低栄養状態に陥ると次々とイベントが発生してくる．Lean Body Mass（以下，LBM）とは骨格筋，内臓蛋白，血漿蛋白，細胞外液，骨格の総称であるが，図1にLBMの減少とNitrogen Death（窒素死）の関係を示す．健常時のLBMを100％とすると，低栄養の惹起により，まず筋肉量の減少が認められる．

　高齢者の場合，健康な生活を営んでいる人でも若年期に比べると筋肉量が減少しているので，容易につぎの内臓蛋白の減少の負のステップダウンに進行してしまいがちである．そして，免疫能が低下することによって易感染性の状態になり，創傷治癒が遅れ，最終的には腸管や肝臓といった栄養と密接な関係にある臓器が障害される．LBMが30％低下するとNitrogen Death に陥り，きわめて生体適応に不利益な状態になってしまう．

　このように低栄養は進行していくが，もう1つこの模式図からいえることは，臨床上LBMが90％台や80％後半の値のときには，適切な栄養サポートによって100％に近づけることが可能であるが，80％を下回り70％台になると100％の方向に修正させるだけでも難渋することが散見される．したがって，高齢者の場合は若年者に比べステップダウンの進行が速いため，いち早くそれらのリスクを抽出し，適切な栄養サポートの介入の必要性を示唆していることが読み取れる．

身体構成成分とその評価法

　生体内の構成成分でいちばん構成比が高いのが脂肪であり，脂肪を除いた構成成分がLBMとなる（図2）．高齢者の場合は骨格筋が若年層に比べて少なく，LBMの低下が容易に進行する．図の右側に示されている栄養指標項目はそれぞれの構成成分のモニタリング指標になるものである．

　図3は，25歳時の身体構成成分と70歳時の身体構成成分の変化を示したものである．加

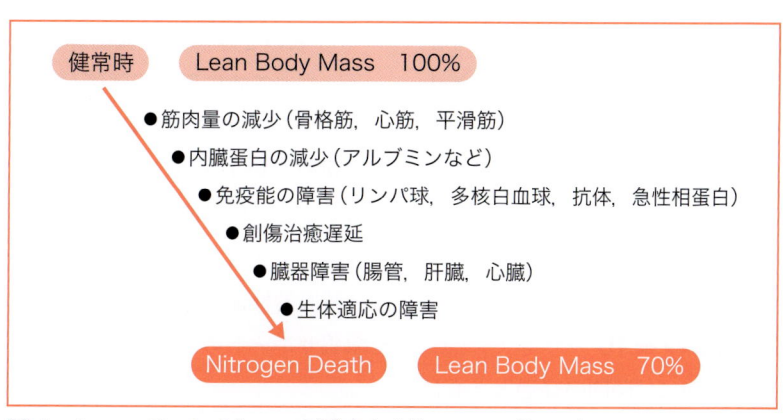

図1 Lean Body Mass の減少と Nitrogen Death　　　　（文献1より）

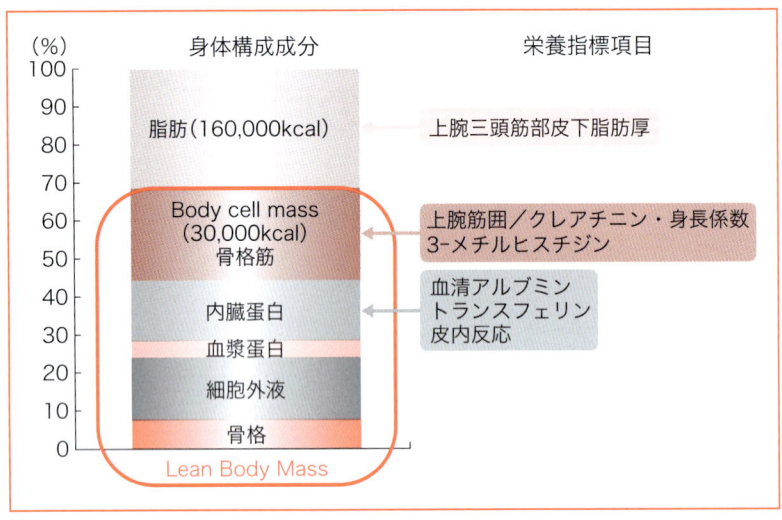

図2　身体構成成分とその評価法　　　　　　　　　　（文献2より）

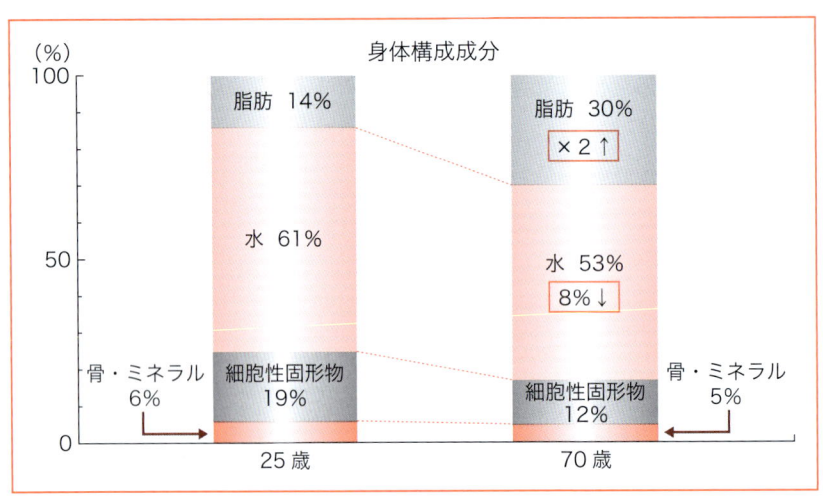

図3　加齢と身体構成成分の変化　　　　　　　　　　（文献3より）

齢にともなう大きく変化は，脂肪の割合が約2倍に増え，体内貯留水分が8％減少してしまうことである．脂肪が増加することは，骨格筋がその分減少してしまうことを示し，水分が減少することは，容易に脱水に陥りやすいことを示している．したがって高齢者の栄養サポートではリハビリテーションと水分出納管理が重要となる．

加齢と生理機能の変化

加齢とは「生物学的には時間の経過とともに生物の個体に起こる変化」であり，生理機能評価の変化をみるとその度合いをみることができる．

30歳のときの生理機能評価を100％とすると，すべての生理機能評価が時間の経過とともに減少していく（**図4**）．70歳の時点では基礎代謝率が約15％減少している．とくに大きく減少する生理機能は，標準腎血漿流量と最大呼吸容量である．高齢者においてはとくに腎機能と呼吸器機能の低下が著しいことから，ここが栄養サポートのポイントになってくる．

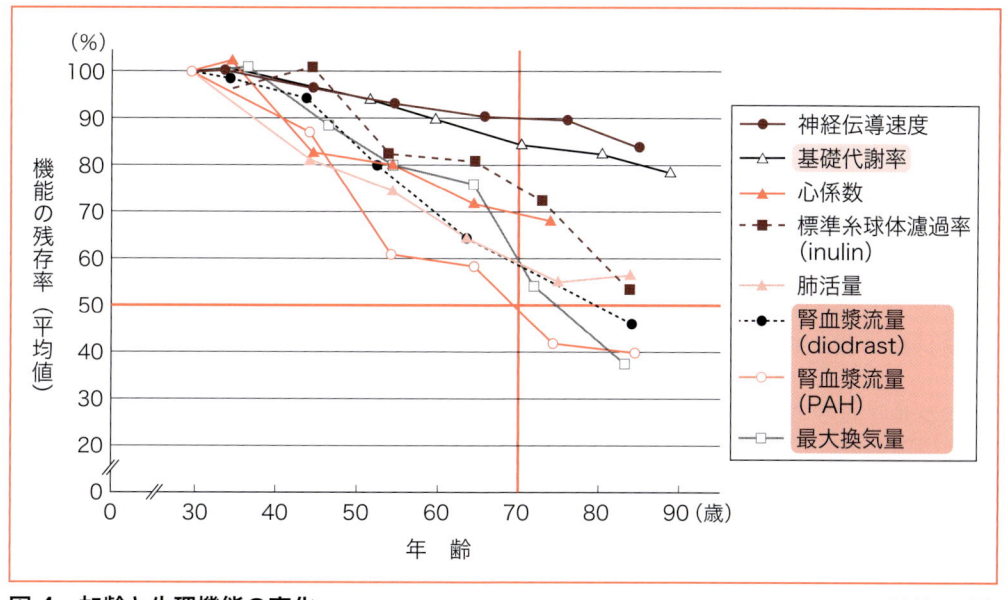

図4 加齢と生理機能の変化

(文献3より)

表1 高齢者の身体機能および精神的変化

- 咀嚼力の低下
  （歯の脱落，咀嚼筋力の低下等）
- 味覚の低下
- 口腔衛生の低下（歯肉の慢性炎症）
- 摂取量の低下
- 運動量の低下
- 消化・吸収率の低下
- 便秘の増加
- 精神的問題（とくにうつ病）
- 器質性他疾患
- 多薬
- 社会的隔離
- 経済的問題
- 個人差が大きい

(文献3より)

高齢者の身体機能および精神的変化

　高齢者の場合，生理機能評価だけでなく機能面や社会的背景，精神面でも変化を生じる（**表1**）．歯の脱落や咀嚼筋力の低下により噛むことがうまくできなくなったり，長年舌の味蕾を使用してきたことによる味覚の低下，とくに塩味に対する閾値の低下が観察される．また口腔衛生の低下や消化・吸収率の低下が生じ，食欲不振が起きたり，せっかく摂取した食事がいかされない状況になる．そのほか，器質性他疾患により多薬になってしまったり，社会的隔離や経済的問題も生じてくる．そしてなにより特記すべきところは，個体差が大きくなり個別対応が必要になるため，栄養サポートにおいても柔軟な考慮が必要となることである．

高齢者の栄養吸収の変化

　栄養素別に加齢にともなう変化をみると，**表2**のようにまとめられる．三大栄養素の共通項は吸収機能の低下や大量に摂取した際の吸収機能低下である．これらの大きな原因は小腸細菌過増殖が考えられている．またビタミン類も吸収や合成機能が低下するとの報告がある．

　ビタミンKは胆汁酸や膵液と混合され小腸から吸収されて肝臓に運ばれ，肝臓で合成される．骨の石灰化調節因子となるたんぱく質や血液凝固に必要な蛋白性の凝固因子に関与している．また，大きな役割として血液凝固の働きも担っている．高齢者では，このビタミンKが減少することが確認されている．

　葉酸，ビタミンB_6，ビタミンB_{12}も加齢に

表2 高齢者の栄養吸収の変化

栄養素	加齢にともなう変化	原因
糖質	吸収機能の低下 D-Xylose の吸収は正常	小腸細菌過増殖・消化不良
たんぱく質	大量のたんぱく負荷吸収機能低下の可能性	不明
脂質	大量脂肪吸収機能の低下	小腸細菌過増殖
ビタミンA	新しいビタミンAの肝臓 uptake の減少,吸収機能の低下	肝細胞 ApoB II 受容体の減少
ビタミンD	経口摂取と合成機能の減少	日光照射減少 皮膚,腎合成の減少
ビタミンK	ビタミン K_1 濃度の減少	ビタミン K_2 生成は細菌過増殖で部分的に代償
葉酸	吸収低下	萎縮性胃炎のため細菌合成によって代償
	冠動脈疾患の増大リスク	低葉酸レベルはホモシステインレベルの増加
ビタミン B_6	低下はホモシステインレベルを増加させる可能性あり	不明
ビタミン B_{12}	蛋白合成レベルの減少 低レベルではホモシステインレベルを増加させる可能性	胃酸低下,小腸細菌過増殖
カルシウム	摂取と吸収機能減少	ビタミンD低レベルと低活性,萎縮性胃炎
亜鉛	摂取の減少	吸収機能減少の可能性

(文献2より)

ともなう変化を受けるビタミンであり,ホモシステインレベルが大きく関与している.ホモシステインは,必須アミノ酸の1つであるメチオニンの代謝における中間生成物で,ホモシステインの代謝には,葉酸・ビタミン B_6・ビタミン B_{12} が関与している.ホモシステインレベルの増加(高ホモシステイン血症)は,心筋梗塞や脳梗塞の原因となる動脈硬化をきたすリスクを高めることになる.

カルシウム,亜鉛も摂取と吸収機能の減少が観察される.カルシウムの摂取と吸収機能の減少は骨代謝に異常をきたし,容易に骨折などが生じる骨粗鬆症に陥るリスクがある.また,亜鉛欠乏は味覚異常をきたし,それが原因で食欲不振になり低栄養となっていくことが散見される.

加齢にともない身体的,機能的,栄養学的に変化が生じてくる.これを予防するには,早期にリスクをみつけて,早期に適切なサポートをすることに尽きると考えられる.

文献

1) 日本静脈経腸栄養学会,編.コメディカルのための静脈・経腸栄養ガイドライン:南江堂;2000,p5.
2) 山川満.栄養療法の必要性の判断と手法の選択基準.静脈栄養・経腸栄養ガイド.文光堂;1995,p6-11.
3) 川西秀徳.高齢者の包括的栄養管理.In;大熊利忠編.キーワードでわかる臨床栄養.羊土社.2007.

栄養—負のスパイラルと正のスパイラル

雨海照祥 AMAGAI, TERUYOSHI

低栄養から筋肉量が減少し，ADL（Activities of Daily Living）が低下すると転倒などのリスクが増加する．また，免疫能が低下し，易感染性が高まる．一度この悪循環に陥ると，なかなかもとに戻せないことから，これを「栄養—負のスパイラル」と呼んでいる．

低栄養が進行すると回復に時間がかかることから，早期の栄養介入が大切である．また，介入後も栄養状態をある程度観察・評価することができれば，退院後に居宅管理となった場合でも，栄養ケアの継続が可能となる．

MNA®からはじまる栄養ケアにより，エネルギーの摂取量を増やし栄養状態を改善させることで「栄養—正のスパイラル」のらせんを上に登ることができる．

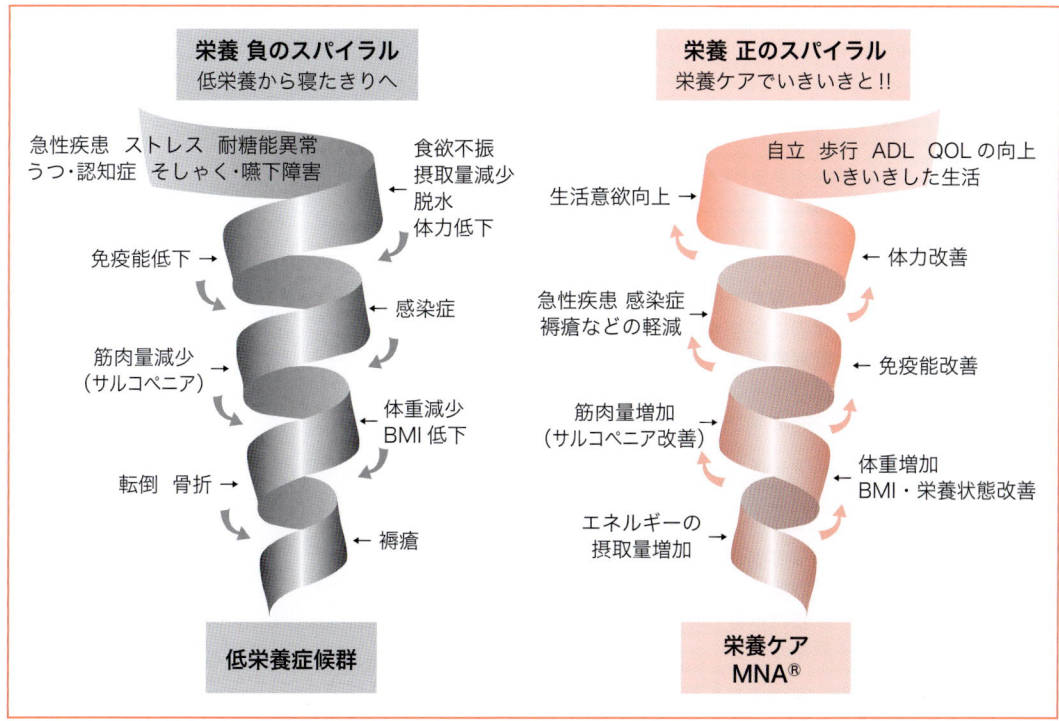

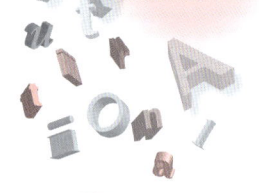
Mini Nutritional Assessment

高齢者における栄養アセスメントの意義

葛谷雅文 Kuzuya, Masafumi

はじめに
―― 高齢者医療の独自性について

　高齢者は健康・医療の面で若年者，成人と多くの点で異なる．高齢者では，多臓器にわたる疾患が認められることが多く，症状が非定型的であり，機能障害につながる場合が多いなど，高齢者特有の特徴がある（**表1**）．したがって高齢者の診療に際しては横断的かつ包括的な医療が求められる．さらには，すでに回復不能な身体機能障害，認知機能障害をもつ場合も多く，それらの高齢者は明らかに人生の終末に近く，成人と同様な医療を行うことは困難で，また本人，家族も多くはそれを望まない．寿命という，避けようがない背景を抱えている高齢者の医療は絶えず終末期医療に直面している．さらに，高齢者特有の医療環境，生活の場の問題があり，病期，障害の程度と生活環境により医療を受ける場（急性期，回復期，療養病床，老人保健施設）のみならず，療養する場（家庭，特別養護老人ホーム，グループホームなど）が異なる．特定病因論に基づく，原因がわかれば病気は治癒できる，という「医療モデル」はもはや無数の慢性疾患，加齢，生活面や社会的な面，心理的な要素が合わさって構築される疾病，障害を抱える高齢者に対しては適応できな

表1　医療現場における高齢者の独自性

項目	分類
多臓器疾患を抱えるケースが多い 身体機能障害を抱える割合が高い 非定型的な症状が多い 免疫力低下が起こりやすい 認知機能障害を併存する場合がある 意識障害に陥りやすい 水・電解質異常に陥りやすい 多剤投与が多い 抑うつ的になりやすい	疾病特性
食欲低下をきたしやすい 咀嚼力が低下しやすい 義歯が多い 摂食嚥下障害が起こりやすい 経口摂取障害が起こりやすい 人工栄養に依存している場合がある 便通異常が多い	摂食嚥下・ 消化管の特性
味覚・臭覚異常を併発しやすい 視力・聴力などの感覚器障害を併発しやすい	感覚器障害
生活（介護）環境により健康が左右されやすい 独居が多い 社会的孤立に陥りやすい 習慣を変えにくい 寿命の問題を抱える	社会（環境）特性， 寿命の問題

い．その意味で老年医学および高齢者医療は独自の領域といえる．

高齢者の栄養障害

　高齢者では一般的に成人よりも低栄養のリスクが高く，また低栄養に陥りやすいことが報告されている．一般には自立して生活している地域高齢者では低栄養の有病率は2〜10％程度と報告されているが，要介護認定を受けてさまざまなサービスを使用している地域で療養中の要介護高齢者では低栄養の有病率は20〜60％，さらには介護施設に入所中の高齢者では30〜60％と高率に存在する[1〜4]．

　また高齢者にとって低栄養は明らかに生命にとって不利であり，生命予後，健康障害に密接にかかわっていることはいままで多く報告されている[5〜7]．

　表2に高齢者における低栄養の要因を記載した．多くの要因が存在しており，とくに要介護状態の高齢者には無数といっていいほどの低栄養につながる条件が備わっている．したがって，高齢者，とくに75歳以上の後期高齢者においては，定期的に栄養アセスメントを種々の医療・介護現場で実施する必要がある．高度の栄養障害に陥った場合，すでに多くの併存症に罹患している確率が高く，介入の効果が上がらないことも多いため，できるだけ低栄養リスクの状態では拾い上げる必要がある．

地域・在宅における栄養ケアの問題点

　現在，多くの急性期病院ではNutrition support team（NST）が稼働しており，入院患者に対して適切に栄養アセスメントが実施され，リスクまたは低栄養患者に対して適切に介入が行われているものと思われる．また多くの介護施設では栄養ケアマネジメントが稼働しており，管理栄養士を中心に入所高齢者に対して定期的に栄養評価を実施し，これまた適切に介入が実施されていると思われる．しかし，在宅においては現在有効なシステムが稼働しているとは言い難い状況にある．病院，施設で行われていた栄養に対する評価，介入が地域に帰ると継続して行われていない危険性がある．

　問題は2つある．栄養ケアの連携の問題と在宅・地域における栄養ケアができていないという問題である．実際，以前の筆者らの調査では，在宅療養中の高齢者で身長，体重などの身体計測値を医療・看護にかかわっているスタッフが知らないケースが40％近くも存在してい

表2　高齢者の低栄養要因

社会的要因	精神・心理的要因
独居 貧困 不適切介護 社会的孤立	うつ 認知機能障害 誤嚥・窒息の恐怖 融通が利かない
疾病要因	加齢の影響
臓器不全 炎症性疾患 悪性腫瘍 口腔・歯科の問題 疼痛 身体機能障害（嚥下障害を含む） 薬剤（多剤投与を含む）	食欲低下 不適切食習慣

表3 高齢者特有の栄養アセスメント必須項目

体重測定の有無（過去3カ月）
嚥下機能（ムセの存在，誤嚥性肺炎，窒息の既往の有無）
咀嚼状態
意識レベル
投薬数，内容
ADL（基本的ならびに手段的）
認知症の有無
うつの有無
生活環境（介護状態）（主介護者背景，要介護認定の有無，サービス内容）
食事提供状態
食事形態
とろみ製剤使用の有無
補食の有無

た．体重さえ測定できていないのである．実際，それら体重未測定の要介護高齢者は，3年間の観察で急性期病院への入院のリスク，ならびに生命予後のリスクに関連していた[8]．地域一体型NSTもいろいろな試みはされているものの，継続してシステムが稼働しているのはわずかな地域だけと聞いている．

　地域に管理栄養士，言語聴覚士などが適切に配置されていない，かかりつけ医自体の栄養ケアに対する無関心，家族の栄養ケアに対する無理解，有効な介護保険サービスが導入されていない，介護スタッフに対しての教育不足など多くの問題が存在している．どれも早急に手をつけなければいけない問題である．

高齢者用のアセスメントの必要性

　上記のように高齢者では多くの低栄養につながる病態，環境が無数に存在し，なかには高齢者独自の低栄養要因が存在する．したがって，できるだけアセスメントをする際に，そのようなリスクの存在を明確にできるような評価法が好ましい．**表3**に高齢者用評価法に組み込みたい項目をあげた．これらは高齢者独特の低栄養リスク要因である．

おわりに

　以上のように，高齢者では無数の低栄養に関連するリスクが存在し，低栄養に陥る頻度も高い．したがって高齢者では定期的な栄養評価が必要であり，早く問題を見出し，早く介入することが医療，介護現場では，ぜひとも必要である．

文　献

1) Euronut-SENECA. Nutrition and the elderly in Europe. 1st European Congress on Nutrition and Health in the Elderly. The Netherlands, December 1991. Eur J Clin Nutr 1991; Suppl 3: 1-196.
2) Payette H, Coulombe C, Boutier V, Gray-Donald K. Nutrition risk factors for institutionalization in a free-living functionally dependent elderly population. J Clin Epidemiol 2000; 53: 579-87.
3) Izawa S, Kuzuya M, Okada K, et al. The nutritional status of frail elderly with care needs according to the mini-nutritional assessment. Clin Nutr 2006; 25: 962-7.
4) Crogan NL, Pasvogel A. The influence of protein-calorie malnutrition on quality of life in nursing homes. J Gerontol A Biol Sci Med Sci 2003; 58: 159-64.
5) Enoki H, Kuzuya M, Masuda Y, et al. Anthropometric measurements of mid-upper arm as a mortality predictor for community-dwelling Japanese elderly: the Nagoya Longitudinal Study of Frail Elderly (NLS-FE). Clin Nutr 2007; 26: 597-604.
6) Raynaud-Simon A, Lafont S, Berr C, et al. Orosomucoid: a mortality risk factor in elderly people living in the community? Clin Nutr 2002; 21: 45-50.
7) Covinsky KE, Martin GE, Beyth RJ, et al. The relationship between clinical assessments of nutritional

status and adverse outcomes in older hospitalized medical patients. J Am Geriatr Soc 1999; 47: 532-8.

8) Izawa S, Enoki H, Hirakawa Y, et al. Lack of body weight measurement is associated with mortality and hospitalization in community-dwelling frail elderly. Clin Nutr 2007; 26: 764-70.

サルコペニア

サルコペニアとは「加齢に伴う筋力の低下,または老化に伴う筋肉量の減少」を指し,Rosenberg IHにより提唱された比較的新しい造語である[1]. 骨格筋面積は実際に70歳までに20歳代に比較すると25～30%減少し,筋力も30～40%減少することが一般的に報告されている. 50歳以降,一般的に毎年1～2%程度筋肉量は減少する. 筋肉量の減少はtypeⅡa筋肉線維を中心とした萎縮と線維自体の減少に原因がある. 一般に筋肉の減少分は脂肪に置き換えられる. 骨格筋, とくに下肢の骨格筋の筋量ならびに筋力低下は, 高齢者の虚弱, ふらつき, 転倒, さらにはインスリン抵抗性とも密接にかかわっていると思われ, 介護予防の点からも重要と思われる[1].

サルコペニアの概念は理解しやすく,さかんに総説などにも登場してくる言葉であるが,実はその定義はなおあいまいである. いまのところサルコペニアの操作的定義は一般にBaumgartner RNらによる1998年に報告された方法が使用される. 彼らはサルコペニアをdual energy X-ray absorption (DEXA)で測定された四肢筋肉量/身長^{2}が健康な成人の筋肉量の標準偏差の2倍(2SD)以下,または男性で7.27 kg/m^2,女性では5.45 kg/m^{2}未満をサルコペニアと定義した[2]. 最近のサルコペニアの定義は, これらの筋肉量に筋力さらには身体能力をあわせて判定する定義がヨーロッパから提唱されている(**表1**)[3,4].

サルコペニアのメカニズムは数多く提唱されているが, いまだ明らかになっているわけではない. 仮説の1つとして高齢者におけるたんぱく質摂取の不十分がある[5]. しかし, たんぱく質摂取を増加させるだけで十分かどうかは定かではない.

このように, 今後高齢者のサルコペニアは疾病発症とは別の視点での要介護に至るプロセスとしてますます注目される病態であると思われる. しかし, 一方で特別な装置がない施設では骨格筋量の定量ができず, この診断がつけにくい. 今後日常診療で役に立つ診断基準の開発がぜひ必要である.

(葛谷雅文)

サルコペニアの定義

定義1……1)ならびに2)をあわせもつ場合[3]
 1) 筋肉量の低下(青年の2SD未満)
 2) 歩行速度の低下(4 m歩行で0.8秒/m未満)

定義2……1)ならびに2)または3)をあわせもつ場合[4]
 1) 筋肉量の低下
 2) 筋力の低下(握力の低下)
 3) 身体能力の低下(歩行速度の低下)

文献

1) 葛谷雅文. 老年医学におけるSarcopenia & Frailtyの重要性. 日老医誌 2009;46:279-85.
2) Baumgartner RN, Koehler KM, Gallagher D, et al. Epidemiology of sarcopenia among the elderly in New Mexico. Am J Epidemiol 1998; 147: 755-63.
3) Muscaritoli M, Anker SD, Argilés J, et al. Consensus definition of sarcopenia, cachexia and pre-cachexia: joint document elaborated by Special Interest Groups (SIG) "cachexia-anorexia in chronic wasting diseases" and "nutrition in geriatrics". Clin Nutr 2010; 29: 154-9.
4) Cruz-Jentoft AJ, Baeyens JP, Bauer JM, et al. European Working Group on Sarcopenia in Older People. Sarcopenia: European consensus on definition and diagnosis: Report of the European Working Group on Sarcopenia in Older People. Age Ageing 2010; 39: 412-23.
5) Paddon-Jones D, Short KR, Campbell WW, et al. Role of dietary protein in the sarcopenia of aging. Am J Clin Nutr 2008; 87 (suppl): 1562S-6S.

2 高齢者の栄養スクリーニングツール

SGA, MUST, MNA®の特徴

櫻井洋一 SAKURAI, YOICHI

はじめに

　最近，栄養治療に対する関心が高まり，栄養状態不良の患者の同定，栄養治療適応の決定，早期に開始する適切な栄養治療が重要となっている．そのためには正確な栄養評価が必要であり，適切な栄養評価の重要性が高まっている．

　高齢者では栄養不良患者が高頻度で認められ，創傷治癒の遅延，肺炎などの各種感染症など栄養障害の結果として起こる有害事象により，死亡のリスクがきわめて高くなる．したがって，栄養不良の結果起こる各種疾患のリスクを正確に把握する方法が求められている．栄養評価法は，これまで欧米を含めた全世界的にも多数報告されており，それぞれの医療機関の状況に適した評価法を採用することが望ましく，どの方法がベストであるということはない．しかし，栄養評価法を採用するうえでは，それぞれの方法の利点・欠点さらに栄養治療を行った後のアウトカムとの関連に関しても十分に理解しておく必要がある．

　本稿では，現在比較的栄養クリーニングとして評価され，世界的にももっともよく認識されているSGA (Subjective Global Assessment)[1]，MUST (Malnutrition Universal Screening)[2]，MNA® (Mini Nutritional Assessment)[3] について解説する．これらの方法の栄養スクリーニング，アセスメントツールとしての利点・欠点についても概説する．

高齢者に対する栄養スクリーニングの必要性

　栄養アセスメントをもっとも簡便化してすみやかに患者の栄養状態を把握する方法が，栄養スクリーニングである．高齢者に対する栄養アセスメントは基本的に高齢者以外に対して行われる方法と同様であるが，高齢者がそれ以外と大きく異なることは，栄養不良にともない発生してくる免疫能の低下などによる合併症発生頻度の増加，治療効果，コンプライアンスの低下，寝たきりなど移動性の低下，うつ，認知症などの神経・精神症状などが高率に合併することである．

　また高齢者は高血圧，糖尿病などの合併疾患を有していることも多いことから，栄養不良は予後不良に直結する．したがって，高齢者の低栄養状態を早期に同定し，栄養治療を開始する必要がある．

　本稿ではSGA，MUST，MNA®を中心に述べていくが，SGAとMUST，MNA®とは根本的に異なる．SGAは最終判定が主観的に行われるが，MUST，MNA®では簡便かつスコア化された客観的な指標により評価が行われる．簡便かつ客観的なスコアを用いて評価する方法は

多忙な病院業務のなかでより簡便で迅速に判定可能で，いかなる職種，レベルの医療従事者にも容易に受け入れられやすいという大きな利点がある．したがってMUST，MNA®ともに客観的な少ない項目数をスコア化して評価しているところが大きな特徴である．

SGA

SGA（主観的包括的アセスメント）とは栄養スクリーニングの手段としてもっとも簡便で広く用いられている方法であり，病歴と簡単な身体状況のみを用いて栄養状態を主観的かつ包括的に評価する方法である．SGAは1982年にBakerらによりはじめて報告され，1987年Detskyらにより再現性が確認され報告された[1]．すなわちSGAによる主観的評価結果と客観的栄養アセスメントと高い相関性を示すことから，コストのかからない簡便な方法として欧米では広く用いられてきた．SGAに用いられる病歴と簡単な身体所見から得られる指標を表1に示した．高齢者に用いる場合でも高齢者でリスクの高い寝たきりなどの移動性についての指標も含まれている．これらの項目の評価結果を参考にして，スコアでなく施行した者が主観的に栄養状態を評価するという方法である．わが国でも日本静脈経腸栄養学会のプロジェクトとして，TNTプロジェクトが2000年より開始され，その栄養スクリーニング手段としてSGAが紹介され広く普及した．その基本コンセプトはコストがかからず簡便なことであり，入院時にSGAを実施し，栄養不良患者を早期に同定し早期に栄養療法を開始することが可能ということである．

SGAはスクリーニングとしてはコストもかからず客観的栄養指標と高い相関性を示すことが確認されたが[1]，最近のMUST，MNA®，NRS（Nutritional Risk Score）などとは基本的なコンセプトが異なる．相違点としてはMUST，MNAさらにNRS 2002は臨床的アウトカムとの相関性が高い指標を抽出し栄養状態評価法として用いたものである．たとえばNRS 2002のデータ，論文を詳細に検討してみると，これは単なる栄養アセスメントではなく，栄養療法を実施することによるアウトカム予測の手段であることがわかる．Kondrupら[4]の論文のなかにある膨大なRCTのデータの記載から，理論的にその栄養スクリーニングとしての意義が詳細に論じられている．

これに対してSGAは栄養評価結果と臨床的アウトカムの関連性に関する妥当性が検討されておらずデータが存在していないので，SGAのアセスメントツールとしての意義が曖昧となり，すみやかにSGAを実施する必要性も不明確になっている．確かに，2002年ASPENガイドラインではSGAに関する具体的な記載は栄養アセスメントの項目には述べられておらず，再現性，簡便性，信頼度，感度，特異度が評価されていると記載されているに留まっている．

SGAは臨床医に対する栄養療法に関する教育，TNT（Total Nutrotional Therapy Project）で推奨され，広く普及しているために，栄養スクリーニングとしてMUST，MNA®などを用いている施設は現在のところ少ない．今後，これらの栄養スクリーニングの方法の長所，欠点を十分に認識して，正確な栄養評価を行い，適切な栄養療法を行う必要があると考えられる．

MUST

英国静脈経腸栄養学会（British Association for Parenteral and Enteral Nutrition, BAPEN）と呼ばれる学会のMalnutritional Advisory Groupにより考案された，簡便で，客観的な栄養スクリーニングの代表的な方法である[2]．BMI, weight loss, acute disease effectによる短期間（5日間の絶食）の3項目のみをスコア化した簡便なもので，どのような職種の

表1　SGAの評価項目と栄養状態評価

A) 患者の病歴から得られる状態

1. 体重の変化
   - 過去6カ月間の体重減少 _____kg　減少率 _____%
   - 過去2カ月間の変化　□増加　□変化なし　□減少kg

2. 食物摂取の状態
   - □変化なし　□変化あり
   - 変化の期間　_____週
   - 摂取可能なもの　□固形食　□完全液体食　□水分　□食べられない

3. 消化器症状
   - □なし　□悪心　□嘔吐　□下痢　□食欲不振　□その他

4. 機能状態
   - □あり　□なし
   - 持続期間 _____週
   - タイプ　□日常生活可能　□歩行可能　□寝たきり

5. 疾患および栄養必要量との関連（疾患による代謝ストレス）
   - 初期診断
   - 代謝需要（ストレス）　□なし　□軽度　□中等度　□高度

B) 身体所見
- 皮下脂肪の減少（三頭筋, 胸部）
- 骨格筋の減少（四頭筋, 三角筋）
- 下腿浮腫
- 仙骨部浮腫
- 腹水

主観的包括的評価
　□栄養状態良好　□中等度の栄養不良　□高度の栄養不良

人が行っても客観的なスコアが得られるという意味でuniversalと命名したと考えられる．しかし，患者対象はあくまでも成人のみに限定されているところが注意を要するが，高齢者にも用いることは可能である．

方法はきわめて簡単で，具体的には**図1**に示した．1) 現BMI, 2) 過去3～6カ月の体重減少率, 3) 最近5日間以上経口摂取ができていないかどうか，の3項目であり，いずれも誰が行っても同一の結果が得られる客観的指標である．これらを表1のようにスコア化してその合計により栄養障害の総合的リスク（overall risk of undernutrition），すなわちLow risk (score 0), Medium risk (score 1), High risk (score 2)をまず診断する．さらにそれぞれのリスクによる診断は，必要な栄養治療の指針が決められている（表1）．MUSTにより診断されたリスクは栄養学的なlow, medium, high riskの3レベルにより栄養管理の必要性が定義されていることから，栄養治療の個別の推奨にまで言及しているところが他の方法とやや異なるコンセプトをもつ指標であるといえよう．

最後に，MUSTは栄養状態を評価し，それぞれの患者の予後（死亡率，在院期間）となるpredictive validityをもっていることも報告されている[5]．すなわちMUSTによって判定された栄養学的リスクは患者の予後予測に有用で

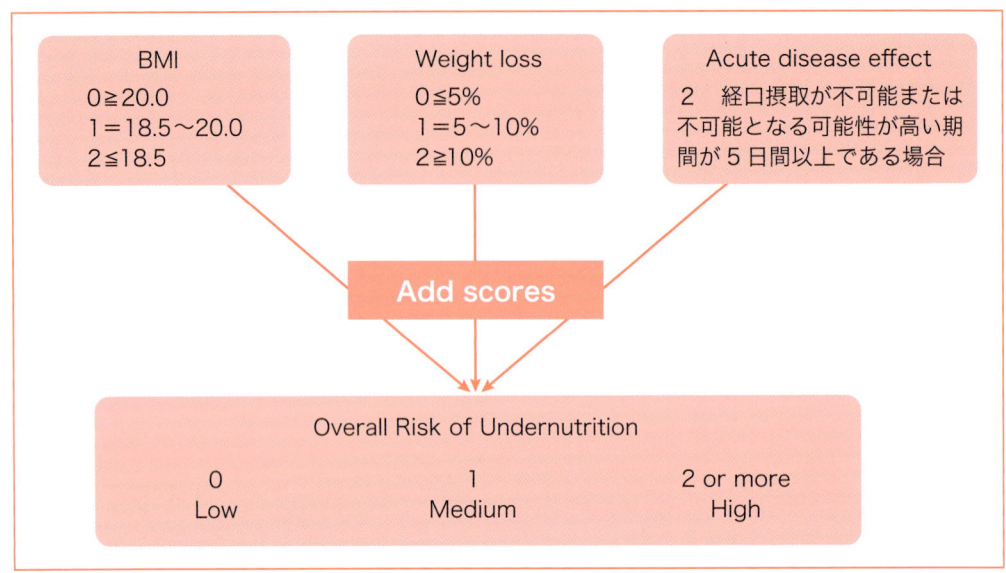

図1　MUSTによる栄養障害の診断[2]

あると報告されていることも，MUSTの妥当性を示す結果であろう[5,6]．一方，再入院率に関してはそれぞれのリスクの患者では他の社会的因子なども多く関わってくるので差が出なかった．

MNA®-SF

MNA®は，高齢者の栄養状態を測定する簡便なツールとして開発され，1994年に妥当な方法であることが報告された[3]．それ以来MNA®は20以上の言語に翻訳され，多くの研究に用いられており，感受性，特異度，信頼性についてはすでに確認されている．MNA®はすでに世界中の多くの国での臨床・基礎系の組織で推奨され使用されており，医師や栄養士，看護師など栄養に関連する職種により使用されている．MNA®には簡便なスクリーニングとしてshort-form version（MNA®-SF）（**表2**）[7]と，これにより栄養不良ありと判定された患者に対するfull MNA®といわれるいわゆるlong versionがある．すなわちMNA®-SFによって栄養不良と判定された患者にfull MNA®を行うが，これも15分程度で完結する．また2009年のパリのIAGGでは，full MNA®とMNA®-SFの強い相関が発表され，わが国においては現在MNA®-SFを中心に紹介されている．MNA®は開発のコンセプトとして患者の栄養状態であるMNA®スコアと臨床的アウトカムと関連性が重要視された．臨床的アウトカムとの関連の可能性のある栄養関連の50項目について検討された．そのうち関連の強い18項目のみを用いたlong versionが報告された．さらにその項目のなかでももっともアウトカムとの相関性の高い6項目のみを抽出しMNA®-SFとした（表2）．さらに最新版MNA®には，short versionの6項目に加え，ふくらはぎの周囲長（calf circumference, CC）31 cmをカットオフ値とした項目が追加された（表2）．古典的にLean body mass（LBM）と患者の予後が関連することがよく知られている[8]．高齢者ではとくにCCとLBMがもっとも高い相関を示すことが報告され[9]，CCをさらに加えることになったと考えられる．

各評価法の特徴と比較

SGA，MUST，MNA®において評価に含まれる臨床的指標について**表3**に示す．経口摂

表2 Mini Nutritional Assessment-Short Form (MNA®-SF) による栄養評価

A 過去3カ月間に食欲不振，消化器症状，そしゃく・嚥下困難などで食物摂取が減少しましたか
　　0＝著しい減少
　　1＝中等度の食事量の減少
　　2＝食事量の減少なし
B 過去3カ月間の体重減少
　　0＝3kg以上の減少
　　1＝わからない
　　2＝1〜3kgの減少
　　3＝体重減少なし
C 移動性
　　0＝寝たきりまたは車椅子を常時使用
　　1＝ベッドや車椅子を離れられるが，歩いて外出不可能
　　2＝自由に歩いて外出できる
D 過去3カ月間に精神的ストレスまたは急性疾患を経験したことがある
　　0＝はい　2＝いいえ
E 神経・精神的問題
　　0＝強度認知症またはうつ状態
　　1＝中程度の認知症
　　2＝精神的問題なし
F1 BMI
　　0＝19未満
　　1＝19以上21未満
　　2＝21以上23未満
　　3＝23以上

BMIがわからない場合にはF1のかわりにF2を行う．BMIがわかっている場合にはF2は行わない．
F2 ふくらはぎの周囲長（CC）
　　0＝31 cm未満
　　3＝31 cm以上
スクリーニングスコア（最高14点）
　　12〜14点　　栄養状態良好
　　8〜11点　　低栄養のおそれあり
　　0〜7点　　低栄養状態

表3 各栄養評価に用いられている指標

評価の指標	SGA	MUST	MNA®
経口摂取量の減少	○	○	○
体重減少	○	○	○
BMI		○	○
消化器症状	○		
移動性	○		○
精神的ストレス・急性疾患	●		●
神経・精神的障害（認知症，うつ）			●

取，体重変化に関してはいずれの評価法にも含まれるが，高齢者に対する栄養アセスメントの方法としては，高齢者で発生頻度が高い，1) 寝たきりなどの移動性障害，2) うつ，認知症などの神経・精神疾患についての指標に含まれているかが重要である．表3では●で示した項目である．MNA®開発の際にこれらの因子は臨床的アウトカムとの相関性が高いことが明らかにされ，MNA®-SFでも指標として採用されている．SGAでも移動性が指標として含まれているが，神経・精神疾患の有無については含まれていない．これらを考慮に入れると，高齢者に対してはMNA®が臨床的アウトカムを反映するもっとも適した栄養評価法といえるであろう．

Vellasら[10]のMNA®に関するレビューのなかで高齢者を対象としてMNA®とSGA，NRS，MUSTなどによる評価法の特徴とそれぞれの比較が記載されているので，詳細はVellasらの文献を参照していただきたい[10]．

文　献

1) Detsky AS, McLaughlin JR, Baker JP. What is subjective global asessment of nutritional status? J Parenter Enteral Nutr 1987; 11: 8-13.
2) Malnutrition Advisory Group MA a standing committee of BAPEN. Screening for malnutrition: A Multidisciplinary Responsibility. Development and Use of the "Malnutrition Universal Screening Tool" MUST for Adults. Redditch: BAPEN; 2003.
3) Guigoz Y, Vellas B. Mini nutritional assessment: a practical assessment tool for grading the nutritional state of elderly patients. Holmes Beach: Gaunt; 1994. p.15-59.
4) Kondrup J, Allison SP, Elia M, et al. ESPEN Guidelines for Nutrition Screening 2002. Clin Nutr 2003; 22: 415-421.
5) Stratton RJ, King CL, Stroud MA, et al. 'Malnutrition Universal Screening Tool' predicts mortality and length of hospital stay in acutely ill elderly. Br J Nutr 2006; 95: 325-330.
6) Henderson S, Moore N, Lee E, Witham MD. Do the malnutrition universal screening tool MUST and Birmingham nutrition risk BNR score predict mortality in older hospitalised patients? BMC Geriatrics 2008; 8: 26-32.
7) Rubenstein LZ, Harker JO, Salva A, et al. Screening for undernutrition in geriatric practice: Developing the short-form mini-nutritional assessment MNA-SF. J Gerontol Med Sci 2001; 56A: M366-M372.
8) Kinney JM. Metabolic responses to injuries. In: Editors: R Winters, HL Green. Nutritional Support of the Seriously Ill Patient. New York: Academic Press; 1983. p.5-12.
9) Bonnefoy M, Jauffret M, Kostka T, Jucot JF. Usefulness of calf circumference measurement in assessing the nutritional state of hospitalized elderly people. Gerontology 2002; 48: 162-169.
10) Vellas B, Villars H, Abelan G, et al. Overview of the MNA®–Its history and challenges. J Nutr Health Aging 2006; 10: 456-465.

3 MNA®とアウトカム
—在宅高齢者の入院後のアウトカムに影響する因子群

雨海照祥 AMAGAI, TERUYOSHI

在宅高齢者が罹患する疾病でもっとも多いもののひとつが肺炎である．つまり在宅環境で生活されていた高齢者が肺炎に罹患し入院した際に，入院時の重症度を測定することは，その後の経過を予測し，治療内容やそのレベルを決定する根拠として重要である．

そこで肺炎で入院した在宅高齢者の予後予測因子が提案された[1]．pneumonia severity index (PSI) は合併症予後因子として用いられてきた Charlson Index (CI) とともに，有効である．

CI が身体機能のみをチェック項目とするのに対し，PSI は 2 段階の質問票で構成され，その第 1 段階（ステップ）には合併疾患の有無が含まれる．一般に高齢者は年齢とともに合併疾患数が増す．たとえば 4 つ以上の疾患をもつ高齢者の割合は，65 歳で 24%，85 歳以上で 31% に及ぶ[2,3]．

こうした加齢にともなう合併疾患数の増加を反映し，PSI の第 1 ステップでは，①年齢（50 歳以上），②合併疾患（がん，心臓疾患，脳血管疾患，腎臓・肝臓疾患），③バイタルサイン（意識レベル，心拍数≧125，呼吸数≧30，収縮期血圧＜90，体温＜35℃，または＞40℃）の 1 項目でもこの条件を有すれば，第 2 ステップに進む．

第 2 ステップでは，第 1 段階の各項目ごとに検査成績などを加え，各項目ごとに点数による重みづけをして，合計点による肺炎を重症度のクラス分けしている[2]．そのクラスごとに入院率（%），その後の入院期間および ICU 入室率などを予想できる（**表 1**）[1]．

さらに PSI と CI を比較してみると，CI で低リスク群に分類されていた入院日数が長かった高齢者では，CI に含まれない疾患群，すなわち喘息，結核，糖尿病などを合併していた[4]．CI で指摘されなかったこれらの合併疾患も，同様に入院日数に影響することが PSI により明らかにされた．

しかし PSI の重症度（クラス）分類法の構造が合併疾患の種類およびバイタルサイン，血液検査成績に限定され，対象となる肺炎の在宅高齢者の栄養状態はまったく加味されていない．

表 1 PSI の重症度クラス別入院日数および ICU 入室率（%）[1]

クラス	I	II	III	IV	V
症例数	34	38	106	140	77
再入院率 (%)	5.9	0	1.9	1.4	5.2
入院日数 (平均)	5	4	4	5	6
ICU 入室率 (%)	5.9	2.6	1.9	4.3	6.5

そこで肺炎に罹患し入院を要する在宅高齢者のアウトカムには，はたして低栄養症候群の合併が影響しないのか，検証する必要がある．

MNA®による在宅超高齢者の2年後の死亡率の予測

平均93歳の在宅超高齢者の前向きコホート研究の結果では，生死またはBarthel Index (BI) のスコアが19％以上低下した群において，MNA®が有意に低かったという（表2）[5]．

さらに同じ研究で，多変数解析を行い2年後の死亡または機能低下に影響した因子はLawton-Brody指数および認知機能の指標であるMMSEであった．さらに栄養因子であるMNA®にも有意差がある．すなわち，2年後のアウトカムにMNA®は有力である．

入院高齢者のアウトカム予測における栄養指標としてのMNA®

1年間にわたる前向きコホート研究では，70歳以上の入院を要した高齢者と嚥下障害の有無と入院中の死亡率，30日および1年後の死亡率を比較検討している（表3）[6]．

ここで死亡関連のアウトカムを因子別に検討した結果では，MNA®＜17点の低栄養群で嚥下障害が有意に多かったという（表3）．すなわち嚥下障害による栄養摂取量の不足がMNA®低値につながった．

さらに同じ研究において，入院30日後（短期）および1年後（長期）の死亡率への影響因子を分析した結果，MNA®はアウトカム指標である死亡率いずれにも強く関与している（表4）．このことは，栄養状態指標であるMNA®が在宅高齢者の入院後の短期および長期の死亡率の決定因子であることを意味する．

転院後のアウトカム予測指標としてのMNA®

急性期病院から亜急性期病院に転院した場合の，比較的長期である6カ月間のアウトカムを検討する．

すなわち入院高齢者の前向き研究で，急性期病院から亜急性期病院に転院した高齢者に対する6カ月間の死亡率への影響因子は，10項目の質問票で構成されるADL指標であるBI（HR＝2.74），CI（HR＝1.22），Lawton Index（HR＝0.98），MNA（HR＝0.87）の4指標が予想因子として有用であった[7]．

さらに対象を女性に限れば，このBI指標以外にCI（HR＝1.22）およびMNA®（HR＝0.87）が死亡率の決定因子であった[7]．

すなわち，急性期病院から亜急性期に転院後

表2　超高齢者の死亡または機能低下に及ぼす影響因子[5]

	死亡またはBIの低下＞19％	生存またはBIの低下≦19％	p値
Barthel Index（BI）	54.3±30	71.6±126	0.0001
MEC（Spanish MMSE）	17.6±12.1	26.6±8.7	0.0001
Lawton-Brody Index	1.51±1.7	3.2±2.5	0.0001
MNA®-SF	10.5±2.5	12±2	0.0001
聴覚低下	50（45.4％）	18（27.2％）	0.01
視力低下	51（46.3％）	19（28.7％）	0.02
CI	1.7±1.8	1±1.3	0.009
高血圧	59（53.6％）	46（69.6％）	0.03

表3 入院高齢者の嚥下障害の有無によるアウトカムの比較で有意差のあった項目[6]

		合計	嚥下障害あり	嚥下障害なし	p値
対象数		134	74 (55.2%)	60 (44.8%)	
年齢		84.51±6.8	86.0±6.4	82.7±6.9	0.004
年齢>85歳		71 (53%)	45 (60.8%)	26 (43.3%)	0.044
住居環境	ひとり暮らし	86 (64.2%)	41 (57.7%)	45 (80.4%)	0.007
	老人ホーム	41 (32.3%)	30 (42.3%)	11 (19.6%)	
Barthel指数	入院前	61.5±35.4	44.3±34.2	83.4±22.8	<0.001
	入院時	36.2±33.2	22.4±272.1	54.2±31.8	<0.001
Charlson指数		2.4±1.4	2.7±1.4	1.9±1.5	<0.001
老年症候群	尿失禁	65 (48.5%)	51 (68.9%)	14 (23.3%)	<0.001
	便失禁	43 (32.1%)	37 (50.0%)	6 (10.0%)	<0.001
	褥瘡	13 (9.7%)	12 (16.2%)	1 (2.0%)	0.005
	寝たきり	50 (37.3%)	43 (58.1%)	7 (11.7%)	<0.001
	転倒の既往	36 (26.9%)	32 (43.2%)	4 (6.7%)	<0.001
	混迷の既往	53 (39.6%)	38 (51.4%)	15 (25.0%)	0.002
	うつ	16 (11.9%)	12 (16.2%)	4 (6.7%)	0.09
認知症		45 (33.6%)	37 (50.0%)	8 (13.3%)	<0.001
脳血管障害		33 (24.6%)	25 (33.8%)	8 (13.3%)	0.006
内服薬数		6.2±3.7	6.9±3.6	5.2±3.6	0.002
向精神薬		26 (19.4%)	23 (31.1%)	3 (5.0%)	<0.001
PSI		134.2±31.8	142.1±31.5	126.7±31.4	0.006
MNA		19.3±4.4	17.9±4.4	21.5±3.4	<0.001
	低栄養（<17）	26 (19.4%)	21 (36.8%)	26 (19.4%)	0.004
平均入院日数		11.9±9.0	13.5±11.0	4.99	0.025
退院後	老人ホーム	42 (36.5%)	31 (52.5%)	11 (19.6%)	0.001
	自宅	73 (63.5%)	28 (47.5%)	45 (80.4%)	
死亡率	入院中	18 (13.4%)	15 (20.3%)	3 (5.0%)	0.01
	退院30日後	22 (16.4%)	17 (22.7%)	5 (8.3%)	0.023
	1年後	57 (42.5%)	41 (55.4%)	16 (26.7%)	0.001

の入院高齢者のアウトカム予想においても，MNA®が有用であることがわかる．

MNA®の質問のうち，どれがADL，IADL低下と関係するか

60歳以上の一般病院に入院患者を対象に，MNA®-SFによる栄養状態の分類とADL，IADLの各質問との相関性を解析した結果，13の質問（ADL：食べる，着る，髪をすく，歩く，移動する，入浴する，トイレを使う．IADL：電話する，外を歩く，買い物をする，食事の支度をする，服薬の準備，お金の管理）すべてで，低栄養群，At risk群，栄養状態良好群の3群間で有意差があった[8]．

ADL，IADLの質問のなかでMNA®による栄養状態ともっとも相関性の高かったのは「食べる」ADLの項目であった．この結果も同様に，入院高齢者での栄養関連の質問のうち，MNA®-SFの最初の質問である「摂食量の減少」ともっとも強く関係していることを示して

表4 入院高齢者のアウトカムの影響因子のオッズ比[6]

		30日後	1年後
低栄養　MNA®＜17		3.87	4.97
Barthel指数	入院40日前	3.43	7.99
老年症候群	混迷の既往	2.6	2.01
	褥瘡	8.24	8.97
	うつ	1.85	2.52
	便失禁	2.5	6.46
	寝たきり	6.12	7.71
	尿失禁	2.09	5.66
血液成績	BUN＞11 mM（≒66 mg/dl）	4.8	3.11
	CRE＞150 mM（≒1.9 mg/dl）	3.63	5.74
	Alb≦3 g/dl	2.43	1.69
	TLC≦800	4.07	1.29

いる．

アウトカム指標としての身体機能の予後予測

機能の評価ツールとしてはThe Functional Independence Measure（FIM）が有用である．FIMはおもに看護師，医師，理学療法士などが用いるツールであり，そのおもな目的は機能予後の予測である．FIMは18項目（アイテム）で構成される．その内訳は13項目が身体機能，5項目が認知機能に関する評価項目であり，それぞれ1点の全介助から7点までの7段階システムである[9]．

このFIMのおもな目的は，現在行っているリハビリが適切か，さらにリハビリを行っているリハビリチーム内の，あるいは患者家族とのコミュニケーションツール，リハビリを施行する専門家の関連資格取得判定のための基準など，きわめて多彩である．これらのなかでもっとも本質的なFIMの目的は，適切なリハビリの提供である．

では，このFIMの身体機能の13項目のなかで栄養関連の項目があるか，予想してみよう．

身体機能予後の予測指標に栄養関連項目は含まれるのか

ここで仮に「FIMに栄養関連の項目がない」と仮定してみる．すなわち，もしFIMに栄養関連の項目がなくても機能予後が予測できるのであれば，少なくともリハビリのアウトカムの観点からの栄養は，リハビリの最中に考慮しなくてよいことになる．

リハビリ中，あるいはリハビリ終了後の身体機能の予後に，栄養がまったく関係しないことが正しいとする．このとき身体機能予後が不良で，たとえば寝たきりのままとする．この寝たきりの状態は，褥瘡や誤嚥性肺炎などのリスクを高める．その結果，これらの合併症がいったん発生すれば，生命予後は確実に低下する．

最初の仮定である「栄養状態はリハビリの機能予後に影響しない」．すなわち，栄養状態は生命予後にも影響しないことになる．したがって栄養状態と身体機能とは，相互に影響しあうことなく，互いにまったく独立した因子として生命予後に影響することになる．このことは，MNA®で栄養状態が生命予後を推測させる，というMNA®に関して集積されてきた科学的研究結果を否定してしまう．

表5　FIMとFAMに含まれる項目とその内訳

項目		FIM	FAM
セルフケア	食べる	●	
	髪をすく	●	
	入浴・シャワー	●	
	上半身の着衣	●	
	下半身の着衣	●	
	トイレ	●	
	嚥下		☆
括約筋	排尿	●	
	排便	●	
移動性	ベッド/いす/車椅子	●	
	トイレ	●	
	風呂/シャワー	●	
	車		☆
	歩行/車椅子	●	
	階段	●	
	公共機関		☆
コミュニケーション	表情	○	
	理解	○	
	読む		☆
	書く		☆
	会話		☆
心理社会的	社会性	○	
	感情		☆
	限界への適応		☆
	余暇の利用		☆
認知能	問題解決	○	
	記憶	○	
	見当識		☆
	集中力		☆
	安全性の理解		☆
		18 (13+5)	12

　以上より，最初に立てた仮説，すなわち「FIMに栄養関連の項目がない」は否定される．すなわちFIMに栄養関連項目は含まれる，との予測が成立するのである．

　以上より，仮説の検証結果として得られた「FIMに栄養関連の項目がない」の裏命題である「FIMに栄養関連の項目はある」は正しいことが予想される．そこでFIMに含まれる構成内容をコミュニケーション，認知能に評価の重点をおく評価システムFAM（Functional Assessment Measure）と比較してみる（**表5**)[10]．

　その結果，たしかにFIMのセルフケアのドメインに「食べる」，さらに括約筋のドメインに「排尿」「排便」の合計3項目の栄養関連項目がFIMには含まれている．その項目数から，FIM全体に占める栄養項目の重さを類推することが許されるならば，FIMの項目全体は18

項目あり，そのなかに占める栄養関連項目数は3項目，すなわちFIM全体の1/6，13%を栄養関連項目が占めていると判断できる．

したがって全体に占める栄養関連の重さは，少なくともリハビリに関する限り13%と推測できる．

リハビリ病院における低栄養およびAt risk群の多さ

MNA®によるリハビリ病院入院高齢患者2,076例の後ろ向き研究の検討では，MNA®による栄養状態のスクリーニングにより33%が低栄養，51.5%がAt risk患者であり，それら低栄養およびその予備軍は栄養状態良好群に比して，在院日数が有意に長かった（$p<0.001$，18.5日 vs 12.4日）[11]．すなわち，リハビリ病院においては，とくに低栄養およびAt riskの比率が高いことがわかる．

ADLによる身体機能およびMNA®とアウトカム

さらにFIM以外の身体機能指標における栄養関連指標の有無の検討を続ける．

一般病院に入院した65歳以上の高齢者1,008例を対象とした前向き研究がある[12]．この研究の結果では，身体機能とMNA®は有意に高い相関しを示していた．さらに同じ研究における1年後の追跡で，ADL低下群は全体の対象の43.8%，同様にIADL低下群は45.6%であった．

一方，チーム医療によって，リハビリおよび栄養ケアを積極的に行い，その成果として栄養状態が有意に改善した群では，1年死亡率が低栄養持続群に比して低かった．さらにこれらMNA®で判定した栄養改善群では，ADL，IADLで測定した身体機能が有意に改善した[12]．

以上の観察結果は，MNA®が，生存率のみでなく，栄養状態の改善によって，身体機能の改善というアウトカムをも同時に測定できることを示している．

以上より，身体機能が時々刻々とダイナミックに変化する高齢者において，栄養状態と身体機能との密接な関係は証明できた．

では高齢者の身体機能の変化を評価する目的で，身体機能指標だけを追跡評価すれば十分なのか．あるいは身体機能指標に加えてMNA®による栄養状態の評価と総合的分析を行うことの利点はあるのか，ないのか．

このことを証明するためには，身体機能のみを含む指標と，身体機能に栄養指標を含めた指標のいずれが，アウトカム指標として有用なのかを検証する必要がある．

身体機能と栄養状態の指標の混合指標──MNA®とADLを包括した総合的アウトカム指標としてのMultidimensional Prognostic Index（MPI）

MNA®とADLとの複合指標はMultidimensional Prognostic Index（MPI）として提案されている．

MPIはADL，認知度，合併疾患数，褥瘡発生リスクの指標（Exton-Smith Scale），服薬数，生活環境（家族と同居，施設に入所，ひとり暮らし）とともにMNA®フルバージョンが含まれる（**表6**）[13]．

平均年齢78歳の入院患者のMPIによる30日，6カ月，12カ月時の死亡率を観察した結果，MPIによる予測死亡率と実際の死亡率（ハザード比）は$-0.01 \sim 0.123$の間になった．すなわち，MPIが死亡率の有効な予測ツールであることがわかる（**表7**）．

またMPIの構成因子と予後との相関性を検討したところ，MPIがもっとも高かった．少なくともこの対象群での検討では，単独でMNA®あるいはADL，IADL等を検討するよりも，それらを複合した指標であるMPIのほうが死亡率の予測には有力であるとの結果が得

表6 Multidimensional Prognostic Index（MPI）の構造[12]

アセスメント項目	問題なし	問題小さい	問題大きい
MPIによるValue	0	0.5	1
ADL	6～5	4～3	2～0
IADL	8～6	5～4	3～0
短期間の記憶力（SPMSQ）	0～3	4～7	8～10
疾患数	0	1～2	3≦
MNA®	≧24	17～23.5	17＞
Exton-Smith Scale	16～20	6～5	6～5
服薬数	0～3	4～6	7≦
生活環境	家族と同居	施設に入所	ひとり暮らし

表7 MPIによる予測および実際の死亡率の比較[12]

MPIグレード	リスク	タイミング	死亡率（ハザード比）予測	死亡率（ハザード比）実測	Δ（予測−実測）
1	低	30日	0.039	0.034	0.005
1	低	6カ月	0.074	0.069	0.005
1	低	12カ月	0.11	0.103	0.007
2	中	30日	0.096	0.119	−0.023
2	中	6カ月	0.204	0.214	−0.01
2	中	12カ月	0.318	0.333	−0.015
3	高	30日	0.485	0.441	0.044
3	高	6カ月	0.623	0.5	0.123
3	高	12カ月	0.639	0.529	0.11

られた（表8）．

　さらにMPIおよびMPIの構成因子それぞれが単独と死亡率との相関性を検討した結果，MPI以外ではExton-Smith Scaleが単独因子として死亡率との相関性がきわめて高かった（表8）．

　一方，MNA®は死亡率とスコアに有意の相関性は示されていない．しかし他の高齢者（平均年齢78歳）の入院患者のコホート研究での6カ月後および1年後の死亡率の検討では，いずれもMNA®が$p=0.0001$ときわめて高い相関を示している．

　このMPIにおける死亡率予測因子としてのMNA®の意義に対する相反した観察結果の理由は不明である．今後のさらなる検討を必要とする．しかしMNA®およびMPIのアウトカム

表8 MPIおよび構成因子と死亡率との相関性

文献番号	文献7							文献8	
	30日			6カ月			12カ月			Developmental Cohort	Validation Cohort
	β係数	オッズ比	p	β係数	オッズ比	p	β係数	オッズ比	p	p	p
MPI	3.8	4.58	<0.001	3.92	3.48	<0.001	3.54	2.82	<0.001	0.0001	0.001
年齢	2.24	1.07	0.02	2.68	1.08	0.007	3.42	1.11	<0.001	0.03	0.017
性(男性)	−1.21	0.53	0.23	−0.15	0.93	0.88	−0.006	0.97	0.95		
ADL	2.91	1.36	0.004	2.95	1.31	0.003	1.81	1.16	0.07	0.001	0.006
IADL	2.08	1.24	0.038	2.54	1.25	0.01	1.91	1.15	0.06	0.52	0.208
短期間の記憶力(SPMSQ)	0.34	1.03	0.74	1.22	1.1	0.22	1.04	1.08	0.3	0.0001	0.000
疾患数	0.69	1.1	0.49	0.31	1.04	0.75	0.54	1.07	0.59		
MNA	0.64	1.03	0.52	1.39	1.05	0.16	1.05	1.04	0.29	0.0001	0.001
Exton-Smith Scale	3.15	1.25	0.002	3.23	1.22	0.001	3	1.19	0.003	0.0001	0.0001
服薬数	1.84	1.18	0.06	1.65	1.14	0.01	1.99	1.17	0.04	0.026	
生活環境	0.29	1.19	0.77	0.74	1.47	0.46	0.88	1.57	0.38		0.066

予想ツールとしての有効性が明らかとなった.

文 献

1) Espana PP, et al. A prediction rule to identify low-risk patients with community-acquired pneumonia. Eur Respir J 2003; 21: 695-701.
2) Wolff JL, et al. Prevalence, expenditures, and complications of multiple chronic conditions in the elderly. Arch Intern Med 2002; 162: 2269-76.
3) Karlamangla A, et al. Comorbidity in older adults: Nosology of impairment, diseases, and conditions. J Gerontol 2007; 62: 296-300.
4) Chan SSW, et al. Factors influencing the hospital admission decision of low-risk patients with community acquired pneumonia: evaluating the usefulness of a prediction rule. HongKong J Emerg Med 2001; 8: 67-72.
5) Ferrer A, et al. Predictive items of functional decline and 2-year mortality in nonagenarians-the NonaSantfeliu study. Eur J Public Health 2008; 18: 406-9.
6) Cabre M, et al. Prevalence and prognostic implications of dysphagia in elderly patients with pneumonia. Age Ageing 2010; 39: 39-45. doi: 10. 1093/ageing/pdf100.
7) Espaulella J, et al. Time-dependent prognostic factors of 6-month mortality in frail elderly patients admitted to post-acute care. Age Ageing 2007; 36: 407-13.
8) Oliveira MR, et al. Nutritional status and functional capacity of hospitalized elderly. Nutr J 2009; 8: 54, doi: 10. 1186/1475-2891-8-54.
9) UDS (Uniform Data System) HP: www.udsmr.org
10) Linn RT, et al. Does the functional assessment measure (FAM) extend the functional independence measure (FIM) instrument? A rasch analysis of stroke inpatients. J Outcome Meas. 1999; 3: 339-59.
11) Charlton KE, et al. Older rehabilitation patients are at high risk of malnutrition: evidence from a large Australian database. J Nutr Health Aging. 2010; 14: 622-8.
12) Chang HH, et al. Outcomes of hospitalized elderly patients with geriatric syndrome: report of a community hospital reform plan in Taiwan. Arch Gerontol Geriatr 2010; 50 suppl: S30-3.
13) Pilotto A, et al. The Multidimensional Prognostic Index predicts short-and long-term mortality in hospitalized geriatric patients with pneumonia. J Gerontol 2009; 8: 880-7 doi: 10. 1093/Gerona/glp031.

4 MNA®の経済効果

急性期病院の場合

宮澤　靖 MIYAZAWA, YASUSHI

はじめに

　少子高齢社会を迎え，急性期の医療現場では若くて元気な患者の減少とともに，高齢者が急激に増加している．高齢患者の特徴は，低栄養や廃用であり，栄養とリハビリテーションなどのチーム医療を実践する必要性が高まっている．栄養は，「食べる」という人間としてもっとも基本的な行為によって摂取されるものである．したがって医師・看護師はじめ多職種が取り組みやすく，すぐに結果が現れチーム医療の効果やよさが理解されやすい．このことから，栄養サポートチーム（Nutrition Support Team：以下，NST）によるケアを積極的に実践し，チーム医療を推進することが病院の医療を大きく変えることになると実感する．

　一方，多くの急性期病院において，診断群分類（Diagnosis Procedure Combination：以下，DPC）による1日包括払いが行われるようになってきている．出来高払いと違い1日包括払いであることから，DPCにおいては物のコストや人件費に対する考え方が大きく変わっている．出来高ではスタッフを増やしいい医療を提供するほど，人件費が増え薬などの物のコストが下がり，売り上げが減り利益も減少する．それに反しDPCでは，スタッフを投入し，チーム医療による良質で効率的な医療をするほど，労働生産性は上がり物のコストも下がる．このことから，医師・看護師ばかりでなく専門性の高い多職種のスタッフを多く投入し，チーム医療を実践したほうが利益をあげられる時代になったといえる．管理栄養士といえども，DPCにより病院のあり方が大きく変わったことを理解し，チーム医療，とくに医療の基盤であるNST，そして中核である管理栄養士を質・量ともに充実させ，新しい時代のNSTを実践してほしい．

医療経済的効果からみた栄養スクリーニングの構築

　栄養状態が不良であることが，長期入院や合併症の増加につながることは周知の事実である．Kaiserらの報告（**図1**）[1]によれば，MNA®によって抽出された入院患者の39％に低栄養状態が認められ，低栄養のリスクファクターを抱えている患者は47％となり，合計すると86％の患者が低栄養または低栄養の危険にさらされている．同様にナーシングホームの入所者は67％，リハビリテーション病院では91％となり，在宅療養患者においても38％の患者に問題が生じている．このような低栄養患者を多く抱える結果，感染症の合併率が増加[2]し，在院日数も増加[3]する（**図2, 3**）ことになる．当然，医療経済的には不利益になる．先にも述

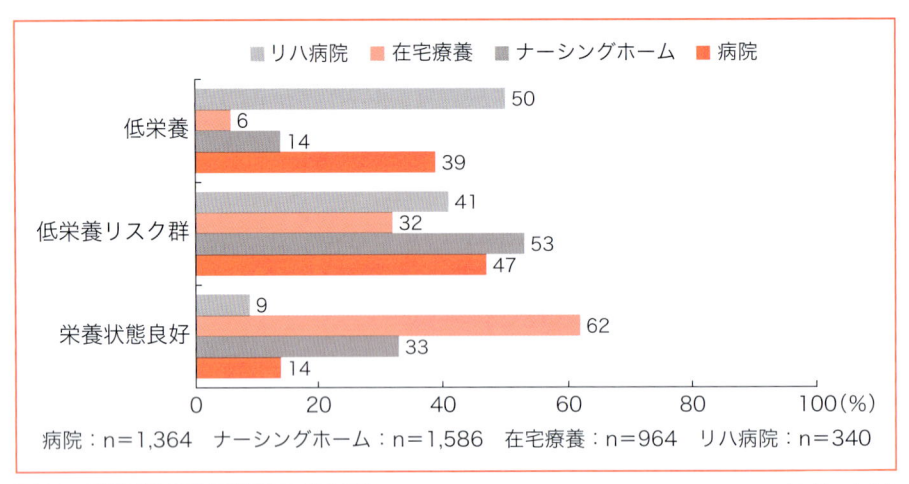

図1　療養場所別低栄養の発生率 （文献1より）

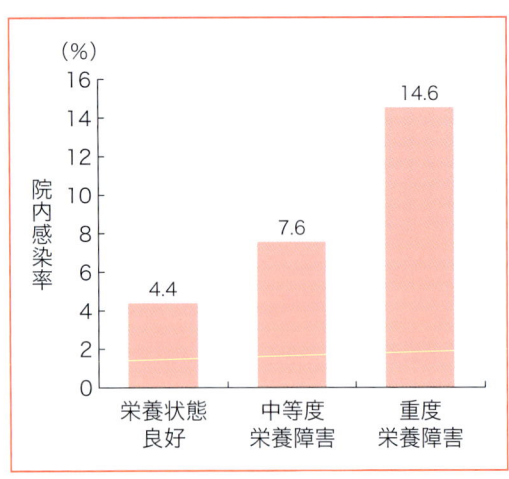

図2　療養場所別低栄養の発生率 （文献2より）

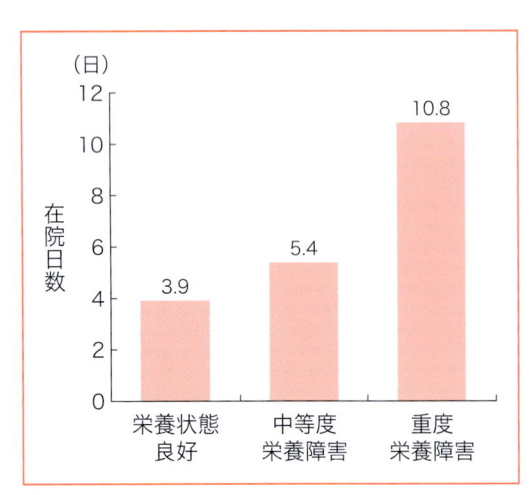

図3　栄養状態による在院日数 （文献3より）

べたように，DPCによる1日包括払いが行われるようになって，DPCにおける包括分コスト（薬剤，検査，入院日数等）はできる限り圧縮して，出来高分のまま移行しているリハビリテーションや食事療養費を無駄なく算定する必要性がある．したがって，MNA®による栄養スクリーニングを早期に施行することにより，低栄養患者やそのリスクを抱えている患者をいち早く抽出して早期に介入することで，大きな経済的効果が期待できる．ちなみに，英国での疾患に関連する低栄養治療経費は推定150億ポンド/年[4]とされており，これは社会健康保険料の10%にも及ぶといわれている．

医療経済効果からみた栄養サポートシステムの構築

当院は地域医療支援病院，臨床研修病院・管理型，DPC対象病院，7:1看護で，ICU・CCU24床，HCU20床を有する338床の急性期病院である．NSTは2003年7月から組織された．そのコンセプトは，①全科・全患者型NSTの立ち上げ，②集中治療棟から早期NSTの開始，③リハビリテーションとの密接な連携，④最終的には地域NSTを目指す，であった．医師，看護師，管理栄養士，薬剤師，リハスタッフ，臨床検査技師で構成されており，共

通認識として全スタッフがNSTを実践している．現在，多くの病院で行われているNSTは，「もちよりパーティー方式」（Potluck Party Method：以下，PPM）のNST[5]で，これは重症の低栄養患者に対応した「治療型NST」といえる．

これに対し当院では，多数精鋭の専門性の高い管理栄養士がNSTの中核となり，多職種が参加して本格的なチーム医療を行う方法，「メインコースディナー方式」（Main-course Dinner Method：以下，MDM）を実践[7]している．このMDMは当院の院長兼NST Chairmanである近森正幸が提唱した新時代対応型のNSTシステムであり，高齢社会とDPC対応の合併症を起こさないための全科・全患者型の「予防型NST」である．さらにMNA®を入院時の栄養スクリーニングツールの1つとして導入することにより，看護師の業務軽減と確実な栄養リスク患者の抽出が可能となっている．

DPCでは，NSTにより低栄養から生じる感染症予防につながることから長期入院が減り，在院日数が短縮，処理患者数が増える．そのため利益が増加し，チーム医療で無駄のない効率的な医療をすることで薬剤や診療材料といった物のコストが下がって，さらに利益が増える[5,6]．評判もよくなり患者数も増え，労働生産性が高まり，人を多く入れても相対的に人件費比率が下がってくる．DPCにおいては，構造的に人を入れ，チーム医療で良質で効率的な医療をするほど経営が潤沢になる．

NSTの経済的効果とその背景
●患者数の変化
栄養状態のわるい患者すべてにNSTの介入をすることが大切である．当院ではそれを確実に行うことにより，月に200〜300症例，年間3,000症例の栄養サポートが必要な患者にNST介入を行っている（図4）．

●経腸栄養の使用
ショックなどの重症患者の絶食症例にも積極的にグルタミンの投与を検討し，できるだけ腸管絨毛の萎縮を防ぐように努力している．また，人工呼吸や意識障害患者でも腸が使える患者にはできる限り経腸栄養を行っている．このような重症患者にも経腸栄養法で十分なカロリーとたんぱく質，水分が投与可能となった現在，集中治療室より生理的な栄養状態の維持，改善ができ，臨床成績が向上し，さらには輸液の使用量も以前に比べ格段に少なくなってきている（図5）．

●食事の変化とDPCの出来高
病院全体での食事の提供は増え続けているが，一般食は減って，特別食が増えている．こ

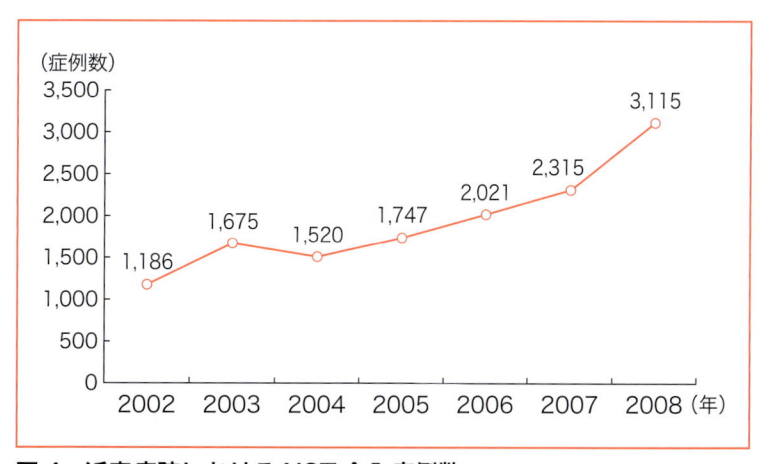

図4　近森病院におけるNST介入症例数

のためNSTが稼動しはじめた2003年から比べると3万食以上増えており，食事の提供金額も年間3千万円以上増加している．DPCによる1日包括払いにおいては，食事療養費は出来高であり，食数に応じてDPCの出来高部分は増えることになる（**図6**）．

● **薬剤の変化とコストの削減**

輸液の使用状況をみると，NSTをはじめると栄養の関心の高まりとともに最初の1年間は中栄養や高カロリーの輸液が増える．しかしそれ以降は，経口や経腸栄養が増加することで輸液の使用量は減少し，とくに高単価の中カロリー輸液や高カロリー輸液が減ってくることから輸液の使用金額は減少する．

抗菌剤では，NSTを中心としたチーム医療によって使用量や使用金額が著明に減少している．ペニシリンやセフェム系第一世代がおもに使用され，第二世代，第三世代，第四世代のセフェム系は使われなくなってきている．カルバペネム系や複合抗生剤は，治療効果が大きいため増加しているが，他の抗菌剤は著明に減少している．このことは，広域に効果のある絨毯爆撃のような抗菌剤はやめて，ピンポイントでその病原菌だけに効く抗菌剤を使っていることを意味しており，さらには十分量の抗菌剤を必要な回数だけ投与し，必要がなくなればすぐ中止することで使用量が減ってきている．しかも，DPCでジェネリック薬品を導入することで単価が下がっていることから，今まで1億4,600万円の使用金額が5千万円と，コストが3分

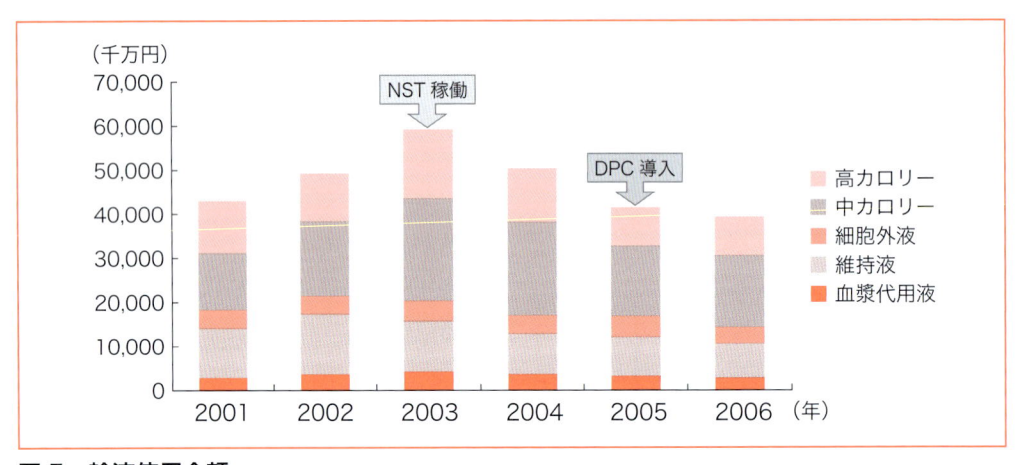

図5 輸液使用金額

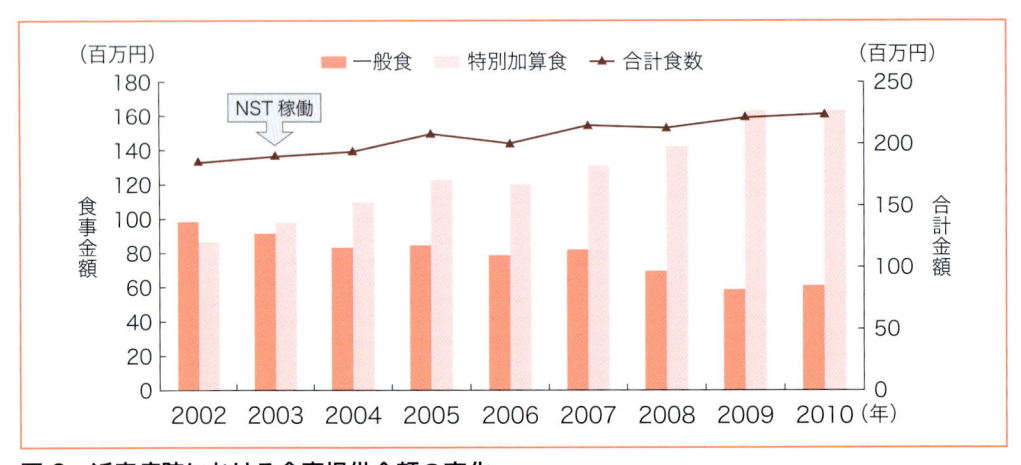

図6 近森病院における食事提供金額の変化

の1になっている（図7）．

クリニカルパスによる術前，術中，術後の抗菌剤の使用方法の変化や，感染対策，呼吸器チームやNSTといったチーム医療が総合的に抗菌剤の使用量を減らし，ジェネリック薬品により単価を下げ，著しいコストの削減ができたといえる．

● NST加算

2010年4月1日より診療報酬に算定可能となった「栄養サポートチーム加算」であるが，当院では一般病棟等で看護配置が7：1で栄養管理実施加算が2008年4月1日よりほぼ100％の患者に対して算定されているため，4月1日より算定を開始している．加算を開始するにあたり，専従者（管理栄養士4名，薬剤師1名）の勤務体制等の調整は同年3月中に行い準備を開始した．現在院内に5チームのNSTチームを編成し，月間平均735症例の加算を取得している（図8）．この加算開始に対して専従者・専任者の研修が必要になるわけであるが，当院では専従者全員が「NST専門栄養療法士」の資格を2009年度までに取得しており，医師も同様にTNT（Total Nutrition Therapy）受講を2009年度までに修了しており，今回の加算に対して特別に研修をすることなく，また大きなシステム変更やスタッフの増員をすることなく算定開始日を迎えることができた．

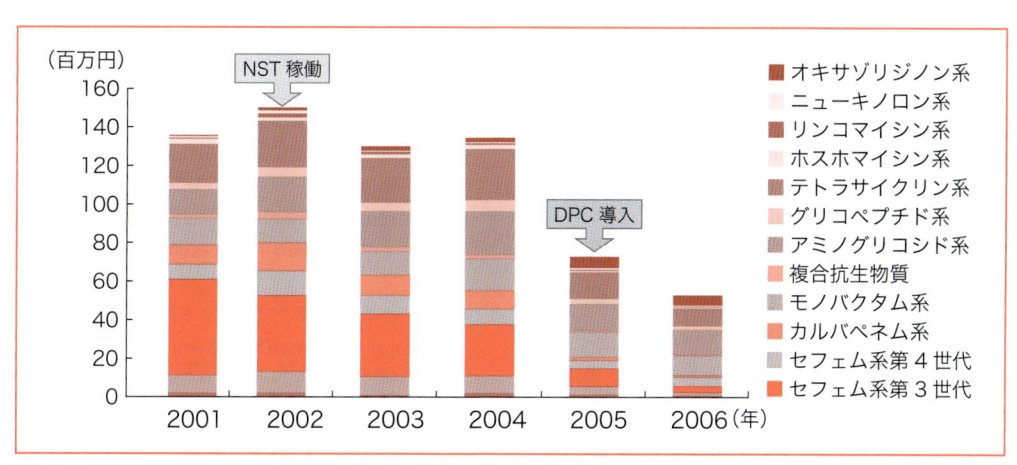

図7　抗菌剤分類別使用金額

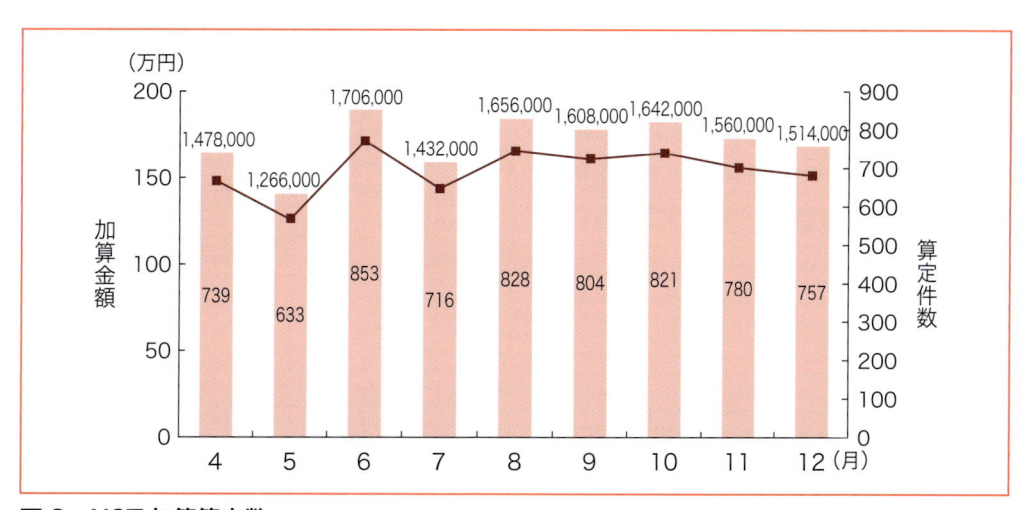

図8　NST加算算定数

おわりに

　栄養は医療の根幹であり，「すべての病気に効く薬はないが，栄養はすべての病気に効果がある」とよくいわれる．NSTの最大の効果は，たんに診療報酬上の点数が算定できるとか，食費が増えるとか，物のコストが下がるというだけでなく，医療の仕方が大きく変わる点にある．いままでの20世紀の医療は，不用意に絶食し，末梢輸液で抗生剤の絨毯爆撃をする．絶食にすると急速に腸管絨毛が萎縮し，末梢輸液では低栄養になり，広域の抗生剤投与で菌交代現象が生じる[8]．低栄養で免疫能の低下したところへ菌交代現象が生じると，善玉の腸内細菌に代わりMRSA等が繁殖し，さらには腸管粘膜の萎縮からバクテリアル・トランスロケーションを生じる．最終的にはMRSA敗血症になって臓器不全を併発，死亡することになる．

　高齢社会を迎えた21世紀の医療では，チーム医療で栄養サポートを行い，できるだけ腸を使って輸液を減らして，ピンポイントの抗生剤を投与するべきである．そして，低栄養から生じる免疫機能の低下，感染症の繰り返しを防ぐことにより，長期入院が減り在院日数も短縮，治療効果もよくなり患者数が増える．それにともない労働生産性が高まり人件費比率も下がるし，チーム医療でいい医療を提供することにより物のコストも削減され，出来高部分の食費も増加する．

　NSTを通じたこれらのマネジメントにより利益が増え，その増加した利益を人材の蓄積に再投資し，チーム医療を行う専門性の高いスタッフをさらに増やし，良質で効率的な医療を提供することが，急性期病院として生き残る大きな方向性と考える．

　それを果たすには，MNA®を用いて早期に低栄養ならびに栄養リスク患者を抽出し，早期にチームで栄養サポート介入することで，経済的効果が期待できる．MNA®は，低栄養ならびに栄養リスク患者を早期に抽出可能にし，医療経済に大きく寄与するツールであると思われる．

文　献

1) Kaiser MJ, Bauer JM, Ramsch C, et al. Validation of the Mini Nutritional Assessment short-form (MNA-SF): a practical tool for identification of nutritional status. J Nutr Health Aging 2009; 13(9): 782-8.
2) Schneider SM, Veyres P, Pivot X, et al. Malnutrition is an independent factor associated with nosocomial infections. Br J Nutr 2004; 92(1): 105-11.
3) Pichard C, Kyle UG, Morabia A, Perrier A, et al. Nutritional assessment: lean body mass depletion at hospital admission is associated with an increased length of stay. Am J Clin Nutr 2004; 79(4): 613-8.
4) Cox J, Joseph SA, Francis RM. Confusion over a missing social security cheque. Lancet 1996; 25; 347(9013): 1452.
5) 東口髙志．NST稼働の現状と今後の展望．臨床栄養 2004；105(5)：567-75.
6) 保木昌徳．包括医療（DPC）とNST．Geriatric Medicine（老年医学）2006；44(7)：925-30.
7) 近森正幸．高齢者の栄養管理の重要性．実戦的なNSTの実践 Geriatric Medicine 2006；44(7)：891-5.
8) Reignier J, Thenoz-Jost N, Fiancette M, et al. Early enteral nutrition in mechanically ventilated patients in the prone position. Crit Care Med 2004; 32(1): 94-9.

高齢者の誤嚥性肺炎と MNA®

吉田貞夫 YOSHIDA, SADAO

はじめに

厚生労働省の「平成28年人口動態統計月報年計（概数）の概況」[1]によれば、肺炎による死亡はここ20年間、年々増加傾向にあり、平成28年の1年間で11万9千人が死亡し、全死亡者に占める割合は9.1％に及んでいる。肺炎は、がん、心疾患、脳血管疾患に続いて、日本人の死因の第3位となっている。とくに高齢者では、男女とも心疾患、脳血管疾患とならんで、もっとも多い死因の1つで、90歳以上100歳未満の男性の死因では第1位である。肺炎による死亡の約9割が高齢者だともいわれている。

高齢者医療費の高騰が懸念されている今日、肺炎の治療にかかる金額は、高齢者の医療費全体でもかなりの部分を占めている可能性が高い。適切なケアにより、肺炎の発症率を低下させることができれば、医療経済上のメリットはきわめて大きいと思われる。

高齢者の肺炎はきわめて予後不良で、死亡率は20％前後という報告もある[2]。とくに、その大半を占める誤嚥性肺炎は、栄養ケアの継続に多大な影響を与える要因の1つである。日本呼吸器学会の成人院内肺炎診療ガイドライン[3]によれば、米国での院内肺炎は、人工呼吸器関連肺炎（VAP）が中心であるのに対し、わが国での院内肺炎は、誤嚥に関連するものがきわめて多いのが特徴とされている。高齢者では、脳血管障害、認知症、サルコペニア、廃用症候群などの合併にともない、潜在的に嚥下機能が低下している場合が多い。そのため、肺炎を発症する高齢者は、一度ならず、繰り返し肺炎を発症することがある。症例によっては、1カ月に1～2回の頻度で肺炎を発症し、入退院を繰り返す。これが、高齢者の肺炎の発症率、死亡率を高くしている一因と考えられる。

高齢者の肺炎と低栄養 ―3つの悪循環

低栄養は、サルコペニアを助長し、認知症高齢者の認知機能を低下させるとともに、嚥下機能を悪化させる。嚥下機能が悪化すると食事摂取量はさらに減少し、ますます低栄養が進行するという悪循環が生じてしまう。

また、低栄養により嚥下困難が悪化すると、肺炎発症のリスクが増加する。肺炎を発症すると治療中、経口摂取が困難となり、十分な栄養摂取が困難となる。そのうえ、炎症によってエネルギー消費は増大するため、低栄養がさらに悪化し、ここでも悪循環が形成される。加えて、低栄養は免疫力を低下させることにもなるため、肺炎発症のリスクを増大させる。免疫力が低下した状態では、肺炎は重症化しやすく、治療も長期化する。その結果、栄養摂取不良の期間が長く続くこととなり、低栄養はますます悪化し、ここで3つめの悪循環が形成されてしまう（図1）。

悪循環を終息させるためには、栄養アセスメントと栄養ケア、嚥下評価と嚥下訓練、適切な肺炎の治療のいずれかが必要となる。とくに、栄養アセスメントと栄養ケアは、高齢者が適切な食事摂取を継続していくために、もっとも根本的な支援といえるだろう。

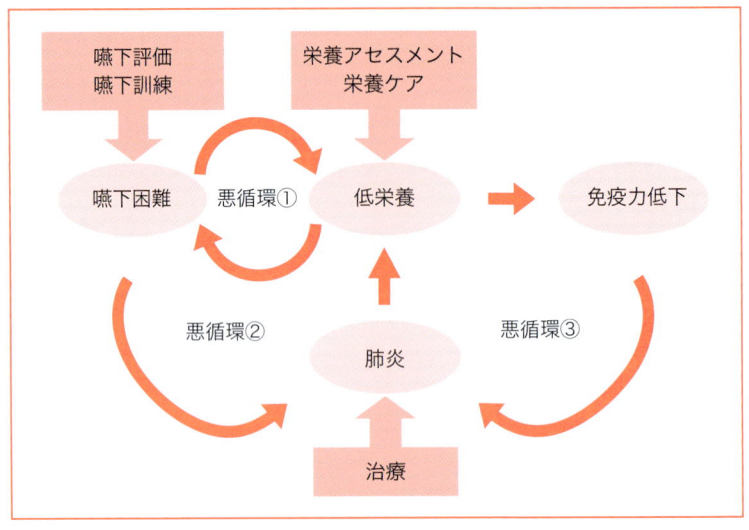

図1 高齢者の肺炎と低栄養，3つの悪循環

悪循環①：低栄養はサルコペニアを助長し，認知症高齢者の認知機能を低下させ，嚥下機能を悪化させる．嚥下機能が悪化すると，食事摂取量はさらに減少し，ますます低栄養が進行する．

悪循環②：低栄養により嚥下困難が悪化すると，肺炎発症のリスクが増加する．肺炎を発症すると，治療中，十分な栄養摂取が困難なうえ，炎症によるエネルギー消費の増加で，低栄養がさらに悪化する．

悪循環③：低栄養は免疫力を低下させ，肺炎発症のリスクを増加させる．免疫力が低下した状態では，肺炎が重症化しやすく，治療も長期化するため，栄養摂取不良の期間が長く続き，低栄養はますます悪化する．

悪循環を終息させるためには，栄養アセスメント・ケア，嚥下評価・訓練，適切な肺炎の治療などが必要となる．

MNA® スコアと肺炎発症のリスク

筆者らは，栄養アセスメント，栄養ケアによって，肺炎の発症を予測し，肺炎防止のための対策を行うことを目的として，高齢者のMNA®スコアと肺炎発症のリスクの関連について検討を行った．以下にその概要を紹介する[4]．

当院および併設の高齢者施設に入院，入所している65歳以上の高齢者48例で，MNA®スコア（2009年版）のほか，BMI（カットオフ値18.5 kg/m^2），血清アルブミン値（カットオフ値3.5 g/dl），わが国で広く使用されている主観的包括的アセスメント（SGA）などの栄養指標と，評価後6カ月間の肺炎発症頻度（回/6カ月）を分析，比較した（**図2**）．

MNA®で低栄養と判定された群（n=30）の平均の肺炎発症頻度は1.03±3.48だったのに対し，栄養状態良好またはAt riskと判定された群（n=18）では，0.22±0.30で，低栄養と判定された群は有意に肺炎の発症頻度が高かった（p=0.032）（図2-1）．BMI，血清アルブミン値，SGAでは，栄養状態が不良と判断された群で肺炎の発症頻度が高い傾向ではあったが，有意差は認められなかった（いずれもp>0.05）（図2-2〜4）．

MNA®は，BMIや血清アルブミン値，SGAなどでは判定しえない肺炎の発症頻度の予測因子となる可能性が示唆された．

では，MNA®の各質問項目で，どの項目が肺炎の発症頻度に関連しているのだろうか？

この問題を明らかにするため，MNA®で低栄養と判定された群と，At riskと判定された群で，各質問項目の平均値を算出し，レーダーチャートに表示してみた（**図3**）．低栄養群は，

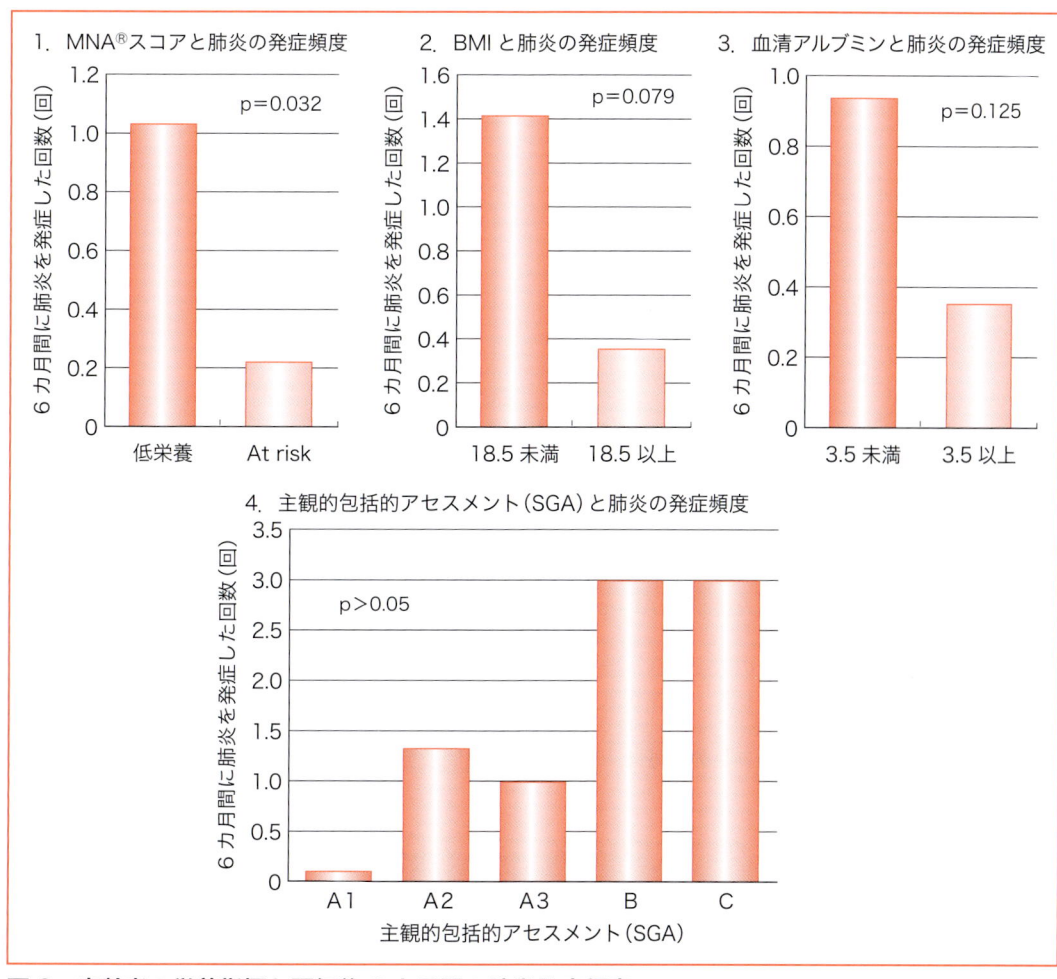

図2 高齢者の栄養指標と評価後6カ月間の肺炎発症頻度

6項目の質問のうち,「C:歩行・移動」の項目を除くすべての質問項目において,平均してAt risk群より点数が低かった.したがって,肺炎発症のリスクに影響を与えている可能性があるのは,単一の因子ではなく,食事摂取,体重減少,精神的ストレスや急性疾患,うつ状態や認知症,BMIまたはCCの減少など,複合的な因子が相互に関連し合っていることが考えられた.この結果を踏まえ,今後もMNA®スコアと嚥下機能,肺炎の予後,死亡率との関連などについて検討を続けていく必要があると思われる.

肺炎発症後の治療費と国民医療費に与える影響

表1に,低栄養群で実際に肺炎を発症した典型例の治療費の概算を示す.肺炎の治療のために発生したと思われる費用のみを抽出して計算したもので,入院基本料など,肺炎を発症していない場合にも発生する費用は除外している.

肺炎を発症することで,3例とも1カ月で20万円ほど医療費が増加していることがわかる.別の研究で,高齢者が誤嚥性肺炎で入院した場合,平均55日の入院,170万円の医療費が必要となるという試算もある[5].これらの金額をもとに,少なめに見積もって毎年十〜数十万人の高齢者が肺炎を発症するとしただけで

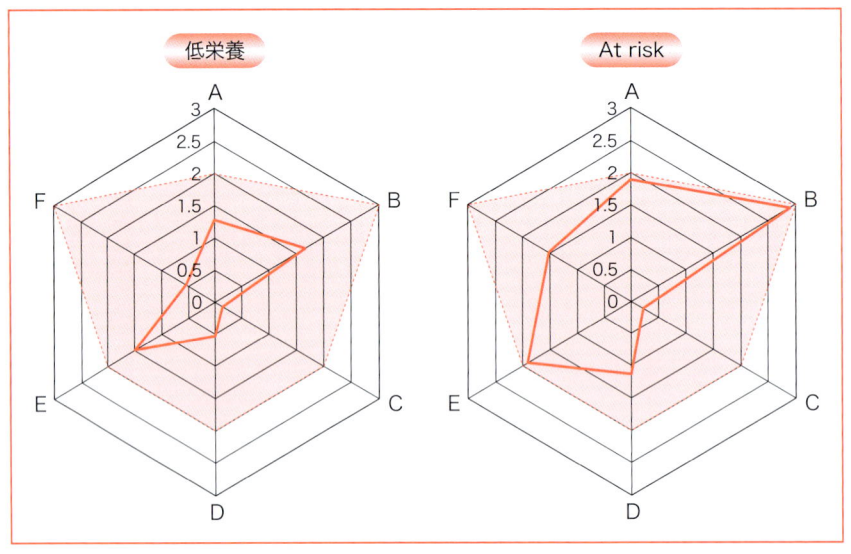

図3 低栄養群と At risk 群の各質問項目の点数の平均値

低栄養と判定された症例と At risk と判定された症例の MNA® の A～F の各質問項目の点数の平均値
A：食事摂取量の減少，B：過去3カ月の体重減少，C：歩行・移動，
D：精神的ストレス・急性疾患，E：神経，精神的問題，
F：BMI または CC
点線で囲まれた色アミの領域は，MNA® で各質問項目が満点の場合．

も，高齢者の肺炎の治療のために費やされる医療費は，年間1千億円規模の金額となる．すでに述べたように，肺炎を発症する高齢者は，繰り返し肺炎を発症するので，実際にはこの数倍～十倍以上の金額が費やされていると考えられる．

MNA® により，肺炎発症のリスクの高い高齢者を抽出し，栄養ケア，口腔ケア，嚥下評価・訓練などの対策を行うことで，高齢者の肺炎発症を減少させることができれば，医療費の大幅な節約につながることが予想される．ケアが功を奏して，仮に1～2割の高齢者の肺炎が防止できたとするだけで，数百～数千億円の医療費が削減できる計算だ．

肺炎治療のための医療費の内訳でおもなものは，抗菌薬投与，経腸栄養を中断するために施行される静脈栄養の費用である．とくに抗菌薬の投与は，耐性菌発生のリスクをともなっており，医療費のさらなる増大につながる恐れがある．実際，症例2では，クロストリジウム・ディフィシル関連腸炎を合併し，バンコマイシンの経腸投与が行われた．クロストリジウム・ディフィシル，メチシリン耐性黄色ブドウ球菌（MRSA），多剤耐性緑膿菌（MDRP），多剤耐性アシネトバクター，ペニシリン耐性肺炎球菌（PRSP）などの耐性菌は，肺炎を治療中の高齢者だけの問題ではなく，院内感染，施設内感染によって，他の疾患を治療中の患者にも多大な悪影響を及ぼす可能性がある．また，MRSAは，院内にとどまらず，スポーツクラブや学校など市中での感染も報告されており，健常人への影響も危惧されている．こうした耐性菌による感染症が地域で流行した場合，その対策費用はきわめて膨大な金額となる可能性がある．

おわりに

高齢者の肺炎発症のリスクを評価し，適切な支援を行うことによって，高齢者の QOL を護るとともに，医療費の削減，耐性菌発生の防止につながる可能性がある．

表1 肺炎症例の1カ月の治療費の例（入院基本料などは除く）

症例1

内訳	金額（円）
抗菌薬投与	36,060
酸素投与	35,140
中心静脈栄養（薬剤・手技料）	108,900
検査料（血液，エックス線，CT，細菌検査，酸素飽和度など）	23,184
合計	203,284

症例2

内訳	金額（円）
抗菌薬投与	94,428
中心静脈栄養（薬剤・手技料）	78,480
検査料（血液，エックス線，CT，細菌検査，酸素飽和度など）	27,336
合計	200,244

症例3

内訳	金額（円）
抗菌薬投与	51,552
酸素投与	12,600
末梢静脈栄養（薬剤・手技料）	75,720
検査料（血液，エックス線，CT，細菌検査，酸素飽和度など）	31,728
合計	171,600

　これまでのような，肺炎を発症してから「治す医療」だけではなく，高齢者を「護るケア」としての肺炎など，栄養関連合併症の予防の必要性をアピールしていくことが大切である．

文献

1) 厚生労働省．平成28年人口動態統計月報年計（概数）の概況．2017．
2) 小野博美，石崎武志，永井敦子，ほか．後期高齢者誤嚥性肺炎の臨床的特徴．日本化学療法学会雑誌 2005；53：741-7．
3) 日本呼吸器学会．成人院内肺炎診療ガイドライン．2007．
4) 吉田貞夫，城間かおり，島田有紀子，ほか．Mini Nutritional Assessment（MNA®）と高齢者の肺炎発症のリスク．静脈経腸栄養 2011；26(1)：288．
5) 道脇幸博，山下夕香里．要介護高齢者に対する口腔ケアの有用性 医療経済学の観点から．日本歯科医療福祉学会雑誌 2003；8(1)：20-1．

5 MNA®の開発経緯

雨海照祥 AMAGAI, TERUYOSHI

高齢者における「負のスパイラル」の入り口としての低栄養（症候群）

"高年齢が毎日を幸せに送る"ことの根本が，心と身体との両方の健康であり，QOLの高レベルでの維持であり，疾病の病悩期間をいかに短くするかであるとすれば，そのためには，疾患とくに感染症の罹患率とその病脳期間，感染症による他の合併症（例：褥瘡，意識障害，嚥下障害など）の併発リスクに直接的・間接的に栄養状態の異常としての低栄養（症候群）の予防，早期発見の関与の有無が関係するかを考えることが重要となる．もし，低栄養（症候群）の早期発見または予測，その他のさまざまな有害事象を予防するとすれば，低栄養（症候群）が，多くの有害事象の出発点となる可能性がある．いいかえれば「負のスパイラル」（p.13参照）の発症や進行予防の最大の対策となる．

「病院栄養失調」は1970年代に，ボストン市立病院外科病棟で40％にも及ぶ入院患者の低栄養（症候群）が報告されたのが最初である．この報告は「病院栄養失調」というコンセプトそのものと，院内での頻度の高さの2つの意味で，当時大きな衝撃が米国国内に走ったに違いない．この栄養失調の対象を，高齢者という年齢構成に置き換えてみると，入院患者と同様に高齢者であることが低栄養（症候群）のハイリスク群となるのである．

高齢者の低栄養を標的に，負のスパイラルの入り口か，さらには入り口の手前での低栄養の早期発見を実現したのがMNA®である．

このMNA®開発には，認知障害の重症度をスコア化して評価するMMSE（Mini-Mental State Examination）がモデルとなったともいわれている．

MNA®の開発の時間的経緯

現在に至るMNA®の開発の経緯は，3段階に分けられる．本稿ではそれらを仮に，MNA®の第1，第2，第3世代とよぶことにする．

●第1世代

1) MNA®に必要な条件の絞り込み

最初対象とした高齢者は入院患者である[1~3]．彼らの栄養状態を，いかに簡便に，迅速に，正確に，そして安価に抽出できるかに第1世代の開発者の注意が注がれた．

第1世代の開発は，1989年，包括的な項目それぞれの妥当性の検証から着手された．MNA®の生みの親はVellas, Guigos（**図1**）らで，多くはフランス人である．

第1世代では，包括的に高齢者の栄養状態を評価する必要があったため，身体計測，食事摂取量とその内容，バイオマーカーも含めて網羅的であった（**表1**）．

2) MNA®原版に用いられた質問項目と4つのドメイン分類

1回目のMNA®調査で用いられた原版は，身体計測，生活状況などの包括的ドメイン，食

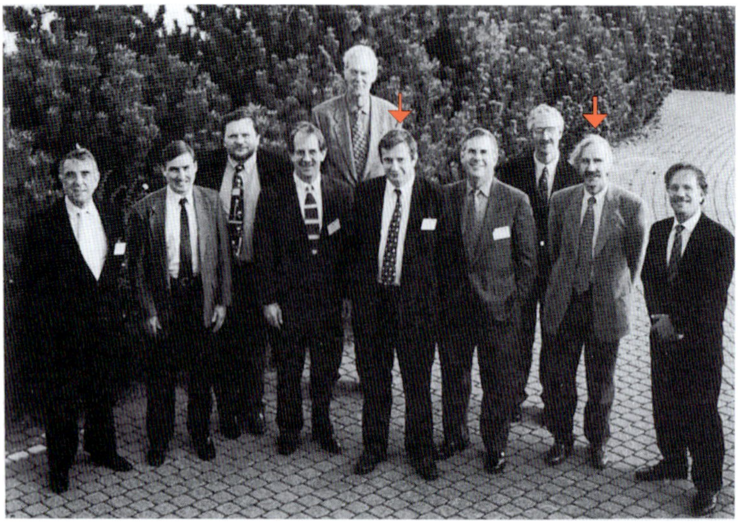

図1 第1世代の開発メンバー
Vellas 教授（写真前列右から4人目）と Guigoz（同2人目）

表1 MNA® 第1世代における調査項目一覧

ドメイン	内容
身体計測値	身長，体重，BMI，膝高，皮下脂肪厚
食事量とその内容	3日間の食事記録，食品ごとの摂食頻度，エネルギー摂取量，栄養素（炭水化物・たんぱく質，食物繊維，ビタミン D, C, B_6，鉄，Ca）の摂取量
バイオマーカー	Alb, TTR*, Tf, RBP, CRP, α1-GP*, セルロプラスミン，コレステロール，TG，ビタミン A, D, E, B_1, B_2, B_6, B_{12}, 葉酸，Cu, Zn, Hct, Hb, CBC*

*TTR：トランスサイレチン，GP：グリコプロテイン，CBC：血算

事ドメイン，自己評価ドメイン，の4つのドメイン，合計18項目の内容が盛り込まれた（**表2**，Appendix 1）．

3）フランス・トゥルーズ市での2回にわたる入院高齢者の調査

低栄養の基準には臨床学的状態が用いられ，Vellas 教授の地元，フランス南西部のトゥルーズ（Toulouse）市において，1991年，1994年の2回にわたり調査が行われた．

その結果，70〜75％の高齢者は，バイオマーカーなしで低栄養または栄養状態良好と正しく診断されたものの，残りの25〜30％はそのいずれとも判定できないグレーゾーンに属した．そこでこれらグレーゾーンの高齢者を At risk 群として別に1群を設けた[1]．これが MNA® の大きな特徴のひとつ「At risk 群」誕生の経緯である．

すなわち MNA® 開発開始の第1世代の段階ですでに，「At risk 群」を抽出することにより，他との差別化が図られたと思われる．

4）MNA® 第1世代の階層ごとの MNA® 値の決定

3階層に分類するための MNA® 値の設定には，血清 Alb 値に着目したクロス集計（cross-tabulation）法を行った（**表3**，**図2〜5**）．この際，炎症の合併例を除外するため，CRP2.0 ≧ mg/dl の対象は除外した．

5）バイオマーカーとの相関性の高さの検証

トゥルーズ市での2回の調査の結果，同時に検査したバイオマーカー値と MNA® の結果

5 MNA®の開発経緯

表2 MNA® 開発の経緯――第1世代～第3世代までの質問項目の推移

世代			第1世代 原版（1991）		第2世代 改訂版（1994）	第3世代 再改訂版（2007）		
一般的呼称			MNA®-原版		MNA® 改訂版	MNA®-SF 版		
質問項目数	ドメイン		18	スクリーニング・アセスメント	18	6	精度（相関係数）	精度（相関係数）の高い順位
質問項目	身体計測	1	BMI	スクリーニング	F	F1	0.787	5
		2	MAC	アセスメント	Q			
		3	CC	アセスメント	R	F2	0.745	8
	包括的	4	体重減少	スクリーニング	B	B	0.837	3
		5	自立生活	アセスメント	G			
		6	内服薬≥3種類	アセスメント	H			
		7	精神的ストレス・急性疾患	スクリーニング	D	D	0.906	1
		8	運動能力	スクリーニング	C	C	0.831	4
		9	認知症・うつ	スクリーニング	E	E	0.761	7
		10	褥瘡	アセスメント	I			
	食事歴	11	食事回数	アセスメント	J			
		12	たんぱく質	アセスメント	K			
		13	果物・野菜	アセスメント	L			
		14	食欲・食事摂取量の低下	スクリーニング	A	A	852	2
		15	水分	アセスメント	M			
		16	食事の自立	アセスメント	N			
	自己評価	17	栄養状態	アセスメント	O		0.768	6
		18	健康	アセスメント	P		0.718	9

表3 第1～第3世代のMNA®の値の比較

第1・第2世代 原版・改訂版	第3世代 MNA®-SF 版	
MNA®の点数		栄養状態の分類
24 ≧	12 ≧	栄養状態良好
17～23.5	7～11	At risk
< 17	< 7	低栄養

とが，きわめて高い相関があることが立証された（**表4**）．したがって採血による栄養学的なバイオマーカー値をチェックすることと，MNA® によるチェックとが，同等の意味をもっていることがわかった．ここではじめて，有害事象の予測能をもつ指標として MNA® がバイオマーカーの代わりとして代用できること が証明されたのである．

6）他人種におけるMNA® の妥当性の検討―米国，ニューメキシコ州での在宅高齢者での調査

　MNA® の信頼性についての第3回目の調査は，他人種での有効性の検証を目的に，米国のニューメキシコ州で行われた．さらにこのときは在宅高齢者を対象とすることをも視野に入

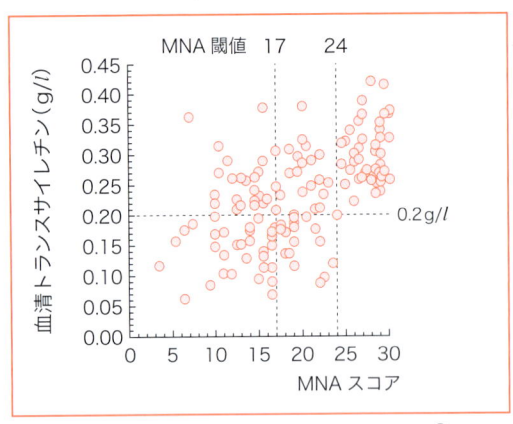

図2 血清トランスサイレチンとMNA®

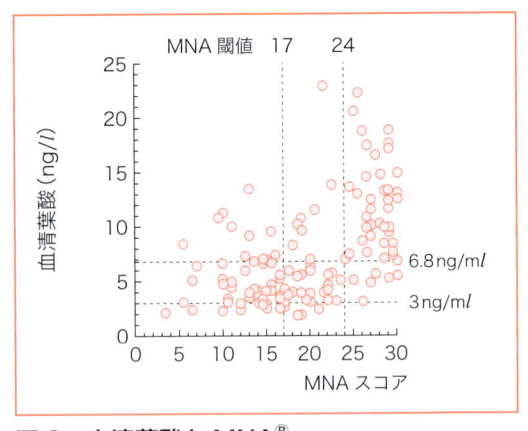

図3 血清葉酸とMNA®

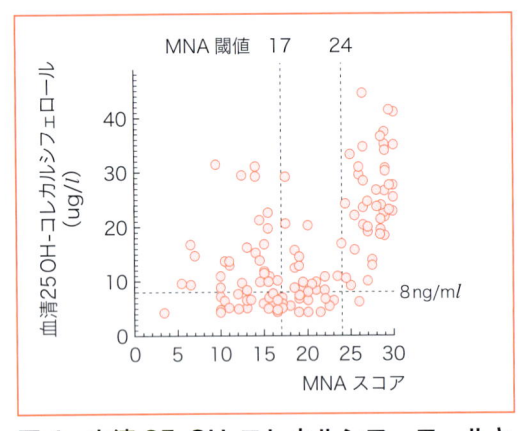

図4 血清25-OH-コレカルシフェロールとMNA®

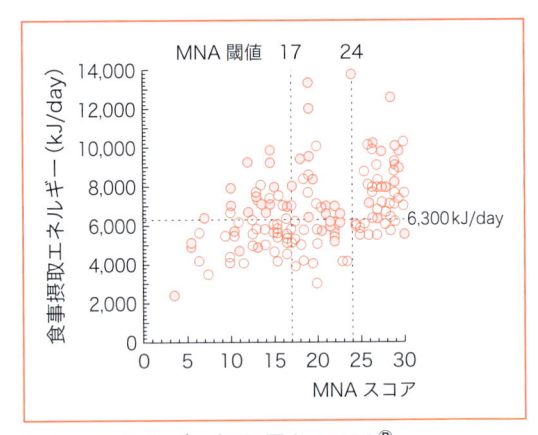

図5 エネルギー摂取量とMNA®

表4 MNA®の結果とバイオマーカーとの相関性

バイオマーカー	対象数	MNA®との相関性（r）	p	図
TTR	147	0.58	<0.0001	2
血清葉酸	140	0.53	<0.0001	3
血清ビタミンD	133	0.53	<0.0001	4
エネルギー摂取量	151	0.41	<0.0001	5

れ，在宅環境での高齢者の低栄養の状況調査も目的とされた．

その結果，在宅で健康な高齢者の割合は，75〜85歳で50％，85歳以上で10％であった．さらに健康とされる高齢者のうち20％（347人中60人）がMNA®における"At risk群"とされたのである．

ところが彼らは必ずしも低Alb血症でも，BMIが低いわけでもなかった．

さらに重要なことは，彼らの食事量は栄養状態良好群と，統計学的に有意差がないが少ないことである（1,833±508 vs 1,639±527, p<0.10）．

以上の結果を統合すると，MNA®が体重減少や血清Alb値低下の出現する前に，すでに低栄養のリスクを抽出していることを意味して

いたのである．

● 第2世代

1) 質問項目・順序とMNA®の構造の改訂—スクリーニングとアセスメントの2段階構造へ

　第1世代と第2世代の質問内容と総数には変更はない．

　しかし第2世代のMNA®の最大の特徴は，①スクリーニングとアセスメントの2段階構造になったこと（表2），②スクリーニングの段階での6項目を選択した，ことである．

　とくにスクリーニング項目としての6項目は，おもに健康状態の臨床的評価との相関性の高さ（検査としての精度の高さ）により選択している（表3，Appendix 2）．

2) スクリーニングの6項目の選定根拠

　スクリーニングの6項目のなかで，自己評価としての栄養状態（質問O）および健康状態（質問P）の2項目は，精度がいずれも第6位および第9位と高いランクであるものの，いずれも自己評価である．そのため，対象に認知障害があると，まったく信頼性が損なわれてしまう．こうしてスクリーニングの6項目からは除外されている．

3) スクリーニングの6項目の順序の意味

　スクリーニングの6項目の順序は，おもに精度の高い順になっている．ただし精度第1位の「精神的ストレス・急性疾患」は，4番目に下げられている．この項目の内容を判断することが必ずしも容易ではないため，最初の項目におかなかったのかもしれない．またBMIは全体の第5位，精神的ストレスを除けば第4位であったが，身体計測値であるため，最後に位置している．

● 第3世代

1) 第3世代の開発メンバー

　第3世代の開発には，開発当初からのVellas，Guigozのフランス人メンバーに加えて，ドイツのSieber教授（図6）が中心となり，その信頼性の検証が2011年の現在なお精力的

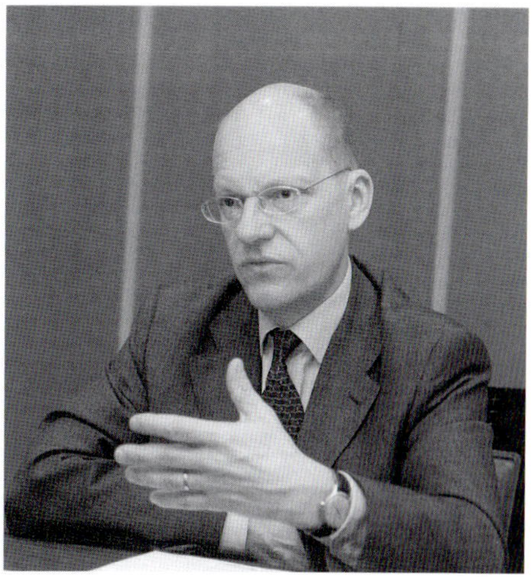

図6　Sieber教授

に行われている．

2) 第2世代のスクリーニング項目の改訂版

　第3世代は2007年にその最終形が整った．質問内容をみるとわかるように，6項目は第2世代のスクリーニング部をそのまま抜きだしている．

　ここでもっとも注目すべきは，6番目の質問項目が2段構えになっていることである．すなわち6番目の質問Fが F1 と F2 との2つに分かれている．

　F1 は第2世代の6番目の質問項目であるBMIそのままである．しかし，臨床現場や福祉現場で遭遇することの多い身長または体重の測定の困難さ，測定していない状態を十分に考慮して，第1世代の段階から質問項目に入っているふくらはぎ周囲長（CC）を，BMI算出不能のときのみ **F2** として測定するようにしている．

　低栄養を診断する際の検査項目としてのCCの精度が，第7位ときわめて高いことが，選定項目として選択された最大の理由である（表2）．

3) 第1・2世代と第3世代との精度の比較検討

　第3世代では，質問項目数がそれまでの18から6と1/3に減った．このことにより，低栄養の診断ツールとしての信頼性が低下するこ

表5　第1・2世代と第3世代との精度の比較検討

	感度	特異度	精度
第1・2世代　MNA®（18項目）	0.989	0.943	0.971
第3世代　MNA®-SF（6項目）	0.978	0.943	0.964

表6　MNA®各項目の感度・特異度・精度

	項目	感度	特異度	精度
D.	急病・ストレス	0.910	0.906	0.909
A.	食欲低下・食事量減少	0.775	0.981	0.852
B.	1 kg以上の体重減少	0.875	0.774	0.837
C.	運動能力	0.775	0.925	0.831
F.	BMI	0.795	0.774	0.787
O.	自己栄養評価	0.652	0.962	0.768
E.	神経・精神的問題	0.652	0.943	0.761
R.	下腿周囲長（CC）	0.614	0.960	0.745
P.	自己健康評価	0.618	0.887	0.718

とが懸念される．そこで両者の精度検証を行った研究がある．その結果，第3世代のMNA®-SFが，従来のMNA®同様にきわめて高い精度を維持していることが判明し（**表5**），MNA®-SFによる高齢者の低栄養の早期診断がすすめられることになった．

4）第1・2世代と第3世代とのスコアの比較検討

第1・2世代のMNA®の特徴の1つが，スコア17〜23.5をAt risk群（低栄養のリスク群）として抽出できることである．では第3世代のMNA®-SFで，それが可能だろうか．このことを検討したところ，MNA®-SFスコアが7〜11の群が，それまでの多数のMNA®のAt risk群と高い相関を示すことが判明した（**表6**）．

すなわちMNA®-SFでも同様に，At risk群を設定できることがわかった．現在わが国では，このMNA®-SFを使用して，高齢者の低栄養の診断が行われている．

文　献

1) Guigoz Y, Vellas B, Garry P. Mini nutritional assessment: a practical assessment tool for grading the nutritional state of elderly patients. Facts Res Gerontol 1994; 4(Suppl. 2): 15-60.
2) McWhirter JP, Pennington CR. Incidence And Recognition Of Malnutrition In Hospital. BMJ 1994; 308(6934): 945-8
3) Guigoz Y, Vellas B, Garry PJ. Assessing the nutritional status of the elderly: The Mini Nutritional Assessment as part of the geriatric evaluation. Nutr Rev 1996; 54: S59-65.

6 MNA®-SF の特徴

雨海照祥 AMAGAI, TERUYOSHI

対象が高齢者である

　MNA®の対象者は高齢者である．では栄養スクリーニングの対象の選定条件に年齢が必要なのか，をまず考える．年齢といっても小児から高齢者まで幅が広い．本稿の目的に沿って，ここでの年齢枠を高齢者に限定する．

　さて対象を高齢者に限定した場合，高齢者には他の年齢層ではみられない特徴があるのだろうか．もし高齢者に特有の栄養学的特徴がないのであれば，MNA®の対象を高齢者に限定する必要がないからである．

　一般的に，高齢者には生理学的機能の加齢にともなう変化による栄養学的特徴があることが知られている（**表1**）[1]．同じ大きさの侵襲が，まったく同じ身体組成（身長，体重，骨格筋量，皮下脂肪量，内臓脂肪量など）で，一方は高齢者，他方は異なる年齢層とに加わったとして，両者の侵襲に対する応答を比較した場合，高齢者のほうがより強く，さらにより早期に低栄養（症候群）に陥りやすい．いいかえれば高齢者は，年齢因子それ自体が低栄養（症候群）のハイリスク群であり，低栄養（症候群）に対する抵抗力が弱く，低栄養（症候群）に対する感受性が高い．これが，高齢者の「脆弱性」（Frailty）につながる，高齢者に特有な特徴なのである．

　低栄養（症候群）を発症しやすい脆弱な，高齢者に特化したスクリーニングツールによってのみ，高齢者の低栄養（症候群）の早期発見は可能となる．

　では対象を高齢者に特化したツールである根拠が，MNA®-SFのいったいどの質問項目にあるのか．わずか6項目で構成されるMNA®-SFの質問のなかに必ず隠れている，と考えられる．

　結論からいえば，項目E「認知症・うつ」こそが，MNA®-SFが高齢者を対象としたスクリーニングツールであることの根拠の1つである．この項目はほかの栄養スクリーニングツールには含まれていない．しかし他のスクリーニングツールに含まれていないことが，高

表1　栄養的視点からみた高齢者の特徴

・咀嚼力の低下 　（歯の脱落、咀嚼筋力の低下等） ・味覚の低下 ・口腔衛生の低下（歯肉の慢性炎症） ・摂取量の低下 ・運動量の低下 ・消化・吸収率の低下	・便秘の増加 ・精神的問題（とくにうつ病） ・器質性多疾患 ・多薬 ・社会的隔離 ・経済的問題 ・個人差が大きい

（文献1より）

齢者に適していることの理由には必ずしもならない．

ではなぜ「認知症・うつ」が高齢者の低栄養の発見ツールとなりうるか．このことを明らかにすれば，MNA®が高齢者向きのスクリーニングツールであることが証明される．このことは，本書の認知症の項目（p.78）に詳述されているので，ここでは簡単に触れるにとどめる．

● 項目E「認知症・うつ」と低栄養

項目Eの「認知症」と「うつ」が低栄養発症の危険因子である理由は，いずれも「食事量の減少」による．

すなわち，うつ状態になることによって食欲が低下，その結果として食事量が減少し，低栄養を発症するのである．

また，認知症により低栄養をきたす要因は，認知症の症状の2層構造（図1），すなわち中核症状と周辺症状の両方による食事量の減少である．

(1) 中核症状には記銘障害以外に，失認（例：食べ物を食べ物として認識できない），失行（例：食べ物に箸をもっていく動作をしたくてもできない），失語（例：食べ物を欲しいことを言葉にできない），などがあり，いずれも食事量の減少をきたす原因となる．
(2) 周辺症状においても，消費エネルギー量を増す多動や，幻覚（例：食べ物に毒が入っていると思いこみ食べない），幻視（例：食べ物の上を虫が這っていて食べられない），なども同様に食事量を減少させる．

つぎに考えておくべきことは，はたして本当に認知症は高齢者に多いのかという問題である．文献的には認知症の有病率は年齢とともに高くなり，60歳代で20％，80歳以上では50％以上の高齢者にみられることが報告されている[2]．すなわち認知症がとくに加齢にともなって増加することが確かめられた．

以上が，MNA®が高齢者に適したスクリーニングツールであることの理由である．

● 項目Eの正答率─検査ツールとしての精度分析

この項目Eが，どれだけの確かさ，正しさ

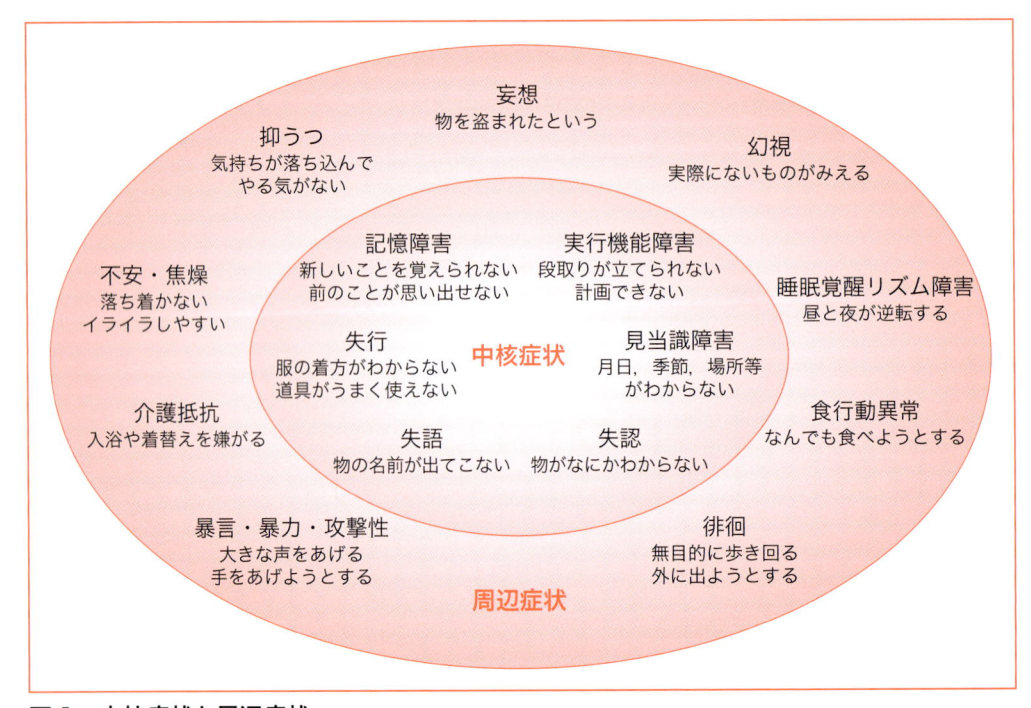

図1 中核症状と周辺症状

で高齢者の低栄養（症候群）を抽出できるのかを，感度 sensitivity および特異度 specificity とで調べた．その結果によれば，感度 0.795，特異度 0.774 であり，さらにこれらを総合した低栄養を正しく検知するツールとしての項目 E の精度は 0.784 と高い．

MNA® 開発途中で検討した 50 以上の項目の精度と比較した結果，項目 E はそれらのうちで 5 番目に高い精度の質問項目であった[3]．MNA®-SF の 6 項目の並び順にも意味がある．

以上が項目 E「認知症・うつ」の質問項目の高い精度が，MNA®-SF の高齢者の低栄養抽出の有効性を保証している理由である．

点数制―スコアリングシステム

MNA®-SF は，構成する質問項目それぞれの重症度別に，重症 0 点〜無症状 2 ないし 3 点が配点されるシステムである．その結果 6 項目の点数が合計される．すなわちスコアによる「半」客観性が MNA® には付与されている．

ここで客観性に「半」をつけたのは，項目 A で「著しい」「中等度」の食事量の減少と，項目 D の「精神的ストレス」の経験の有無の 2 項目が，高齢者本人の主観に基づく配点がされるためである．

そのほかの 4 項目，すなわち 6 項目の過半数の質問項目が客観的な内容であることより，MNA® を「半」客観的なツールとし，完全な客観的あるいは主観的なツールと区別した．

しかし実は，MNA® の開発段階で質問項目の選定にあたり，すべての質問項目をその「精度」の高さの順に並べたところ，客観的項目だけ，あるいは主観的項目だけに偏って高い精度を示したのではなく，客観項目と主観項目とが織り混ざり，MNA®-SF 全体の精度の高さが達成されることになった．

このことより，主観だけ，あるいは客観だけで MNA® の質問項目を構成しても，その結果として MNA®-SF にみるような低栄養（症候群）スクリーニングとしての高い精度が出せなかった，と考えてよい．

このことは低栄養を標的にする限りにおいては，客観と主観との両方が重い意味を持ちうることを意味している．しかし，ほかの標的においてはそれぞれに主観と客観の重さの検証を必要とするであろう．

スコアによる低栄養（症候群）の重症度の階層化

MNA®-SF の合計スコアとアウトカムとを比較検討した結果，「低栄養（症候群）あり〜なし」のように，低栄養（症候群）の重症度を階層化していることも，MNA® の特徴の 1 つである．

「At risk」群による低栄養（症候群）の差別化

MNA®-SF で最大の特徴は，低栄養（症候群）の階層化におけるグレーゾーンの設定であり，このゾーンを「At risk」群として，その他と区別している．

「At risk」群は，他のスクリーニングにはない，MNA®-SF を特徴付ける重要な低栄養の分画階層である．

●「At risk」群の 2 つの臨床的な意味

MNA®-SF でスクリーニングをかけたその時点で，①「実際に低栄養症候群があるが証拠不十分である」か，または②「いまは低栄養（症候群）はないが，将来において発症する確率が高い」か，のいずれかを意味する．

●「At risk」群が低栄養を発症する「将来」とはいつか

すなわち現在までの検証では最大 1,000 日，約 2 年半以上までの期間に起こりうる有害事象が，追跡研究の結果[4]により明らかにされている．

● 「At risk」群が低栄養を発症する確率はどれだけか

At risk 群が低栄養（症候群）を発症する確率は，1,000 日の間，なんらの栄養ケアが行われない限り，つねにその確率はほぼ一定であり，50％である．このことは，**図2** の At risk 群が，どの時点においても生存率がもっともよい「栄養状態良好群」と，生存率最低の「低栄養群」との，つねに真ん中にあることからもわかる．すなわち At risk 群は，1,000 日までのどの時点においても 50％の確率で上下いずれかのラインに移動することを意味している．

有害事象発生を未来予想できる

MNA® による低栄養（症候群）の階層別，1,000 日間にわたる累積生存率曲線（図2）からもわかるように，MNA®-SF を含めてあらゆる栄養スクリーニングツールは，将来有害事象が発生する危険性がある，との警鐘を鳴らす役割をはたす．

とくに At risk 群によって「いまは低栄養ではないが，50％の確率で低栄養になる」群が抽出されることにより，低栄養（症候群）発生高リスク群抽出の精度をあげ，その結果，より軽症な段階での低栄養（症候群）に対して，たとえば 3 カ月間は 1 ～ 2 週間ごとに MNA®-SF を繰り返し，低栄養（症候群）を早期に発見できることは，高齢者にとっても医療する側にとっても大きなメリットである．

● At risk 群抽出のメリット

（1）高齢者にとっては，重篤な低栄養に陥ってから栄養ケアを開始してからでは，低栄養関連の合併症の発生率が高まり，より重症化し，さらにその治癒率は低くなる．

逆に低栄養（症候群）の早期発見，早期治療が行われれば，合併症の発生率も低く，治癒率が高まり，高齢者にとってのメリットは大きい．

（2）医療側にとってのメリットは，現行の DPC 制度のもとではとくに，同じ病名に対しては同額の保険償還が支払われるため，医療経済にとって，その効果はきわめて大きい．たとえば肺炎を早期に軽症の段階で発見できることで，早期治癒が期待でき，その治療に投入される物的（抗生物質，酸素吸入器，人工呼吸器，ICU ベッドなど），人的，時間的資源が節約できる．

採血検査不要

MNA®-SF と同様に，高齢者を対象とした栄養スクリーニングツールとして GNRI（Geri-

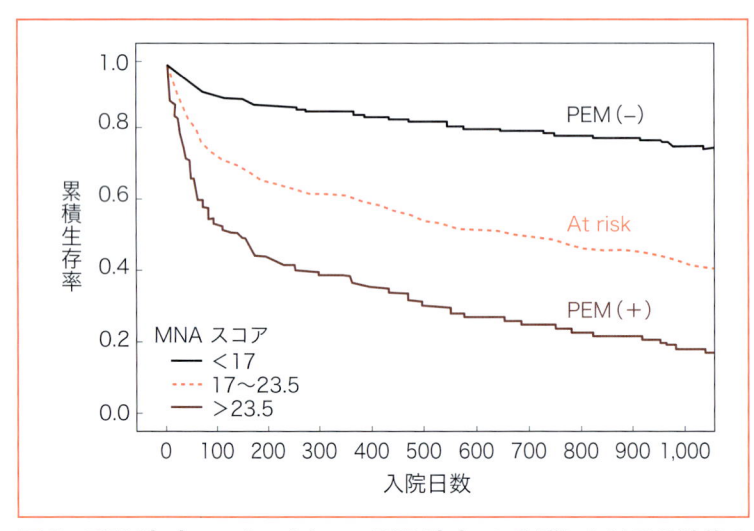

図2 PEM（＋）vs At risk vs PEM（−）の 3 群における入院後の生存率の比較 [4]

表2　GNRIにおける理想体重の算出方法[5]

1．実測身長が計測できる場合

男性　　H − 100 −〔(H − 150)/4〕〕
女性　　H − 100 −〔(H − 150)/2.5〕〕

2．実測身長が計測できない場合：Lorentzの式による

男性　　H ＝ {2.02 × KH} −{0.04 × 年齢} ＋ 64.19
女性　　H ＝ {1.83 × KH} −{0.24 × 年齢} ＋ 84.88

H：実測身長（cm），KH：膝高値（cm）

atric Nutrition Risk Index）が提案されている[5]．

GNRI ＝ 14.89 ×（Alb, g/dl）＋41.7 ×（実測体重/理想体重）

GNRIは血清アルブミン濃度と体重の2つの項目だけで構成される．ここで体重とは理想体重に対する実測体重の比であり，理想体重の算出式も提案されている（表2）．ただしBMI＝22とする理想体重の算出方法は，高齢者の至適BMIが22でないこと[6]より，ここでは高齢者に至適BMI＝22を用いるべきではないと考える．

GNRIはMNA®-SFと同様，スコア化して合併症の発生リスクを3群（リスクなしを入れれば4群）に階層分けして，有害事象の発生率を予測する．

実際の使用方法としては，たとえば長期療養型施設におけるアセスメント施行6カ月後の合併症および死亡率の推定根拠として用いることができる．

すなわちGNRIとMNA®-SFとを比較した検討結果，以下のようなことがわかる．

(1) GNRIにおける中リスク群はMNA®-SFではすでに低栄養に陥っており，MNA®-SFによる低栄養抽出の速度に追いつけない．

(2) しかし中リスク群では，有害事象のリスクが中等度あるだけでなく，感染症に関連した合併症は高リスク群よりもむしろ高い結果が出ている（4.4：4.9）．

すなわちこのGNRI中リスク群は，感染症の発生を予測するのに有効なツールであることがわかる．

(3) ただし中リスク群と高リスク群との比較では，オッズ比を用いた死亡率の比較では，中リスク群よりも高リスク群が高い（29.0：6.6）．

以上の検討結果をまとめると，GNRIによるリスクの階層分類により感染症や死亡率の発生率を予測できるものの，MNA®-SFによる低栄養抽出のほうがそれらを早期発見できるといえる．

ただしMNA®-SFの3つの階層のそれぞれが，GNRIの3つのリスク階層分類と，それぞれに対応し，同等の意味をもつかはここまでのところ，明らかにされていない．

●MNA®-SFとGNRIの共通点

そこでMNA®-SFとGNRIのそれぞれの3つの重症度の階層が対応しているかを検証する目的で，リハビリテーション病院入院6カ月後の感染症関連の合併症の発生率を比較してみた．

リハビリテーション病院入院6カ月後の感染症の合併症の発生率は，MNA®-SF分類では低栄養群29%（9/31），At risk群13%（12/94），良好群6%（7/116）であった[6]．一方，GNRI分類では高リスク群28%（14/50），中リスク群12%（10/87），低リスク群4%（4/104）であった．

すなわちリハビリテーション病院入院6カ月後の感染症の発生率をアウトカム指標として

MNA®-SF と GNRI とを比較すると，MNA®-SF 低栄養群が GNRI 高リスク群に，At risk 群が中リスク群にそれぞれ対応していることがわかる．したがってアウトカム指標の観点からみる限り，MNA®-SF と GNRI とは同等といえる．

● **MNA®-SF と GNRI の相違点**

一方，MNA®-SF の 6 項目は，GNRI と異なり血液検査成績がまったく含まれていないことが両者の大きな相違点である．

福祉施設・在宅環境での有用性

以上より，GNRI が血液検査が比較的容易に行いうる入院環境に適しており，血液検査が容易には行えない福祉施設や在宅環境には MNA®-SF が適している，といえる．すなわち対象の環境特性を考慮してアウトカム指標としての栄養指標を選択すべきである．

いずれにせよ，血液検査成績結果を加味する必要のないことは，MNA®-SF の大きな特徴の 1 つといえる．

対象となる高齢者の環境が福祉施設，在宅において，MNA® の有効性が報告されている（**図 3**)[8, 9]．しかし入院環境での高齢者に対する MNA®-SF の有効性は一定ではない．すなわち有効性を示す報告がある[7, 10, 11] 一方で，逆にアウトカムとは相関なしとの報告もある．

● **MNA®-SF と MUST，NRS 2002 との比較**

さらに MNA®-SF，MUST，NRS 2002 の 3 種類のツールを比較した検討結果では，有害事象としての入院日数，死亡率の予測ツールとしては MNA®-SF と MUST は同等であり，NRS2002 がもっとも予測能力が高かったとし，NRS2002 を用いるべきとの報告がある[12]．ここで考慮すべきは，MNA®-SF と NRS 2002 の質問項目の内容の差であろう．

● **NRS 2002 の構造論**

NRS 2002 の構造は 2 段階式[13]で，第 1 段階（ステップ）で① BMI<20.5，②過去 3 カ月での体重減少，③食事量の減少，④重症疾患，のうち 1 つでもあれば，つぎの第 2 段階（ステップ）にすすむ．第 2 ステップは，栄養状態と疾患の重症度，年齢（70 歳以上）の 3 項目で構成される．栄養状態は体重減少と食事量の減少の度合い，疾患の重症度は疾患の種類（ICU 患者は APACHE II スコア >10 でスコア

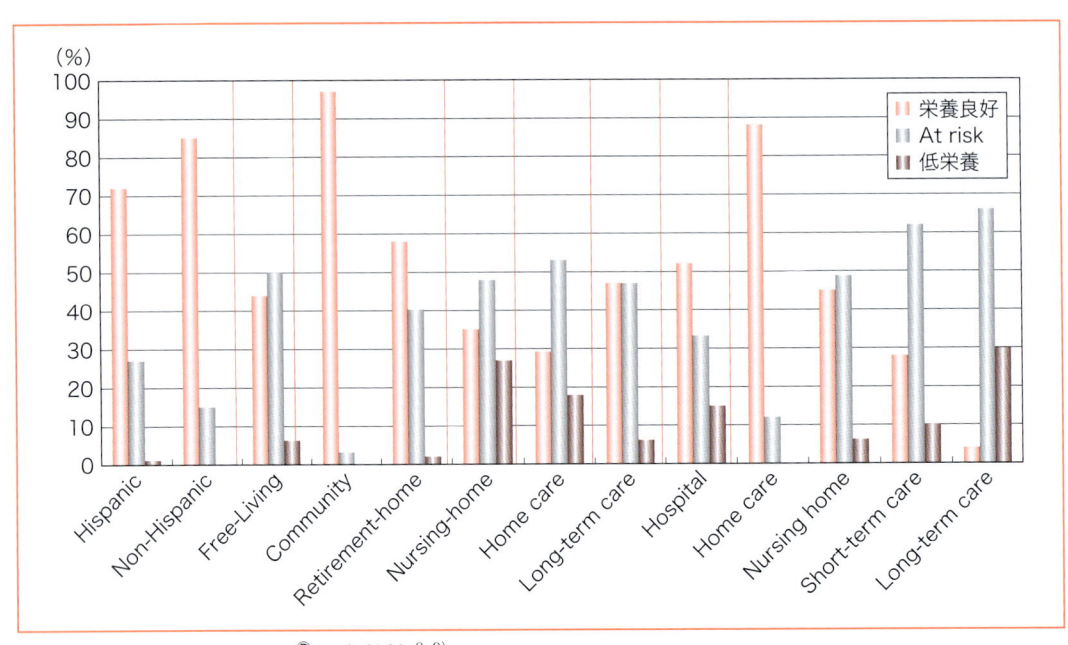

図3 在宅における MNA® の有効性[8, 9]

3）で決定される．この質問項目でわかるように，NRS 2002のスコアには疾患の重症度が大きく影響する．すなわちNRS 2002が入院患者に適しているツールであることの理由であるように思われる．しかし検討が1つの研究にとどまり，エビデンスレベルとしては低い．さらなる検討結果の集積が必要であろう．

さらにMNA®-SFの入院患者での信頼性の結果の違いは，対象が入院患者である条件こそ共通した環境因子であるものの，疾患や重症度などにバラツキがあることが，それらの予測能力が異なる理由である可能性がある．

入院環境の高齢者に対するMNA®-SFの有効性の検証は，日本人を対象とした臨床研究によって検証すべき課題であろう．

MNA®-SFの簡便性

MNA®-SFですべての項目を完成させるのに費やす時間は，平均4分とされる．とくに福祉施設などでケアにかける時間を十分にとることは，その成果を左右する重要な因子である．したがってスクリーニングにかける時間は，なるべく短く，簡便であることが要求される．この点，MNA®-SFはこの条件を満たしている．

アセスメントが栄養ケアと直結

アセスメントの結果が複雑で，さらに栄養の問題点が明確に示されなければ有効なケアに結びつかず，利用価値が低い．

MNA®-SFは，その「半」客観的な質問の合計スコアによって，低栄養（症候群）が階層化されているだけでなく，それぞれの階層ごとに行うべき栄養ケアの実際が示されている．

さらにその栄養ケアの効果も科学的に立証され，その有用性が保証されている．

文献

1) Sullivan DH. Annals of Long-Term Care 2000; 8: 41-6.
2) Pirlich M, Schütz T, Norman K, et al. The German hospital malnutrition study. Clin Nutr 2006; 25(4): 563-72.
3) Rubenstein LZ, Harker J, Guigoz Y, Vellas B. Comprehensive geriatric assessment (CGA) and the MNA: an overview of CGA, nutritional assessment, and development of a shortened version of the MNA. Nestle Nutr Workshop Ser Clin Perform Programme 1999; 1: 101-15.
4) Kagansky N, Berner Y, Koren-Morag N, et al. Poor nutritional habits are predictors of poor outcome in very old hospitalized patients.Am J Clin Nutr 2005; 82(4): 784-91.
5) Bouillanne O, Morineau G, Dupont C, et al. Geriatric Nutritional Risk Index: a new index for evaluating at-risk elderly medical patients.Am J Clin Nutr 2005; 82(4): 777-83.
6) 佐々木 敏：高齢者にとって至適BMIはいくつか．臨床栄養臨時増刊　静脈・経腸栄養UPDATE, 2009；114(6)：616-20.
7) Cereda E, Pusani C, Limonta D, Vanotti A. The ability of the Geriatric Nutritional Risk Index to assess the nutritional status and predict the outcome of home-care resident elderly: a comparison with the Mini Nutritional Assessment. Br J Nutr 2009; 102(4): 563-70.
8) Bilotta C, Bergamaschini L, Arienti R,et al. Caregiver burden as a short-term predictor of weight loss in older outpatients suffering from mild to moderate Alzheimer's disease: a three months follow-up study.Aging Ment Health 2010; 14(4): 481-8.
9) Bauer JM, Kaiser MJ, Anthony P,et al. The Mini Nutritional Assessment--its history, today's practice, and future perspectives.Nutr Clin Pract 2008; 23(4): 388-96.
10) Salvi F, Giorgi R, Grilli A, Morichi V, et al. Mini Nutritional Assessment (short form) and functional decline in older patients admitted to an acute medical ward.Aging Clin Exp Res 2008; 20(4): 322-8.
11) Charlton KE, Nichols C, Bowden S, et al. Older rehabilitation patients are at high risk of malnutrition: evidence from a large Australian database. J Nutr Health Aging 2010; 14(8): 622-8.
12) Raslan M, Gonzalez MC, Dias MC, et al. Comparison of nutritional risk screening tools for predicting clinical outcomes in hospitalized patients. Nutrition 2010; 26(7-8): 721-6.
13) Kondrup J, Allison SP, Elia M, et al. ESPEN guidelines for nutrition screening 2002. Clin Nutr 2003; 22(4): 415-21.

7 MNA®-SF 6項目の内容と意義

A. 食事量の減少

宮澤　靖 MIYAZAWA, YASUSHI

はじめに

　食事摂取量の減少は低栄養のきっかけとなり，栄養スクリーニングにおいてはきわめて大切な項目になる．とくに3カ月間において，食事量が減少することは"栄養一負のスパイラル"の入り口となる．高齢者にとって栄養障害は，基礎疾患の治療を妨げ，心肺機能の低下や創傷治癒の遅延，敗血症や誤嚥性肺炎などの感染症のリスクを高め，生命予後を著しく悪化させる[1]．たとえ最先端の医療技術によって基礎疾患が治癒しても，栄養状態の悪化によって身体的脆弱性（frailty）が進行し，寝たきりや要介護状態などの自立障害（loss of autonomy）つまり廃用症候群に陥る高齢者が散見される．

　このため，高齢者の健康維持やQOL（quality of life）の向上には，在宅，施設入所，外来，入院を問わず，個々の高齢者の栄養状態を正確に評価し，適切な栄養指導や栄養治療を行うことが重要である．そこで大切な項目が食事の摂取量になる．

食事摂取量の減少と関連する種々の要因

　高齢者は，加齢にともない食事摂取量が徐々に減少する．この食事摂取量の減少はしばしば，たんぱく質・エネルギー栄養障害（protein-energy malnutrition：PEM）を惹起する．平成21年度国民健康栄養調査の結果をみると，60〜69歳の前期高齢者と，70歳以上の後期高齢者の1日平均栄養素等摂取量を比較すると，男性の前期高齢者のエネルギー摂取量は1日平均2,182 kcalであるのに対し，後期高齢者は1日平均1,962 kcalで，約12％少なくなっている．女性の後期高齢者の1日平均エネルギー摂取量も，前期高齢者と比較して約9％少なくなっている（表1）[2]．

　この食事摂取量の減少には，加齢にともなう唾液分泌の減少や消化管蠕動運動の低下等の身体的要因，脳血管障害後遺症による嚥下障害やうつ等の病的要因，ひとり暮らしや介護状況等の社会的要因，さらに基礎疾患に対して投与された薬物の副作用や厳しすぎる食事制限等の医原的要因などが複合的に関与していると思われる．

●炎症性サイトカイン，ホルモンバランスの影響

　また，高齢者では加齢やストレス，慢性炎症などによって生体内に増加する炎症性サイトカイン，成長ホルモン，性ホルモンの減少等のホルモンバランスの変化が食欲を低下させる[2]（図1）．TNF-α（腫瘍壊死因子）やIL-1（interleukin-1），IL-6（interleukin-6），インターフェロン-γ（interferon-γ）などの炎症

表1　平成21年度国民健康栄養調査（厚生労働省）

	男性		女性	
	60〜69歳	70歳以上	60〜69歳	70歳以上
エネルギー（kcal）	2,182	1,962	1,759	1,612
たんぱく質　（g）	81.1	72.1	68.0	60.7
うち動物性　（g）	42.4	36.9	35.3	30.3
脂質　　　　（g）	53.7	46.2	47.1	39.8
うち動物性　（g）	29.2	23.6	23.1	19.4
炭水化物　　（g）	304.3	291.8	258.8	247.8

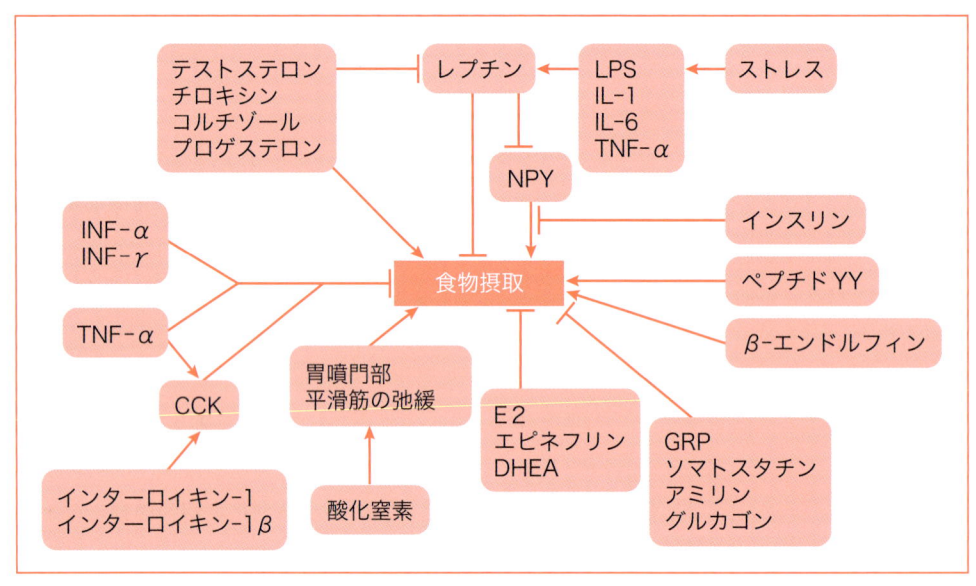

図1　食欲に関与する生体内神経伝達物質と各種ホルモン （文献3より）

性サイトカインは，単独であるいは互いに相乗効果を高めながら高齢者の食欲を低下させる．また，胃噴門部における一酸化窒素（nitric oxide：NO）の産生低下は，胃の伸展を抑制して食事摂取量を減少させ，十二指腸におけるコレシストキニン（cholecystokinine：CCK）の分泌増加も，食物の消化管内における滞留時間を延長させ満腹感を助長する[3]．

● 味覚障害

　高齢者の食事摂取量の減少のもう1つの原因として，味覚障害によるものがある．2003年の調査によると，耳鼻咽喉科を受診する味覚障害患者数は年間24万人[4]であり，味覚障害はたいへん多い感覚器疾患の1つといえる．また，その数は1990年の調査時の年間14万人から約1.8倍半増加している．この顕著な症例数の増加の理由の1つに，わが国におけるこの10年余りの高齢者の極端な増加があげられる．1990〜2000年における65歳以上のいわゆる高齢者の数は，1990年に約1,500万人であったものが，2000年には2,200万人へと700万人増加し，1.5倍となっている．この高齢者の増加傾向は今後も続くため，味覚障害例の増加傾向は今後も続くものと予想される．

味覚障害の原因は多様であり，その発症機序[5]も不明な点が多い．発症機序として，これまでおもに検討がすすめられてきたのは，必須微量元素の1つである亜鉛との関連性である．高齢者，とくに75歳以上の高齢者には相当数の亜鉛欠乏症が存在すると考えられ，症状は脱毛，紅斑など皮膚症状のほか，食欲低下，味覚障害，創傷治癒遅延，性腺機能の低下，抑うつなどであるが，これらはいずれも高齢者ではよくみられる症状のため，たんなる老化現象として見逃されていることが多い．

現在，超高齢社会を迎え，独居老人の増加，さらに糖尿病，肝障害，末期がん患者，全身性強皮症，各種感染症，消化管の手術後など吸収不良性疾患，褥瘡などの諸疾患の併発が亜鉛欠乏症を発症しやすい．ここではとくに褥瘡患者に注目したい．

高齢者のみならず若い人にダイエットが流行し，過度の食事制限，若者の偏食などから，今後若い人にも亜鉛欠乏症患者が増えることが予想される．亜鉛は必須微量元素のなかで鉄についで生体内に多く存在し，重要な生理機能を担っている．亜鉛は主として十二指腸から吸収され，1976〜1980年に米国で行われた一般市民14,700名を対象とした調査で，血清亜鉛は高齢者で低値を示す報告がされている．したがって亜鉛は，潜在的に高齢者において低値であることが示唆された．食事摂取量の減少は，さまざまな要因で発現するが，長期的に減少状況が継続すると，低栄養状態になり生命予後はきわめて不良に至る．

スコアの根拠

MNA®の最初のスクリーニング項目Aは「過去，3カ月間で食欲不振，消化器系の問題，そしゃく・嚥下障害などで食事量が減少しましたか？」である．もしも著しい食事量の減少がある場合はスコアが0点，中等度の食事量の減少がある場合は1点，食事量の減少がない場合は2点のスコアが設けられている．ここで問題になるのが，①0点と1点の区別，②1点と2点の区別であり，著しい減少と中等度の減少をどこで線引きするかである．他のスクリーニングツールで同様な該当項目をみてみると，MUST[6] (malnutrition universal screening tool) では「5日間以上の栄養摂取を障害する可能性のある急性疾患の有無」とあるのみで，明確な数値を見出すことができない．また，SGA (subjective global assessment：主観的包括的アセスメント) をみても食事摂取量に関しての設問があるが，どのくらいの期間で体重がどの程度減少したかを記載するのみで明確な量や期間の設定はない[7]．そこで食事摂取量が低栄養に関連する過去の報告をみると，3カ月というのが平均的になると思われる．また食事摂取量は70％がボーダーラインになると思われる．これに関しては多くの報告によりその期間や摂取量が一定でなく，臨床上の経験値が重要視されると思われる．筆者の経験的な感覚でいうとやはり3カ月，70％は妥当な期間，摂取量と思う．

除脂肪体重 (LBM) の変化と臨床経過 (**図2**) をみると，除脂肪体重を構成するおもな組織は，筋肉，結合組織，骨である．したがって，比較的健康で自立した高齢者であっても，加齢にともない筋肉組織の細小化や筋力の低下，皮膚の弛緩，骨塩量の減少や粗鬆化が進行する[8]．栄養障害は，この除脂肪体重の減少を加速させ，廃用症候群を引き起こす大きな原因になる．とくに3カ月を経過した期間からさまざまな障害が生じてくる．低栄養によって除脂肪体重が低下しはじめると，まず生体の防御機構である細胞性免疫能が低下し，誤嚥性肺炎などの感染症を合併しやすくなる．除脂肪体重が30％低下すると歩行が困難になる．さらに除脂肪体重が減少すると座位を保持することすら困難になり，寝たきりの状態に陥る．このように栄養障害は，廃用症候群と密接な関係をも

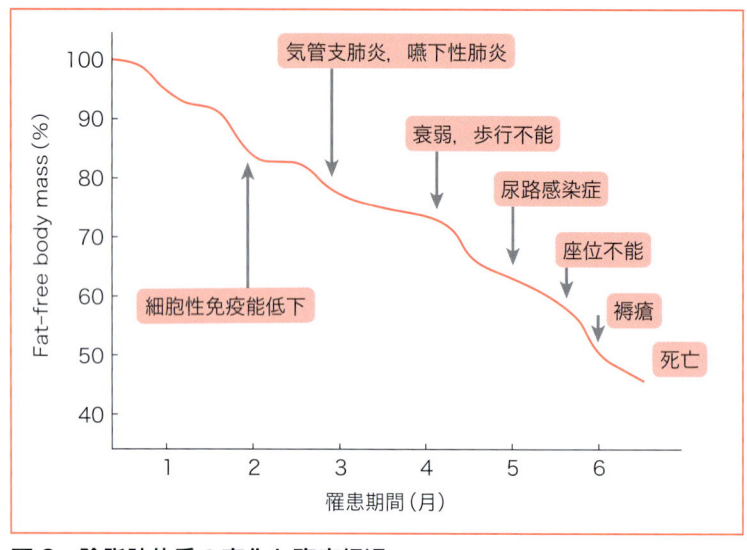

図2 除脂肪体重の変化と臨床経過 （文献3より）

つ．

これらの報告をみると，高齢者の場合は3カ月という期間において食事摂取量が減少し，それがトリガーになって，低栄養状態さらに廃用症候群に陥ることが示唆されているため，MNA®における質問項目「過去，3ヶ月間で食欲不振，消化器系の問題，そしゃく・嚥下障害などで食事量が減少しましたか？」は，未来に起こってしまう廃用症候群の予測期間として妥当だと思われる．

まとめ

たんぱく質・エネルギー栄養障害（PEM）には，①高度の浮腫によって見かけ上の体重が増加するクワシオコール（Kwashiorkor）型と，②高度のるい痩が特徴ではあるが，血清アルブミン値はあまり大きく低下しないマラスムス（Marasmus）型があり，高齢者の栄養障害ではこれらのPEMが混在する．また，血清アルブミン値は基礎疾患が重症であればあるほど栄養状態とは関係なく低下し，これとは対照的に，高度の脱水をともなう場合にはあまり大きく低下せず，基準範囲内にとどまるか，むしろ上昇することさえある．したがって，栄養の状態は，体重などの身体計測指標と血清アルブミン値などの血液検査指標を組み合わせて評価する必要がある．

栄養治療は，一定の時間的連続性をもって身体構成成分や各臓器の機能に影響を与える．すなわち，栄養治療を開始すると，まず循環血液量が増加し，続いて体脂肪が増加する．そして最後に筋肉などの除脂肪体重が増加する．栄養治療の目的はこの除脂肪体重を増加させ，各臓器の機能を回復させることである．したがって，低栄養を予防するためには可能な限り早期から栄養治療を開始し，食事摂取量を低下させないよう工夫し，これを継続する必要がある．

文 献

1) Yeh SS, Schuster MW. Geriatric cachexia: the role of cytokines. Am J Clin Nutr 1999 ;70(2):183-97.
2) 厚生労働省．平成21年国民健康・栄養調査報告．
3) 社団法人日本老年医学会，編．老年医学テキスト：メジカルビュー社；1997．
4) Ikeda M, Alba T, Ikui A, et al. Taste disorders: A survey on examination methods, and treatments used in Japan. Acta Otolaryngol 2005; 125(11): 1203-10.
5) Hamada N, Endo S, Tomita H. Characteristics of 2278 patients visiting the Nihon University Hospital Taste Clinic over 10-year period with specific reference to age and sex distributions. Acta Otolaryngol Suppl 2002; (546): 7-15.

6) Boléo-Tomé C, Chaves M, Monteiro-Grillo I, et al. Teaching Nutrition Integration: MUST Screening in Cancer. Oncologist 2011; 16(2): 239-45.
7) Bauer J, Capra S, Ferguson M. Use of the scored Patient-Generated Subjective Global Assessment (PG-SGA) as a nutrition assessment tool in patients with cancer. Eur J Clin Nutr 2002; 56(8): 779-85.
8) 大荷満生. 廃用症候群と低栄養. JOURNAL OF CLINICAL REHABILITATION 2008；17(2)：129-33.

MNA tips チューブ栄養のときのスコアは？

　項目Aの「食欲不振，消化器系の問題，そしゃく・嚥下困難などで食事量が減少しましたか」の質問に対して，過去3カ月間以内にチューブ栄養法が施行されている場合[1]は，どう判断すればよいのか．

　この項目の質問の重点は，「食欲不振…」などの食事量の減少した原因におかれていない．食事量の減少の原因の有無は，質問項目Dの急性疾患が相当する．

　項目Aの質問内容は，原因は問わず，どのような原因でも，結果として摂取した栄養量が減少したか，を問う質問と解釈する．

　したがってチューブ栄養下で，たとえ自分で食事がとれていない高齢者でも，チューブ栄養により十分な栄養量が投与されていれば，質問項目Aにおいてはリスクなし，と判断する．すなわちチューブ栄養法での投与栄養量が必要量に達していれば2点とする．同様に必要量の半分であれば1点となる．一方，投与後頻回の嘔吐がありほとんど摂取されていない状態であれば0点である．

　以上の解釈に関しては，現在までのところ十分な科学的検証がなされておらず，今後変更となる可能性がある．

（雨海照祥）

文献
1) Oliveria MRM, et al. Nutritional status and functional capacity of hospitalized elderly. Nutr J 2009;17(8): 54.

B. 体重の減少

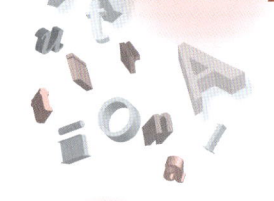

宮澤　靖 MIYAZAWA, YASUSHI

はじめに

　栄養状態は疾患やその治療と関係が深いため，低栄養は慢性疾患をもつ高齢者が利用する施設や病院でとくに多くみられる．急性疾患で入院した高齢患者ではその40〜60％に低栄養がみられ，たとえ入院時にその徴候がなくても数週間後にはアルブミン値，リンパ球数などの指標は低下していく[1]．また，施設利用高齢者における低栄養状態の頻度に関しては，低栄養の基準を低体重〔体格指数（BMI）や体重減少で評価〕とした場合は利用者の9.9〜51.0％（平均25.5％），低アルブミン血症とした場合は利用者の8.0〜27.5％（平均17.8％），PEM（Protein Energy Malnutrition：たんぱく質－エネルギー低栄養状態）とした場合は利用者の29〜85％（平均51.8％）に認められるという[2]．在宅療養高齢者ではこれよりもはるかに低率であるが，欧州12カ国19地域におけ る栄養とライフスタイルの長期縦断研究であるSENECA研究においても体重低下と死亡率の関連が明確に認められており，在宅，施設，病院を問わず高齢者で低栄養対策の意義が大きいことは間違いない[3]．

体重減少と栄養状態

　体重減少，とくに減少率が外科手術患者で問題となる．Hillらは15％の体重減少のある患者には術前の栄養療法が必要である[4]としている．若年時代と比べて体重に変化がみられなくても，加齢にともない脂肪組織の割合は増加し，体重から脂肪組織を除いた除脂肪体重（LBM : lean body mass）は減少する（**図1**[5], **2**）．高齢者が低栄養に陥り体重が減ると，この除脂肪体重の減少はさらに加速する．除脂肪体重を構成するおもな組織は，筋肉，結合組織，骨であり，除脂肪体重の減少は筋肉組織の細小化，筋力の低下，細胞内液量の減少，骨の

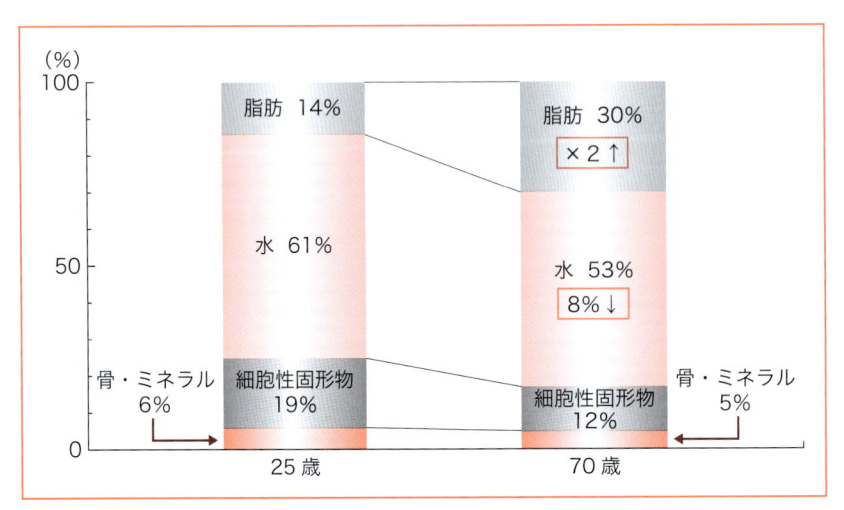

図1　加齢にともなう体構成成分の変化

（文献5より）

粗造化などを引き起こす．このため，高齢者のQOL（quality of life）の向上や健康寿命の延長には，十分な栄養を摂取し適切な体重を維持することが重要である．

除脂肪体重の減少と生命予後の関係をみると，栄養素の摂取不足によって体重が減り，除脂肪体重が減少すると生体の防御機構である細胞性免疫能が低下する（**図3**）[6]．この結果，気管支肺炎や誤嚥性肺炎，膀胱炎などの感染症を繰り返し起こすようになる．さらに除脂肪体重が減少すると，歩行や座位の保持が困難になり，寝たきりになる．そして50％以上の減少では，生命の維持すら困難になる[7]．

体重減少が及ぼす悪影響

低栄養状態が高齢者に及ぼす悪影響に関してはいままで多くの報告がある．低栄養の1つの指標である血清アルブミン値は重要な生命予後の指標であり，低体重（低BMI値）や体重減少も同様に生命予後の重要な予測因子である[8]．また，栄養状態の悪化は日常生活動作（ADL）の低下にも関与することが明らかになっている（**図4**）[9]．この報告をみると，543人の在宅療養中の要介護高齢者の前向きコホー

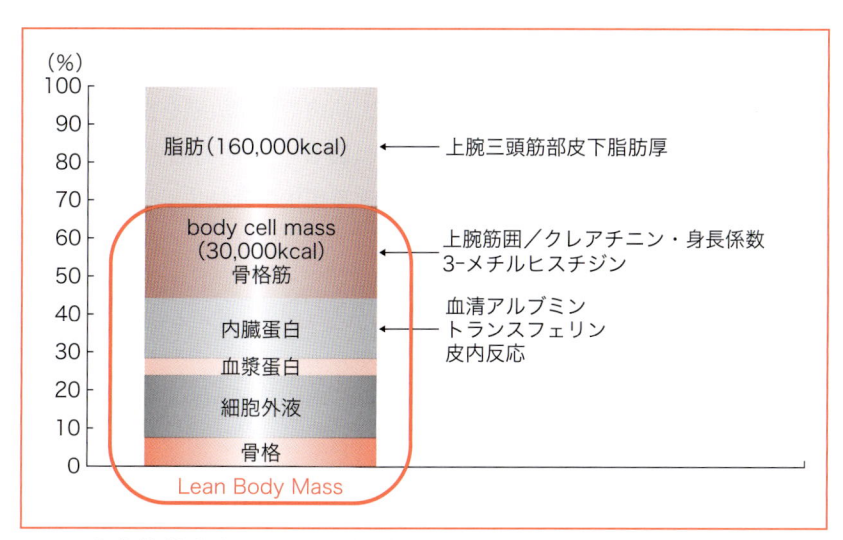

図2　各身体構成成分とその評価法

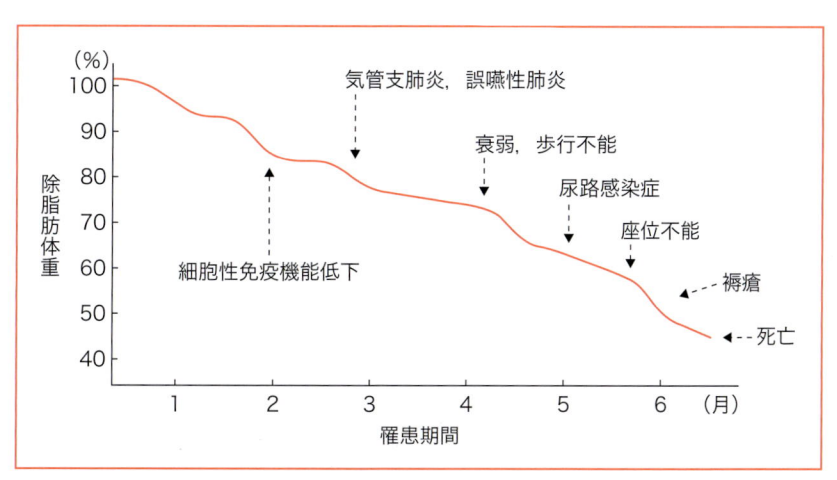

図3　除脂肪体重の減少と生命予後

（文献6より）

ト研究で，2年間のBMIならびにACの低下とADLの変化の関連を検討したところ，2年間でBMIやACが低下した集団では，ADL低下と有意な関連性が認められた．体重減少が及ぼす悪影響がADLの低下を示唆するものである．さらに，低栄養は免疫能の低下をともない，感染症を引き起こしやすくする[10]．具体的には，院内感染において栄養状態が良好である患者の感染率は4.4%であるが，体重減少にともなう低栄養患者では14.6%の患者に感染が惹起する．また，褥瘡の形成に関与するのみならず，主要疾患の治癒を遅らせ合併症を容易に引き起こすことが知られる．さらに低栄養状態は入院期間の延長を引き起こし，医療費の高騰にもつながることが報告[11]されている．

高齢者の重症入院患者の経過中には，しばしば食思不振から体重減少にともなう栄養状態の悪化により惹起されるcachexia（geriatric cachexia）がみられ，筋肉の著しい消耗とともに，皮下脂肪の喪失や貧血，眼瞼や下肢の浮腫が出現する．がん末期にみられるcachexiaがもっとも一般的であるが，高齢者ではがんに限らず，慢性閉塞性肺疾患（pulmonary cachexia），糖尿病末期（diabetic cachexia），慢性心不全（cardiac cachexia），関節リウマチ（rheumatic cachexia），敗血症（septic cachexia），重症外傷（traumatic cachexia）などでみられる[12]．こうした病態の背後には，入院の契機となった急性あるいは慢性疾患によって生体内に増加したTNF-αやIL-6などの炎症性サイトカインが，生体深部での広義の全身性炎症反応症候群（SIRS：systemic inflammatory response syndrome）を引き起こし，筋肉や脂肪組織を喪失させるとみられている（**図5**）．有病高齢者に対しては，刻々と変化する病状に合わせて詳細な栄養アセスメント

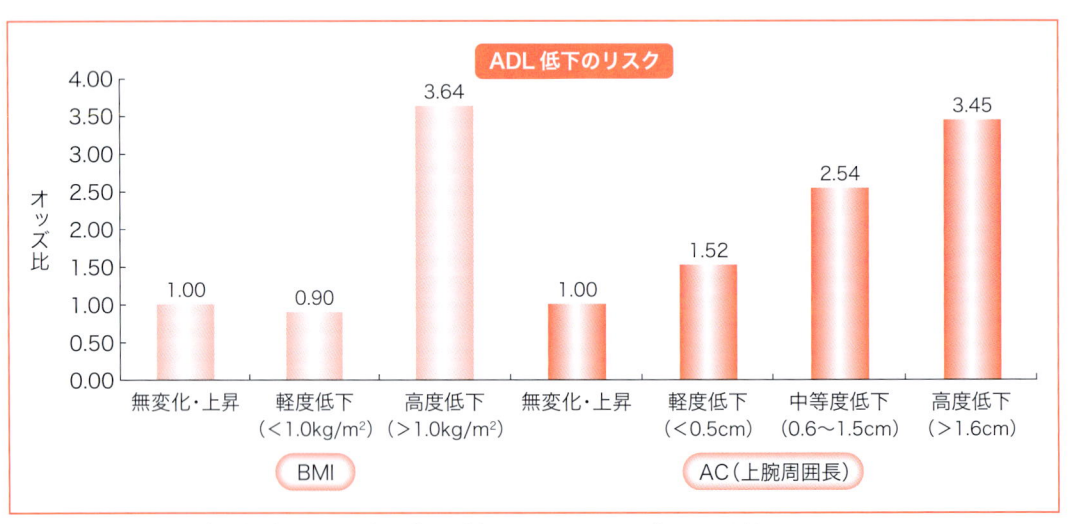

図4 BMIならびに上腕周囲長（AC）の低下とADLの悪化との関連 （文献9より）

- 発熱（>38℃）または低体温（<36℃）
- 頻脈（心拍数>90）
- 頻呼吸（呼吸数>20）
- $PaCO_2$ < 32 mmHg
- 白血球数（>12,000 mm³または<4,000 mmまたは10%以上の幼若球出現

図5 全身性炎症反応症候群（SIRS：systemic inflammatory response syndrome）の判断基準 （米国胸部疾患学会，Critical Care Medicine学会；1992）

を繰り返し行い，適切な栄養サポートを実施することが重要である．

MNA® スコア

　MNA®では体重の減少の項目として，過去3カ月間における体重の減少を評価としている．この期間に3kg以上の体重減少が認められた場合はスコアが0点，不明な場合は1点，1〜3kgの減少があった場合は2点，体重減少がなかった場合は3点をつけることになっている．過去3カ月間における体重の減少が3kgとすると，体重50kgの患者が47kg以下になると0点であるが，1カ月に直すと約10%弱の現体重減少となる．月に10%の体重減少は低栄養の大きな指標になる．Blackburnらの報告[13]によると，1週間に1〜2%，1カ月に5%，3カ月に7.5%の体重減少患者は有意な体重減少とされ，1週間に2%以上，1カ月に5%以上，3カ月に7.5%以上の体重減少患者は，重篤な体重減少であり（表1），入院患者においては，低栄養状態をともなっていると報告している．この報告をみても，3カ月において3kg以上の体重減少が認められた場合は低栄養の可能性が高いと判断することは妥当であろう．

　食欲の生理的加齢変化に加えて，さまざまな要因が体重減少を引き起こすが，食事をするときの環境や会話，食事に時間をかけるような工夫がされているかなどは具体的かつ基本的な条件であり，食物摂取量に強く関与する因子であ

表1　体重の評価

理想体重比＝体重／理想体重×100
　80〜90%：軽度栄養障害
　70〜79%：中強度栄養障害
　0〜69%：重度栄養障害
現生体重比＝通常時体重－現体重／通常時×100

期間	有意な体重減少（%）	重症体重減少（%）
1週間	1〜2	＞2
1カ月	5	＞5
3カ月	7.5	＞7.5
6カ月	10	＞10

（文献13より）

表2　介入可能な体重減少の13要因 "MEALS-ON-WHEELS" （文献15より）

M：	Medication	薬剤（ジギタリスなど）
E：	Emotional	情緒問題（うつ病など）
A：	Alcoholism, abuse, anorexia	アルコール依存，虐待，食欲不振
L：	Late life paranoia	老年期妄想状態
S：	Swallowing problems	嚥下障害
O：	Oral problems	歯・口腔障害
N：	Nasocomial infections	結核，偽膜性腸炎，ピロリ感染など
W：	Wandering	徘徊など行動障害
H：	Hyperthyroidism, hyperglycemia	甲状腺機能亢進症，高血糖など
E：	Enteral problems	腸の消化吸収障害
E：	Eating problems	摂食障害
L：	Low salt, low cholesterol	減塩，低コレステロール食など食事制限
S：	Stones, shopping problems	胆石，食材買い物困難

る．とくに高齢者の場合は情緒・心理状態の変動は激しく，食事への意欲に大きな影響を与える．自信や誇りなど前向きの情緒状態はエネルギー摂取量やたんぱく質摂取量と関連し，怒りや不安の状態は負の関連がみられたという研究もある[14]．軽い抑うつ状態はエネルギー摂取量やたんぱく質摂取量と強い正の関連が認められた．悲しみなどによるうつ状態では糖質摂取量が増加することと同じメカニズムであるかもしれない．Morleyは，いままで報告されてきた介入可能な体重減少の要因の頭文字をまとめて表2のような"MEALS-ON-WHEELS"を示している[15]．

おわりに

高齢者にとって低栄養による体重減少は，生命予後からみても，あるいは要介護状態や寝たきりなどの自立障害との関係からみても，悪化させる大きな原因になる．したがって，高齢者を対象とする医療では，在宅，施設入所，入院，外来を問わず，詳細に栄養評価を行い，体重減少を予防するための適切な栄養指導や栄養治療を行うことが重要である．

文献

1) Beghetto MG, Luft VC, Mello ED, Polanczyk CA. Accuracy of nutritional assessment tools for predicting adverse hospital outcomes. Nutr Hosp 2009; 24(1): 56-62.
2) Thomas DR, Ashmen W, Morley JE, Evans WJ. Nutritional management in long-term care: development of a clinical guideline. Council for Nutritional Strategies in Long-Term Care. J Gerontol A Biol Sci Med Sci 2000; 55(12): 725-34.
3) de Groot LC, Verheijden MW, de Henauw S, et al. SENECA Investigators.Lifestyle, nutritional status, health, and mortality in elderly people across Europe: a review of the longitudinal results of the SENECA study. J Gerontol A Biol Sci Med Sci 2004; 59(12): 1277-84.
4) Hill A, Kiss N, Hodgson B, et al. Associations between nutritional status, weight loss, radiotherapy treatment toxicity and treatment outcomes in gastrointestinal cancer patients. Clin Nutr 2011 Feb; 30(1): 92-8.
5) 川西秀徳．高齢者の包括的栄養管理．In；大熊利忠編．キーワードでわかる臨床栄養．羊土社，2007.
6) 社団法人日本老年医学会，編．老年医学テキスト：メジカルビュー社；1997.
7) Morley JE. Decreased food intake with aging. J Gerontol A Biol Sci Med Sci 2001; Spec No2: 81-8.
8) 榎裕美，葛谷雅文，益田雄一郎，ほか．訪問看護サービス利用者の身体計測指標と生命予後について．The Nagoya Longitudinal Study of Frail Elderly（NLS-FE）より．日老医誌 2007；44：212-8.
9) Enoki H, Kuzuya M, Masuda Y, et al. Anthropometric measurements of mid-upper arm as a mortality predictor for community-dwelling Japanese elderly: the Nagoya Longitudinal Study of Frail Elderly (NLS-FE). Clin Nutr 2007; 26: 597-604.
10) Schneider SM, Veyres P, Pivot X, Soummer AM, et al. Malnutrition is an independent factor associated with nosocomial infections. Br J Nutr 2004; 92(1): 105-11.
11) Pichard C, Kyle UG, Morabia A, et al. Nutritional assessment: lean body mass depletion at hospital admission is associated with an increased length of stay. Am J Clin Nutr 2004; 79(4): 613-8.
12) Yeh SS, Schuster MW. Geriatric cachexia: the role of cytokines. Am J Clin Nutr1999; 70(2): 183-97.
13) Blackburn GL, Bistrian BR, Maini BS, et al. Nutritional and metabolic assessment of the hospitalized patient. JPEN J Parenter Enteral Nutr 1977; 1(1): 11-22.
14) Paquet C, Paquet C, St-Arnaud-McKenzie D, et al. Direct and indirect effects of everyday emotions on food intake of elderly patients in institutions. J Gerontol Med Sci 2003; 58A: 153-8.
15) Morley JE. Why do physicians fail to recognize and treat malnutrition in older persons? J Am Geriatr Soc 1994; 42: 1100-2.

Mini Nutritional Assessment

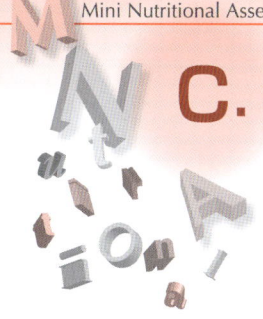

C. 運動能力
（寝たきり，車椅子，自由に外出の可否）

吉田貞夫 YOSHIDA, SADAO

　自力歩行や外出の可否について問う「C. 運動能力」の質問項目は，Rubenstein らによる精度評価[1]で，感度は 77.5％，特異度は 92.5％，精度は 83.1％で，特異度がきわめて高く，自力で外出できない，車椅子などでの生活が中心，あるいは寝たきりの高齢者での低栄養の罹患率がきわめて高いことを示している．本稿では，高齢者の運動能力が低栄養に与える影響や，高齢者の栄養アセスメント，栄養ケアにおいて，運動能力の評価の重要性について解説する．

高齢者の栄養と運動能力

　MNA®は，高齢者の栄養アセスメントとして，自力歩行や外出の可否と栄養状態の関連という点に，独自の新たな視点を導入している．

　主観的包括的アセスメント（SGA）など，これまでの栄養アセスメントにおいて，運動能力の評価は，活動レベルが低くなればエネルギー消費が少なくなるため，摂取エネルギー量を控える必要があるという意味合いが中心だったかもしれない．MNA®における運動能力の評価は，むしろ，高齢者が自力で外出できないことや，車椅子などでの生活，寝たきりになることで，食事摂取量が減少し，低栄養へとつながるリスクに着目している点が大きな特徴である（図1）．低栄養，あるいは At risk と判定された高齢者は，定期的かつ詳細な栄養アセスメントを行い，エネルギー，たんぱく質，ビタミン D などの栄養素を補充することにより，栄養状態を改善し，身体活動能力，ADL（日常生活動作）を維持するという考え方である．

　欧米では，高齢者の運動能力低下，転倒・骨折のリスクを表現する用語として，フレイルティ（脆弱性）という言葉がしばしば使われる．Fried らは，Cardiovascular Health Study に登録した高齢者のデータからフレイルティの定義（表1）を作成し，該当する高齢者は，転倒，ADL 低下，入院，死亡などのリスクが高いことを報告した．こうした高齢者は，全体の

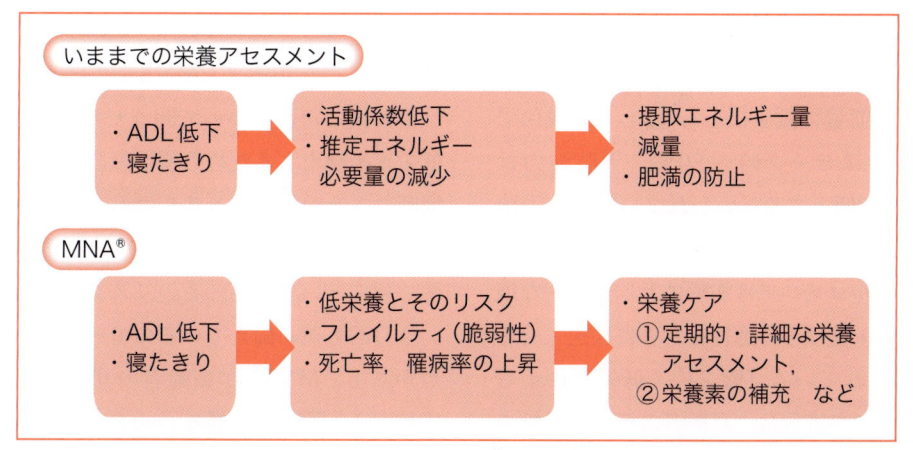

図1　これまでの栄養アセスメントと MNA® の運動能力に関するアプローチの違い

サルコペニアの原因による分類

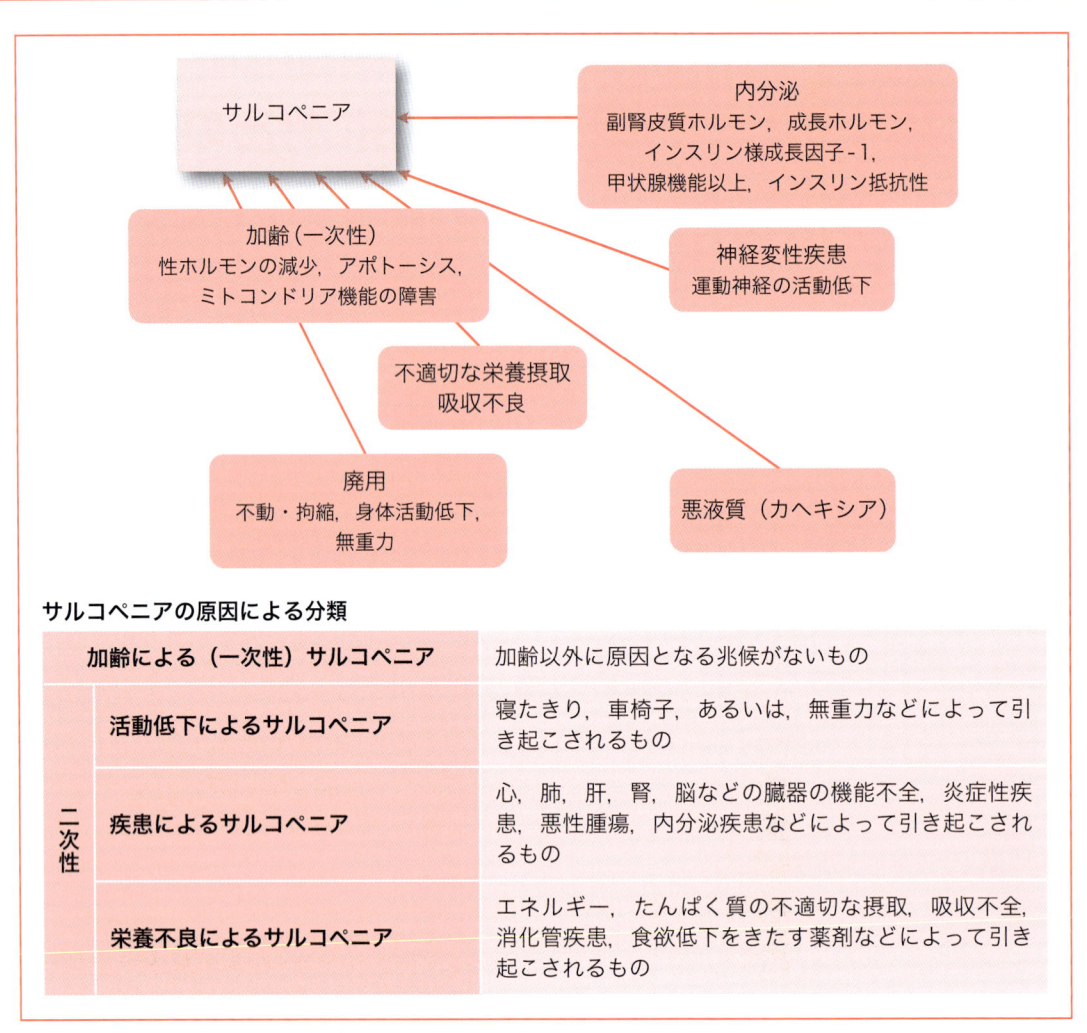

	加齢による（一次性）サルコペニア	加齢以外に原因となる兆候がないもの
二次性	**活動低下によるサルコペニア**	寝たきり，車椅子，あるいは，無重力などによって引き起こされるもの
	疾患によるサルコペニア	心，肺，肝，腎，脳などの臓器の機能不全，炎症性疾患，悪性腫瘍，内分泌疾患などによって引き起こされるもの
	栄養不良によるサルコペニア	エネルギー，たんぱく質の不適切な摂取，吸収不全，消化管疾患，食欲低下をきたす薬剤などによって引き起こされるもの

図2　サルコペニアの発生機序，原因による分類　　（文献3より）

7％ほどに認められ，年齢とともにその罹患率は増加した[2]．

　高齢者の運動能力低下，フレイルティの原因のひとつに，サルコペニア（骨格筋減少症）があげられる．加齢により骨格筋量は徐々に減少する．骨格筋量の減少にともない，60歳代では上肢筋力はピーク時の80％，下肢筋力は65％にまで低下するといわれている．筋力の低下が重度になると，身体活動レベルも低下していく．サルコペニアは加齢による生理的な現象だが，低栄養はその進行をさらに加速させることが知られている（**図2**）[3]．低栄養によるサルコペニアの進行は，高齢者の転倒・骨折のリスクを増加させ，高齢者が寝たきり状態へと向かう"負のスパイラル"のきっかけとなる．

　高齢者においては，低栄養，フレイルティとサルコペニアは，相互に密接な関連があり，オーバーラップしていると考えられている[3]（**図3**）．したがって，MNA®における自力歩行や外出の可否について問うCの質問項目は，低栄養を検出するための項目のひとつであると同時に，その先にあるサルコペニア，フレイルティ，さらには，転倒・骨折，寝たきり，入院，死亡といった高齢者のリスクを検出するという目的も兼ね備えているのである．こうした点からも，MNA®が高齢者のリスクを早期に検出し，「高齢者を護るためのアセスメント」であることが理解される．

表1 Friedらによるフレイルティの定義

以下のうち3つ以上に該当する場合	
①意図的でない体重減少	1年で4.5 kg以上
②倦怠感	自己申告による
③筋力低下	握力の低下で評価
④歩行速度の低下	4.57 mを歩く時間で評価
⑤活動レベルの低下	1週間の活動量 男性383 kcal未満,女性270 kcal未満

(文献2より引用,一部改変)

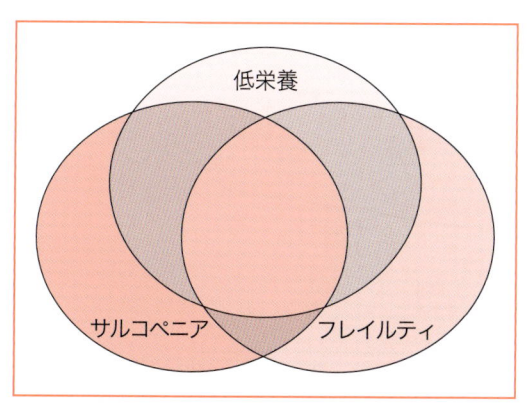

図3 低栄養,サルコペニアとフレイルティ
高齢者において,低栄養,フレイルティとサルコペニアは,相互に密接な関連があり,オーバーラップしている.

MNA® スコアと高齢者の ADL

MNA® スコアと高齢者の ADL に関する研究は,国内外でいくつか知られている.

Chevalier らは,リハビリテーション病棟に入院中の高齢者182例で,MNA® スコアと握力,歩行速度などの関連を調べた[4]. MNA® によるアセスメントの結果,44%は栄養状態良好,53%は At risk,3%は低栄養と判定された. MNA® スコアが低下すると,有意に歩行速度が低下することが示され(p = 0.031),MNA® スコアと歩行速度はおおむね比例することもわかった(r = 0.256,p = 0.001). さらに,有意差はなかったものの,MNA® スコアの低下にともない,握力も減少する傾向が認められた(図4).

Odlund Olin らは,施設入所中の高齢者80例で,MNA® スコアと Barthel Index[5] などの指標との関連を検討した[6]. MNA® で低栄養と判定された群では,Barthel Index は有意に低値となり(p < 0.01),介護量も増加していることがわかった(p < 0.05). 低栄養群を1年後に再評価したところ,平均9.6 kgの体重減少を認め(p < 0.05),MNA® スコアの予後指標としての有用性が示された.

Feldblum らは,1年間に内科病棟に入院した高齢者207例を3カ月間フォローアップした[7]. MNA® で At risk と判定されたのは79例で,Barthel Index は有意に低値を示し(p = 0.02),在院日数も有意に増加していた(p = 0.01). これらの症例は,併存疾患が多く,入院前にも頻回に訪問診療を受けていたこともわかった. Salvi らも,1年間に急性期内科病棟に入院した高齢者275例で,At risk と判定された症例は,血清アルブミン値,総コレステロール値が低値で,入院期間も長く,Barthel Index の低下も顕著だったと報告している[8]. Turnbull らは,糖尿病高齢者において,MNA® スコアと Barthel Index (r = 0.402,p < 0.01) や握力(r = 0.520,p < 0.01) との相関を報告している[9].

わが国では,Izawa,Kuzuya らが,高齢者の要介護度と MNA® スコアの関連を調べている[10]. 要介護度は,わが国の介護保険制度の重要な基礎となっており,高齢者の ADL の指

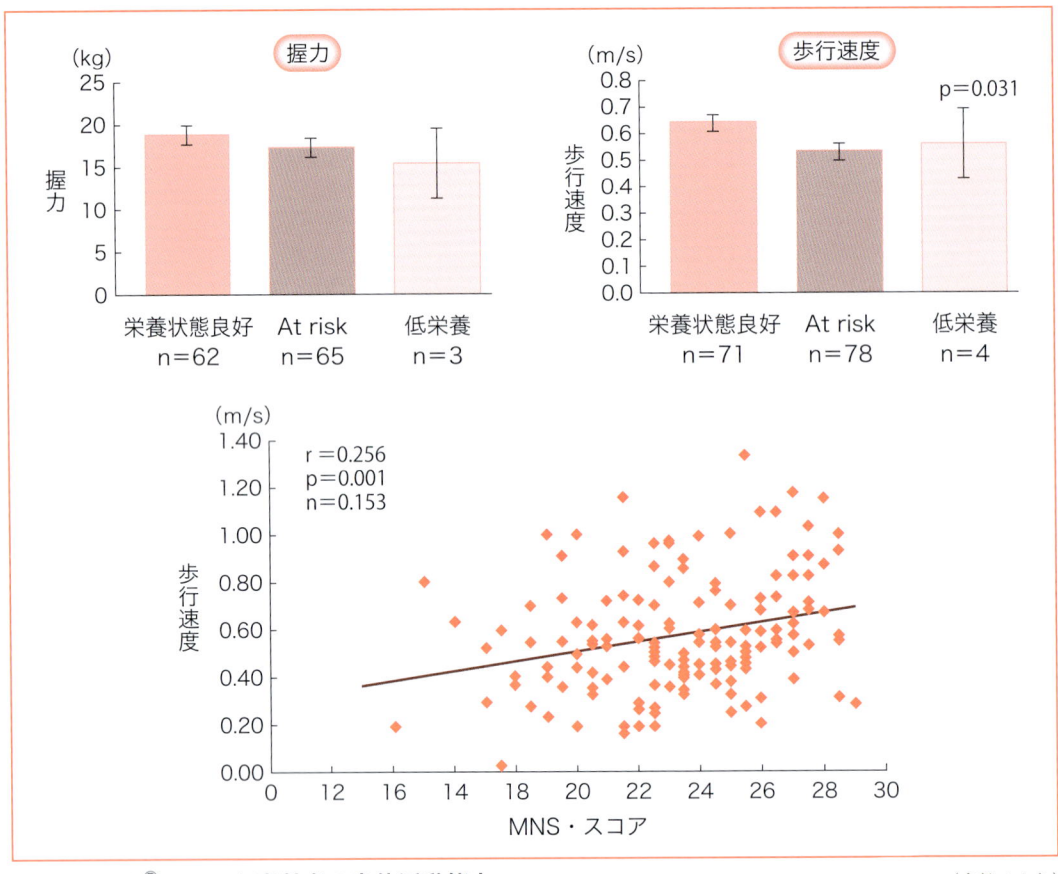

図4 MNA®スコアと高齢者の身体活動能力 (文献4より)

標として信頼性が高い．この研究では，要介護度が上昇するにつれ，MNA®スコアの平均は低下し，栄養状態良好の症例の割合は減少することが示された（図5）．とくに，要介護度5に分類された高齢者では，MNA®で栄養状態良好と判定された高齢者は存在せず，その大半が低栄養と判定された．要介護度の高い高齢者のケアにあたる際は，その高齢者が低栄養である可能性がきわめて高いと考え，適切な栄養アセスメント，栄養ケアを行うことが大切だと思われる．また，介護度の低い要介護度1でもおよそ半数がAt riskと判定されたことにも注目する必要がある．わが国におけるこの研究は，海外でも非常に高い評価を受けている．

これらのデータからも，高齢者の栄養状態と身体機能，ADLが，切っても切れない密接な関係にあることが理解できる．MNA®による栄養アセスメントは，単に栄養状態を測る指標ではない．MNA®により，低栄養のリスクを早期に検出することにより，適切な介入を行い，高齢者の身体活動能力，ADLを維持することができる可能性が高い．高齢者の身体活動能力，ADLに，栄養ケアが寄与することができる大きなきっかけのひとつをつくっているのが，この自力歩行や外出の可否について問うCの質問項目なのである．

文 献

1) Rubenstein LZ, Harker J, Guigoz Y, Vellas B. Comprehensive geriatric assessment (CGA) and the MNA: An overview of CGA, nutritional assessment, and development of a shortened version of the MNA. Nestle Nutr. Workshop Ser. Clin. Perform. Programme 1999; 1: 101-16.
2) Fried LP, Tangen CM, Walston J, et al. Cardiovas-

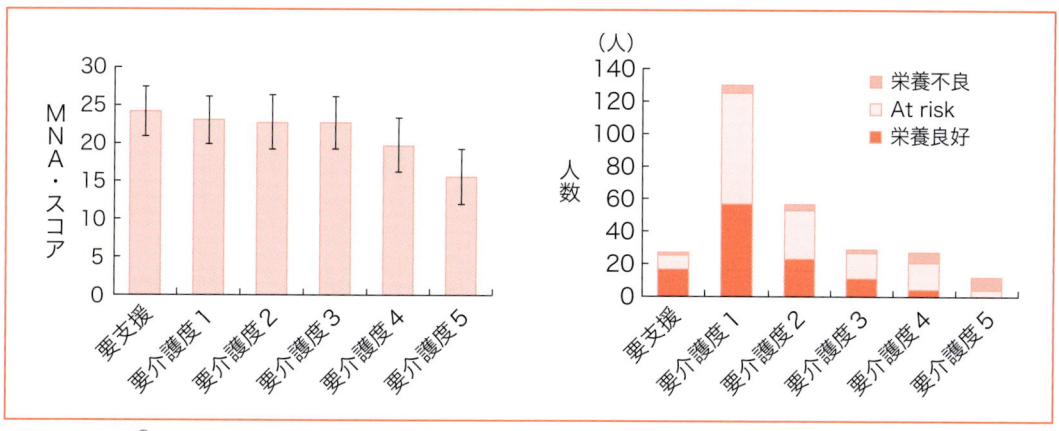

図5 MNA®スコアと高齢者の要介護度　　　　　　　　　　　　　　　　　　　（文献10より）

cular Health Study Collaborative Research Group. Frailty in older adults: evidence for a phenotype. J Gerontol A Biol Sci Med Sci 2001; 56(3): 146-56.
3) Cruz-Jentoft AJ, Baeyens JP, Bauer JM, et al. European Working Group on Sarcopenia in Older People. Sarcopenia: Europeanconsensus on definition and diagnosis: Report of the European Working Group on Sarcopenia in Older People. Age Ageing 2010; 39(4): 412-23.
4) Chevalier S, Saoud F, Gray-Donald K, et al. The physical functional capacity of frail elderly persons undergoing ambulatory rehabilitation is related to their nutritional status. J Nutr Health Aging 2008; 12(10): 721-6.
5) Odlund Olin A, Koochek A, Ljungqvist O, et al. Nutritional status, well-being and functional ability in frail elderly service flat residents. Eur J Clin Nutr 2005; 59(2): 263-70.
6) Mahoney FI, Barthel D. Functional evaluation: the Barthel Index. Maryland State Medical Journal 1965; 14: 56-61.
7) Feldblum I, German L, Bilenko N, et al. Nutritional risk and health care use before and after an acute hospitalization among the elderly. Nutrition 2009; 25(4): 415-20.
8) Salvi F, Giorgi R, Grilli A, et al. Mini Nutritional Assessment (short form) and functional decline in older patients admitted to an acute medical ward. Aging Clin Exp Res 2008; 20(4): 322-8.
9) Turnbull PJ, Sinclair AJ. Evaluation of nutritional status and its relationship with functional status in older citizens with diabetes mellitus using the mini nutritional assessment (MNA) tool—a preliminary investigation. J Nutr Health Aging 2002; 6(3): 185-9.
10) Izawa S, Kuzuya M, Okada K, et al. The nutritional status of frail elderly with care needs according to the mini-nutritional assessment. Clin Nutr 2006; 25(6): 962-7.

D. 精神的ストレス・急性疾患

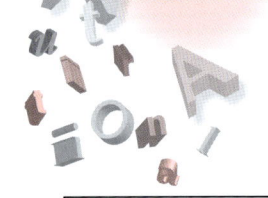

雨海照祥 AMAGAI, TERUYOSHI

> D 過去3カ月間で精神的ストレスや急性疾患を経験しましたか？
> 　　0＝はい　　　2＝いいえ

項目Dで掲げられた2つの病態は，まったく異なる病態である．(1) 精神的ストレス，(2) 急性疾患，この2つのまったく異なる病態それぞれが，高齢者の低栄養（症候群）[1～3]の発症リスクと関連があることが，この質問項目の背景にある．

しかしそのことは本当に正しいと検証されているのか，その正否を2つの病態で個別に検討する．

● 精神的ストレスによる低栄養（症候群）の発症

高齢者における精神的ストレスの症状は，不安 anxiety，不眠 insomnia，うつ depression，不穏 agitation，せん妄 delirium などで，きわめて多彩である．したがって高齢者における精神的ストレスの診断は容易でなく，その治療も遅れる[4]．

これら多彩な高齢者の精神的ストレス症状は，どれも摂食量の減少と直結しており，低栄養（症候群）の危険因子であるが，とくにうつが重要である．うつと低栄養（症候群）との関連性は，多くの報告がされている．

たとえば亜急性病棟の患者における検討では，MNA®のAt risk群と低栄養症候群との比較において，低栄養（症候群）でGeriatric Depression Scale（GDS）スコアが高く，うつが強かった（12.2±6.4 vs 8.7±5.8, $p<0.05$）[5]．

また内科病棟入院中の高齢者での検討においても，At risk群の男性を正常群と比較したところ，スコアが高くうつ傾向が強いという結果を得た（5.0±6.0 vs 6.4±6.2, $p<0.04$）[6]．

このことから，GDSにより診断されたうつと低栄養（症候群）のリスクとの相関性が証明され，うつが低栄養（症候群）のリスク因子であることがわかる．

さらに解剖学的に，うつの重症度と前頭葉の容積には負の相関があり，うつが重症なほど認知障害が強いことが知られている[7]．したがって精神的ストレスの症状としてのうつは，認知症の症状の可能性も否定できない．したがって，精神的ストレスを含む質問Dと，認知症・うつを含む質問Eとは重なっていると考えてよい．

ただし質問Eのうつと質問Dの精神的ストレスにおけるうつとの相違点は，質問Eの"うつ"が強度であるのに対し，質問Dの精神的ストレスにおける"うつ"は，重症度を問わないことである．すなわち精神的ストレスにともなって発症する，軽度から中程度のうつをも質問Dは含んでいると解釈できる．

● 急性疾患による低栄養（症候群）の発症

急性疾患の特徴は，疾患の発症様式である"急性"の多くが疾患の発端あるいはその後の代謝学的変化としての異化反応に，"炎症"をともなうことである[8]．

したがって，質問Dの急性疾患と低栄養（症候群）の発症とを結ぶ代謝・栄養学的特徴は，炎症といえる．

急性疾患にともなう低栄養（症候群）における身体組成の変化は，細胞内液と骨格筋の減少である．低栄養（症候群）を身体組成の側面からみれば，脱水症とサルコペニアの合併といい

かえることができる．

文　献

1) Jensen GL, Bistrian B, Roubenoff R, et al. Malnutrition syndrome: a conundrum versus continuum. JPEN 2009; 33: 710-6.
2) 雨海照祥, ほか：低栄養症候群. 日本臨床 2010；68：448-52.
3) 雨海照祥. 臨床栄養, 2007；110(6)：772-7.
4) Hazzard WR, Blass JP, Halter JB, et al. Principles of Geriatric Medicine & Gerontology (fifth edi.), McGraw-Hill: 2003; p163, p1443-78.
5) Thomas DR, Zdrowski CD, Wilson MM, et al. Malnutrition in subacute care. Am J Clin Nutr 2002; 75: 308-13.
6) Castel H, Shahar D, Harman-Boehm I. Gender differences in factors associated with nutritional status of older medical patients. J Am Coll Nutr 2006; 25(2): 128-34.
7) Kumar A, Zin Z, Bilker W, et al. Late onset minor and major depression: early evidence for common neuroanatomical substrates detected by using MRI. Proc Natl Acad Sci USA 1998; 95: 7654-765.
8) Jensen GL, Mirtallo J, Compher C, et al. Adult starvation and disease-related malnutrition: a proposal for etiology-based diagnosis in the clinical practice setting from the International Consensus Guideline Committee. Clin Nutr 2010; 29(2): 151-3.

E. 認知症・うつ

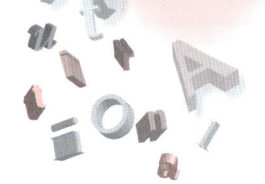

吉田貞夫 YOSHIDA, SADAO

　MNA®は，高齢者のために開発された栄養アセスメントツールとして，認知症やうつ状態の有無についての質問項目が設けられている．これは，他の栄養アセスメントツールには含まれていない独特なもので，MNA®の大きな特長のひとつとされている．

　認知症やうつ状態の有無について問う，このEの質問項目は，Rubensteinらによる精度評価[1]で，感度こそあまり高くなかったが(65.2%)，高い特異度(94.3%)を示した．認知症，うつ状態の認められる高齢者での低栄養の罹患率がきわめて高いことを伺わせる．

　本稿では，認知症やうつ状態がどのようにして低栄養につながるのか，高齢者の栄養アセスメント，栄養ケアで，認知症やうつ状態の評価がなぜ重要なのか，認知症，うつ状態の診断は，本来，経験のある精神科医が行うべきだが，それ以外の職種が栄養アセスメントを行う場合の大まかな見分け方について解説する．

認知症

●認知症と低栄養

　認知症は，高齢者の低栄養の原因のなかでも重要な位置づけにある．フランスの研究によれば，アルツハイマー型認知症の高齢者の25.8%が低栄養またはAt riskと判定され，栄養状態良好だった症例に比較し，その後認知症がさらに進行した症例が多く，介護の必要性も増加していた[2]．

　認知症高齢者では，拒食，異食，偏食などの摂食障害が高頻度に認められる[3]．これらの摂食障害の背景には，食器や食物を認識できない（認知の障害），食べようとしていても，口を開くという行動ができない（失行），食事に集中できない（不穏・徘徊）など，認知症に特異的な問題が複雑に関与している．味覚障害をともなうことも少なくない．また，認知症高齢者の多くは，嚥下機能が低下していることが多い．嚥下機能の低下は，脳血管性認知症のみならず，アルツハイマー型認知症など，あらゆる原因による認知症においても認められる．

●認知症の診断と重症度

　MNA®による栄養アセスメントを行う際，すでに認知症の診断が確定し，病歴などからその重症度も推測できるのであれば，Eの質問項目の点数を確定するのは容易である．しかし，新規症例のアセスメントで，病歴などから判断が困難な場合はどのようにしたらよいのだろうか．

1) 認知症のスクリーニング

　認知症の診断基準としては，米国精神医学会によるDSM-IV TR（**表1**）[4]や，ICD-10などが広く使用されている．しかし，これだけを読んで認知症と診断することは困難で，具体的に，記憶障害や認知機能の障害の有無を確認し（スクリーニング），その重症度を評価するために，さまざまな簡易評価スケールが使用されている（**表2**）[5]．

　MNA®のEの質問項目で，「精神的問題なし（2点）」と判定してよいかどうかの判断に用いるスケールには，おもにつぎの2つがある．

- Mini-Mental State Examination（MMSE）（**表3**）[6]
- 改訂長谷川式簡易知能評価スケール（HDS-R）（**表4**）[7]

これらは，記憶障害や認知機能の障害のスク

表1　DSM-IV TRによる認知症の診断基準

アルツハイマー型認知症

A　多彩な認知欠損の発現で，それは以下の両方により明らかにされる
　(1) 記憶障害（新しい情報を学習したり，以前に学習した情報を想起する能力の障害）
　(2) 以下の認知障害の1つ（またはそれ以上）
　　(a) 失語（言語の障害）
　　(b) 失行（運動機能が損なわれていないにもかかわらず動作を遂行する能力の障害）
　　(c) 失認（感覚機能が損なわれていないにもかかわらず対象を認識または同定できないこと）
　　(d) 実行機能（すなわち，計画を立てる，組織化する，順序立てる，抽象化する）の障害

B　基準A1およびA2の認知欠損は，そのおのおのが，社会的または職業的機能の著しい障害を引き起こし，病前の機能水準からの著しい低下を示す

C　経過は，緩やかな発症と持続的な認知の低下により特徴づけられる

D　基準A1およびA2の認知欠損は，下記のいずれかによるものでもない
　(1) 記憶や認知に進行性の欠損を引き起こす他の中枢神経系疾患（例：脳血管疾患，パーキンソン病，ハンチントン病，硬膜下血腫，正常圧水頭症，脳腫瘍）
　(2) 痴呆を引き起こすことが知られている全身性疾患（例：甲状腺機能低下症，ビタミンB12または葉酸欠乏症，ニコチン酸欠乏症，高カルシウム血症，神経梅毒，HIV感染症）
　(3) 物質誘発性の疾患

E　その欠損はせん妄の経過中にのみ現れるものではない

F　その障害は他の第I軸の疾患（例：大うつ病性障害，精神分裂病）でうまく説明されない

血管性認知症

A　多彩な認知欠損の発現で，それは以下の両方により明らかにされる
　(1) 記憶障害（新しい情報を学習したり，以前に学習した情報を想起する能力の障害）
　(2) 以下の認知障害の1つ（またはそれ以上）
　　(a) 失語（言語の障害）
　　(b) 失行（運動機能が損なわれていないにもかかわらず動作を遂行する能力の障害）
　　(c) 失認（感覚機能が損なわれていないにもかかわらず対象を認識または同定できないこと）
　　(d) 実行機能（すなわち，計画を立てる，組織化する，順序立てる，抽象化する）の障害

B　基準A1およびA2の認知欠損は，そのおのおのが，社会的または職業的機能の著しい障害を引き起こし，病前の機能水準からの著しい低下を示す

C　局在性神経徴候や症状（例：深部腱反射の亢進，伸展性足底反射，偽性球麻痺，歩行異常，一肢の筋力低下），または臨床検査の証拠がその障害に病因的関連を有すると判断される脳血管疾患（例：皮質や皮質下白質を含む多発性梗塞）を示す

D　その欠損はせん妄の経過中にのみ現れるものではない

（文献4より）

リーニングを行うスケールである．MMSEは，30点満点で24点以上は正常，20点未満では，中等度以上の認知機能の低下が考えられる（感度82.8%　特異度93.3%）．わが国で広く使用されているHDS-Rでは，30点満点で20点未満は認知症の疑いと判定する（感度93%，特異度86%）．いずれのスケールも，認知症の重症度判定に使用することは適切でない．

これらのほか，時計の絵を描いてもらい，認知症のスクリーニングを行う，時計描画テスト

表2 認知症の簡易評価スケールとその用途

質問式検査（おもに認知機能評価）	スクリーニング	重症度判定
改訂長谷川式簡易知能評価スケール（HDS-R）	◎	○
Mini-Mental State Examination（MMSE）	◎	－

観察式検査（症状全般・行動評価）	スクリーニング	重症度判定
N式老年者用精神状態尺度（NMスケール）	○	◎
Functional Assessment Staging（FAST）	－	◎
柄澤式老人知能の臨床的判断基準	－	◎
Clinical Dementia Rating（CDR）	－	◎

◎；主たる用途，○；利用可能，－；この目的では利用は不可能

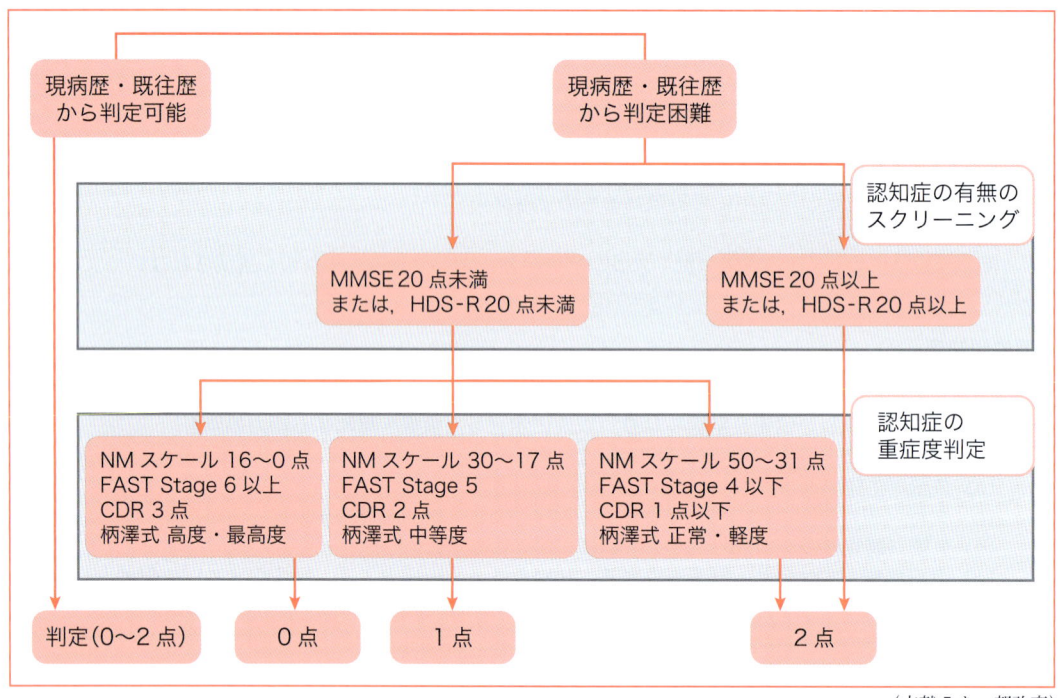

(文献5を一部改変)

(CDT：clock drawing test)[8]という検査法が非常に簡便で，しかも，HDS-RやMMSEとも高い相関を示すことが知られている．

2）認知症の重症度の判定

「強度認知症（0点）」か「中等度認知症（1点）」であるかを区別するためには，認知症の重症度判定に用いられるスケールを使用する必要がある．わが国で使用されているおもな重症度判定スケールは，下記のようなものである．

・N式老年者用精神状態尺度（NMスケール）（**表5**）[9]
・Functional Assessment Staging（FAST）（p.88参照）[10]
・Clinical Dementia Rating（CDR）
・柄澤式老人知能の臨床的判定基準（**表6**）[11]

NMスケールでは，①家事・身辺整理，②関心・意欲・交流，③会話，④記銘・記憶，⑤見当識の5項目の点数の合計から，30～17点

表3 Mini-Mental State Examination（MMSE）

		質問内容	回答	得点
1（5点）		今年は何年ですか	年	
		いまの季節は何ですか		
		今日は何曜日ですか	曜日	
		今日は何月何日ですか	月	
			日	
2（5点）		ここはなに県ですか	県	
		ここはなに市ですか	市	
		ここはなに病院ですか		
		ここは何階ですか	階	
		ここはなに地方ですか（例：関東地方）	地方	
3（3点）		物品名3個（相互に無関係） 検者は物の名前を1秒間に1個ずつ言う，その後，被験者に繰り返させる 正答1個につき1点与える，3個すべて言うまで繰り返す （6回まで） 何回繰り返したかを記せ ＿＿＿＿ 回		
4（5点）		100から順に7を引く（5回まで）		
5（3点）		3で提示した物品名を再度復唱させる		
6（2点）		（時計を見せながら）これは何ですか		
		（鉛筆を見せながら）これは何ですか		
7（1点）		次の文章を繰り返す「みんなで，力を合わせて綱を引きます」		
8（3点）		（3段階の命令） 「右手にこの紙を持ってください」 「それを半分に折りたたんでください」 「机の上に置いてください」		
9（1点）		（次の文章を読んで，その指示に従ってください） 「眼を閉じなさい」		
10（1点）		（なにか文章を書いてください）		
11（1点）		（下記の図形を書いてください）		
			得点合計	

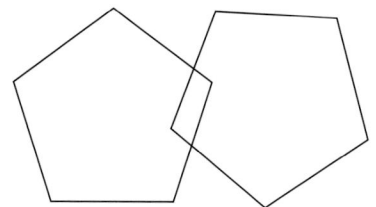

（文献6より）

表4 改訂長谷川式簡易知能評価スケール（HDS-R）

1	お歳はいくつですか？（2年までの誤差は正解）		0 1
2	今日は何年の何月何日ですか？ 何曜日ですか？ （年月日，曜日が正解でそれぞれ1点ずつ）	年	0 1
		月	0 1
		日	0 1
		曜日	0 1
3	私たちがいまいるところはどこですか？ 自発的にでれば2点，5秒おいて，家ですか？ 病院ですか？ 施設ですか？ の中から正しい選択をすれば1点		0 1 2
4	これから言う3つの言葉を言ってみてください．あとでまた聞きますのでよく覚えておいてください． （以下の系列のいずれか1つで，採用した系列に○印をつけておく） 1：a) 桜 b) 猫 c) 電車 2：a) 梅 b) 犬 c) 自動車		0 1 0 1 0 1
5	100から7を順番に引いてください． （100-7は？，それからまた7を引くと？ と質問する．最初の答えが不正解の場合，打ち切る．）	93	0 1
		86	0 1
6	私がこれから言う数字を逆から言ってください．6-8-2，3-5-2-9を逆に言ってもらう．3桁逆唱に失敗したら打ち切る．	(2-8-6)	0 1
		(9-2-5-3)	0 1
7	先ほど覚えてもらった言葉をもう一度言ってみてください． 自発的に回答があれば各2点，もし回答がない場合，以下のヒントを与えて正解であれば1点．		a：0 1 2 b：0 1 2 c：0 1 2
8	これから5つの品物を見せます．それを隠しますのでなにがあったかを言ってください．（時計，鍵，タバコ，ペン，硬貨など必ず相互に無関係なもの）		0 1 2 3 4 5
9	知っている野菜の名前をできるだけ多く言ってください（10個以上）． 答えた野菜の名前を下欄に記入する．途中で，約10秒待っても出ない場合はそこで打ち切る．0～5＝5点 6＝1点 7＝2点 8＝3点 9＝4点 10＝5点		0 1 2 3 4 5
		合計得点	

（文献7より）

は中等度，16～0点は強度の認知症と判定される．寝たきりの高齢者の場合は，③会話，④記銘・記憶，⑤見当識の3項目で評価を行うこともできる．

FASTでは，Stage 5（着衣や入浴が困難となり，家庭内でも日常生活に支障をきたしはじめる）を中等度，Stage 6（排泄などにも支障をきたしはじめる）以上を強度認知症と分類する．

CDRは，記憶，見当識，判断力と問題解決，社会適応，家庭状況，趣味・関心，介護状況の7項目で，それぞれ5段階評価を行い，0点は正常，0.5点は認知症疑い，1点は軽度，2点は中等度，3点は重度認知症と分類する．評価に経験と若干の時間を有するので，精神科医の協力が必要となる．

柄澤式老人知能の臨床的判定基準は，おもに介護の領域で使用されることがあるが，近年徐々に使用されなくなりつつある．

いずれの評価スケールが最適かについては，いまだコンセンサスがなく，統一されていないのが現状である．アセスメントの簡略化のためには，評価者が慣れているスケールを用いるのがよいが，グローバルな研究には，海外でも

表5 N式老年者用精神状態尺度（NMスケール）

	①家事・身辺整理	②関心・意欲・交流	③会話	④記銘・記憶	⑤見当識
0点	不能	無関心 まったく何もしない	呼びかけに無反応	不能	まったくなし
1点	ほとんど不能	周囲に多少関心あり ぼんやりと無為に過ごすことが多い	呼びかけに一応反応するが自ら話すことはない	新しいことはまったく覚えられない 古い記憶が稀にある	ほとんどなし 人物の弁別困難
3点	買い物不能 ごく簡単な家事，整理も不完全	自らはほとんど何もしないが，指示されれば簡単なことはしようとする	ごく簡単な会話のみ可能 つじつまの合わないことが多い	最近の記憶はほとんどない 古い記憶が多少残存 生年月日不確か	失見当識著明 家族と他人との区別は一応できるが誰かは分からない
5点	簡単な買い物も不確か ごく簡単な家事，整理のみ可能	習慣的なことはある程度自らする 気が向けば人に話しかける	簡単な会話は可能であるが，つじつまの合わないことがある	最近の出来事の記憶困難 古い記憶の部分的脱落 生年月日正答	失見当識かなりあり（日時・年齢・場所など不確かか，道に迷う）
7点	簡単な買い物は可能 留守番，複雑な家事，整理は困難	運動・家事・仕事・趣味などを気が向けばする 必要なことは話しかける	話し方はなめらかでないが，簡単な会話は通じる	最近の出来事をよく忘れる 古い記憶はほぼ正常	ときどき場所を間違えることがある
9点	やや不確実だが買い物，留守番，家事などを一応任せられる	やや積極性の低下が見られるがほぼ正常	日常会話はほぼ正常 複雑な会話がやや困難	最近の出来事をときどき忘れる	ときどき日時を間違えることがある
10点	正常	正常	正常	正常	正常

	5項目（①・②・③・④・⑤）で評価	3項目（③・④・⑤）で評価
正常	50〜48点	30〜28点
境界	47〜43点	27〜25点
軽度	42〜31点	24〜19点
中等度	30〜17点	18〜10点
重度	16〜0点	9〜0点

（文献9より）

もっとも広く使用されているMMSEとFAST，CDRによる評価を行うのが確実な選択だと思われる．

うつ状態

● うつ状態と低栄養

うつ状態は，高齢者の食欲低下，意欲低下，活動性の減退の原因となり，低栄養の一因となる．

60歳以上の高齢者の約15%はうつ状態にあり，約5%はうつ病と診断されるともいわれており，その罹患率はきわめて高い．持続する身体的な痛みや，「困ったときに相談できる人がいない」「病気で寝ているときに世話をしてくれる人がいない」といった社会的支援に対する不安が，うつ病発症のリスクを上昇させている

表6 柄澤式老人知能の臨床的判断基準

判定（評価レベル）		日常生活能力	日常会話・意思疎通	具体的例示
0 正常	（−）	社会的，家庭的に自立	普通	活発な知的活動持続
	（±）	同上	同上	通常の社会生活と家庭内活動可能
1 異常衰退	軽度（＋1）	・通常の家庭内での行動はほぼ自立 ・日常生活上，助言や介助は必要ないか，あっても軽度	・ほぼ普通	・社会的なできごとへの興味や関心が乏しい ・話題が乏しく，かぎられている ・同じことをくり返し話す，たずねる ・いままでできた作業（事務・家事・買い物など）にミスまたは能力低下が目立つ
2	中等度（＋2）	・知能低下のため，日常生活が一人ではちょっとおぼつかない ・助言や介助が必要	・簡単な日常会話はどうやら可能	・慣れない状況で場所を間違えたり道に迷う ・同じものを何回も買い込む ・金銭管理や適正な服薬に他人の援助が必要
3	高度（＋3）	・日常生活が一人ではとてもむり ・日常生活の多くに助言や介助が必要，あるいは失敗行為が多く目が離せない	・簡単な日常会話すらおぼつかない ・意思疎通が乏しく困難	・慣れた状況でも場所を間違え道に迷う ・さっき食事したこと，さっき言ったことすら忘れる
4	最高度（＋4）	同上	同上	・自分の名前や出生地すら忘れる ・身近な家族と他人の区別がつかない

（文献11より）

とする研究者もいる[12]．

高齢者では，入院などの環境の変化がきっかけとなり，うつ病を発症する場合がある．入院してきた高齢者が食事を摂取しない場合，まず一度はうつ病の可能性がないか疑ってみる必要がある．

● うつ病の診断

高齢者のうつ病は，「気分がふさぐ」などの精神的な症状ではなく，「体が痛い」「肩が凝る」「疲れが取れない」などの身体的な症状を訴えることが多い．このような病態を，「仮面うつ病」と呼んでいる．うつ病の有無を判定する際には，身体症状にも目を向ける必要がある．

また，高齢者のうつ病は，認知症と似た症状を呈することもあり，「仮性認知症」ともよばれている．この場合には，発症になんらかの精神的・心理的ストレスが関与していることが多く，実際の記憶障害は軽度であるのに，「物忘れがひどい」といった不定愁訴を呈することもある．

高齢者のうつ病の診断は，専門医でも難しい場合がある．その診断には，Geriatric Depression Scale（GDS-15）（**表7**）[13, 14]という評価スケールが広く用いられている（感度71.8%，特異度78.2%）．15の簡単な質問からなっており，数分の問診で評価が可能である．

人工呼吸器装着中や，意思疎通困難などの場合の評価

認知症診断のためのMMSEやHDS-R，うつ病診断のためのGDS-15などの評価は，質

表7　Geriatric Depression Scale（GDS-15）

	項　目	1	0	1か0を記入
1	毎日の生活に満足していますか	いいえ	はい	
2	毎日の活動力や周囲に対する興味が低下したと思いますか	はい	いいえ	
3	生活が空虚だと思いますか	はい	いいえ	
4	毎日が退屈だと思うことが多いですか	はい	いいえ	
5	大抵は機嫌良く過ごすことが多いですか	いいえ	はい	
6	将来の漠然とした不安に駆られることが多いですか	はい	いいえ	
7	多くの場合は自分が幸福だと思いますか	いいえ	はい	
8	自分が無力だなあと思うことが多いですか	はい	いいえ	
9	外出したり何か新しいことをするよりも家にいたいと思いますか	はい	いいえ	
10	なによりもまず，物忘れが気になりますか	はい	いいえ	
11	いま生きていることが素晴らしいと思いますか	いいえ	はい	
12	生きていても仕方がないと思う気持ちになることがありますか	はい	いいえ	
13	自分が活気にあふれていると思いますか	いいえ	はい	
14	希望がないと思うことがありますか	はい	いいえ	
15	周りの人があなたより幸せそうに見えますか	はい	いいえ	

1, 5, 7, 11, 13 には「はい」に0点，「いいえ」に1点を，2, 3, 4, 6, 8, 9, 10, 12, 14, 15 にはその逆を配点し合計する．5点以上がうつ傾向，10点以上がうつ状態とされている．

（文献 13，14 より）

問への返答や，行動の観察などによって行う．したがって，人工呼吸器装着中や，意思疎通困難な症例では，評価が困難な場合がある．こうした場合はどのようにしたらよいのだろうか．

人工呼吸器装着中であっても，うなづきや筆談，コミュニケーションボードなどで返答が可能であれば，評価は可能である．また，認知症の重症度判定などは，人工呼吸器を装着する前の状態を詳しく知る家族からの聞き取りなどを参考にして，評価を行うことも可能である．

身体疾患の影響や鎮静剤の使用などで，通常のような返答が不能な場合は，認知症やうつ病の診断は困難である．人工呼吸器装着患者の精神疾患を研究した文献には，そのような場合，DSM-IV TR などに沿って，せん妄，あるいは，意識障害・昏睡などと判定し，うつ病の診断から除外している例もある[15]．こうした場合，MNA®のEの質問項目に関しては，「精神的問題なし（2点）」と判定するのもやむを得ないと思われる．

意思疎通困難な症例では，それまでの病歴などを参照するか，以前の状態を詳しく知る家族からの聞き取りなどを参考にして評価を行う．意思疎通困難となる以前に，短期記憶の障害や，失見当識，着衣や家事，買い物などの行動に著しい障害が認められたとすれば，現在の意思疎通の原因は認知症による可能性がきわめて高く，「強度認知症（0点）」と判定しても差し支えないと思われる．

文 献

1) Rubenstein LZ, Harker J, Guigoz Y, Vellas B. Comprehensive geriatric assessment (CGA) and the MNA: An overview of CGA, nutritional assessment, and development of a shortened version of the MNA. Nestle Nutr. Workshop Ser. Clin. Perform. Programme 1999; 1: 101-16.
2) Vellas B, Lauque S, Gillette-Guyonnet S, et al. Impact of nutritional status on the evolution of Alzheimer's disease and on response to acetylcholinesterase inhibitor treatment. J Nutr Health Aging 2005; 9(2):75-80.
3) Kindell, J.（金子芳洋，訳）．認知症と食べる障害 食の評価・食の実践：医歯薬出版；2005.
4) 米国精神医学会（高橋三郎，大野 裕，染矢俊幸，ほか，訳）．DSM-IV TR 精神疾患の分類と診断の手引き：医学書院；2002.
5) 小林 充．痴呆の臨床指標〜神経心理的検査による早期診断．老年精神医学雑誌 1998；9：477-82.
6) 森 悦郎，三谷洋子，山鳥 重．神経疾患患者における日本語版 Mini-Mental State テストの有用性．神経心理学 1985；1：82-9.
7) 加藤伸司，下垣光，小野寺敦志，ほか．改訂長谷川式簡易知能評価スケール（HDS-R）の作成．老年精神医学雑誌 1991；2：1339-47.
8) 河野和彦, 山本隆一，井口昭久，ほか．痴呆患者に対する The Clock Drawing Test の新しい採点法とその有用性について．老化と疾患 1994；7：91-101.
9) 小林敏子，播口之朗，西村 健，ほか．行動観察による痴呆患者の精神状態評価尺度（NM スケール）および日常生活動作能力評価尺度（N-ADL）の作成．臨床精神医学 1988；17：1653-68.
10) 本間 昭．Functional Assessment Staging (FAST)．日本臨床 2003；61(9)：125-8.
11) 柄澤昭秀．行動評価による老人知能の臨床的判定基準．老年期痴呆 1989；3：81-85.
12) Koizumi Y, Awata S, Kuriyama S, et al. Association between social support and depression status in the elderly: results of a 1-year community-based prospective cohort study in Japan. Psychiatry Clin Neurosci 2005; 59: 563-9.
13) Marc LG, Raue PJ, Bruce ML. Screening performance of the 15-item geriatric depression scale in a diverse elderly home care population. Am J Geriatr Psychiatry 2008; 16: 914-21.
14) 鳥羽研二，監修．高齢者総合的機能評価ガイドライン：厚生科学研究所；2003.
15) Jubran A, Lawm G, Kelly J, et al. Depressive disorders during weaning from prolonged mechanical ventilation. Intensive Care Med 2010; 36: 828-35.

認知症の重症度はどう判断すればよいのか

項目Eでは認知症の重症度を問うている．認知症の重症度の明確な定義はないと思われるが，現在いくつかの認知症の重症度を分類する評価法が存在する．わが国独自のものとしては，1）柄澤式老人知能の臨床的判定基準と 2）厚生労働省の「認知症高齢者の日常生活自立度判定基準」がある．重症度判定は，患者本人の日常生活上の行動を観察することによって行われ，患者の協力が得られない状況においても臨床症状を全般的に評価することにより重症度を判定することができる．したがって，評価者は同居している家族や介護人から情報を入手し評価する．

p.84 に柄澤式老人知能の臨床的判定基準が示されている．日常生活における言動や態度，作業遂行能力などから判定する．評価は「日常生活能力」「日常会話・意思疎通」「具体的例示」を参考にし，正常状態（0）から最高度（+4）までの5段階で評価される．能力低下は重いほうを重視して判定する．項目Eの設問内にある「強度の認知症」はこの柄澤式では「高度（+3）」ならびに「最高度（+4）」，「中程度の認知症」は「中等度（+2）」相当と思われる．

一方，厚生労働省の「認知症高齢者の日常生活自立度判定基準」では大きく5段階（I/II/III/IV/M）に評価され，とくに軽度，中等度，重度の基準はないが，柄澤式と比較することにより，私見としては，「I」は軽度，「II」は中程度，「III/IV/M」であると強度と判断できるかもしれない．世界的には 1) アルツハイマー病の機能評価ステージ（FAST），2）臨床認知症基準（CDR）などがある．一方，Mini-Mental State Examination（MMSE）や改訂長谷川式簡易知能評価スケール（Hasegawa's Dementia Scale Revised：HDS-R）は基本的にはスクリーニング・ツールであり，重症度を判定するものではない．

MNA® のオリジナルのガイドには認知症の重症度の基準の記載がなく，上記の内容はあくまでも目安と考えていただきたいことを付記する．

（葛谷雅文）

うつ状態かどうかの判断に迷ったら

精神科医あるいは内科医によって，うつ病の診断はなされていないが，食欲の低下などの原因が，うつ病であることが疑われる事例も時折見受けられる．そのような事例でも，うつ状態，うつ病を見逃さず，適切なアセスメントを行うことが，低栄養の早期発見，栄養状態改善にはとても大切である．

次の15の質問（表）のうち，5つ以上にあてはまればうつ傾向，10以上にあてはまればうつ病の可能性が高いと考えられるので，質問項目E神経・精神的問題は0点として差しつかえない．

これら15の質問は，高齢者うつスケール（GDS-15）の質問を一部改変したものである[※]．GDS-15は，うつ病のスクリーニングを行うための診断ツールで，国際的に広く用いられる．この質問の精度は，5点以上でうつ傾向，またはうつ病と判定した場合，ICD-10による診断と比較して，感度92.7％，特異度65.2％であった．

（吉田貞夫）

※：GDS-15ではYesで答えた場合に配点する質問とNoで答えた場合に配点する質問が混在し，採点が煩雑と思われたため，右表では，すべてYesで答える質問に修正した．

文献

Almeida OP, Almeida SA. Short versions of the geriatric depression scale: a study of their validity for the diagnosis of a major depressive episode according to ICD-10 and DSM-IV. Int J Geriatr Psychiatry 1999; 14(10): 858-65.

表　うつが疑われたときに行う質問（GDS-15）

1. 人生にあまり満足していませんか？
2. 毎日の活動や周囲に対する興味が減りましたか？
3. 人生は空しいと感じていますか？
4. 毎日が退屈ですか？
5. 機嫌がよくないことが多いですか？
6. なにか悪いことが起こるのではと心配ですか？
7. 幸せだと感じることはほとんどありませんか？
8. 無力であると感じますか？
9. 外出したり，新しいことをするよりも，家にいたいですか？
10. 物忘れが多くなったと思いますか？
11. 生きていることはそれほど素晴らしいと感じないですか？
12. 生きていてもしかたないと感じますか？
13. 活気がないですか？
14. 絶望的だと思うことがありますか？
15. たいていの人は，あなたより幸せだと思いますか？

認知症の進行度と評価の重要性
―FAST（Functional Assessment Staging）―

筆者は「認知症看護認定看護師」という資格の取得者として老人保健施設で勤務をしている。高齢者の認知症の確定診断の有無を問わず、スケールを利用し重症度を評価する。認知症は慢性進行性の難病である。アルツハイマー型認知症は、健忘を主症状としてはじまる代表的な認知症である。

疾患の経過は、進行に応じて、初期・中期・後期とほぼ3段階に分けることができる。その重症度の判定にはADL（activities of daily living：日常生活動作能力）の障害の程度と知的能力の程度が目安となる。

初期は、近時記憶の障害が目立ってくる時期で、時間的な見当識障害や自発性の低下などをともなう。新しく体験したことや情報を記憶しておくことがむずかしくなる。

中期は、自己および社会における古い情報に関する記憶（遠隔記憶）が障害される。時間だけでなく場所に関する見当識障害も現れ、外出して家に帰ってくることができなくなったり、自宅にいても他人の家にいると思い込んだりする。判断力も低下し、日常の生活でも買い物・料理など判断を要する事柄からむずかしくなってくる。着衣・摂食・排泄などきわめて基本的な事柄でも介護が必要になってくる。行動面では、多動や徘徊がみられたり、常同行為がみられたりする。失語・失行・失認などの神経心理学的症状なども認められる。BPSD（Behavioral and Psychological Symptoms of Dementia：認知症の行動と心理症状＝周辺症状）がみられるのもこの時期である。

後期に至ると記憶障害は著しくなり、自分の配偶者・両親・兄弟の名前も忘れたりする。人物に関する見当識障害も現れ、目の前の家族に対して「誰ですか」と尋ねたりする。着衣・摂食・排泄などきわめて基本的な事柄にも常時介護が必要となる。多動や徘徊、常同行為もみられるが、障害が高度になるにつれて活動性も減少し、多動や徘徊、常同行為は減ってくる。同時に疎通性も減少し、意味不明の発語や仕草を行ったりするのみとなる。最終的には、寝たきりとなり嚥下障害なども起こりやすくなり誤嚥性肺炎となる事例が多い。

以上は経過を3段階に分けたものであるが、より詳細に7段階に分けたFAST（Functional Assessment Staging）とよばれる段階表がよく用いられるので、参考までに以下にあげる。

FASTとは

FASTはADLを総合的に評価し、ADLの障害を基準とし、尺度がより詳細で、客観的にアルツハイマー型認知症の段階を表していることからよく使用されている。正常老化を含めて全部で7段階ある。従来の評価表では、記載が十分でなかった境界状態、および軽度認知症、また高度認知症についても臨床的特徴が比較的詳細に病状の進行に応じた具体例が示してある。

●認知症初期

物忘れや知的能力の低下のみで、生理的老化と区別しにくい時期である。FASTでは、「2. 非常に軽度の認知機能の低下」～「3. 軽度の認知機能の低下」にあたる。そのうち物忘れはゆっくり進行するため、物忘れの自覚が薄い。そのためよく探し物をし、「ものがなくなった」「いつものところにない」「盗った」という騒ぎが起こりがちになる。それでも慣れた日常生活は自立できている。

●認知症中期

FASTでは「4. 中等度の認知機能の低下」～「5. やや重度の認知機能の低下」に相当する。物忘れはさらに進み瞬間的な事柄しかわからなくなる。季節の見当がなくなる。過去の記憶は比較的保たれるために現在を過去と混同したりする。すでに亡くなっている両親が生きているような言動が現れることもある。「実家へ帰る」「会社へ行く」と徘徊、外出が問題となるのもこのころ

表1　Functional Assessment Station（FAST）

FAST stage	臨床診断	FASTにおける特徴	臨床的特徴
1. 認知機能の障害なし	正常	主観的および客観的機能低下は認められない	5～10年前と比較して職業あるいは社会生活上，主観的および客観的にも変化は全く認められず支障を来すこともない．
2. 非常に軽度の認知機能の低下	年齢相応	物の置き忘れを訴える．喚語困難．	名前や物の場所，約束を忘れたりすることがあるが年齢相応の変化であり，親しい友人や同僚にも通常は気がつかれない．複雑な仕事を遂行したり，込み入った社会生活に適応していくうえで支障はない．多くの場合正常な老化以外の状態は認められない．
3. 軽度の認知機能低下	境界状態	熟練を要する仕事の場面では機能低下が同僚によって認められる．新しい場所に旅行することは困難．	初めて，重要な約束を忘れてしまうことがある．初めての土地への旅行のような複雑な作業を遂行する場合には機能低下が明らかになる．買い物や家計の管理あるいはよく知っている場所への旅行など日常行っている作業をするうえでは支障はない．熟練を要する職業や社会的活動から退職してしまうこともあるが，その後の日常生活の中では障害は明らかとはならず，臨床的には軽微である．
4. 中等度の認知機能低下	軽度のアルツハイマー型	夕食に客を招く段取りをつけたり，家計を管理したり，買い物をしたりする程度の仕事でも支障を来す．	買い物で必要なものを必要な量だけ買うことができない．誰かがついていないと買い物の勘定を正しく払うことができない．自分で洋服を選んで着たり，入浴したり，行き慣れている所へ行ったりすることには支障はないために日常生活では介助を要しないが，社会生活では支障を来すことがある．単身でアパート生活している老人の場合，家賃の額で大家とトラブルを起こすようなことがある．
5. やや高度の認知機能低下	中等度のアルツハイマー型	介助なしでは適切な洋服を選んで着ることができない．入浴させるときにもなんとかなだめすかして説得することが必要なこともある．	家庭での日常生活でも自立できない．買い物をひとりですることはできない．季節にあった洋服を選んだりすることができないために介助が必要となる．明らかに釣り合いがとれていない組合せで服を着たりし，適切に洋服を選べない．毎日の入浴を忘れることもある．なだめすかして入浴させなければならないにしても，自分で体をきちんと洗うことはできるし，お湯の調節もできる．自動車を適切かつ安全に運転できなくなり，不適切にスピードを上げたり下げたり，また信号を無視したりする．無事故だった人が初めて事故を起こすこともある．きちんと服が揃えてあれば適切に着ることはできる．大声をあげたりするような感情障害や多動，睡眠障害によって家庭で不適応を起こし医師による治療的かかわりがしばしば必要になる．
6. 高度の認知機能低下	やや高度のアルツハイマー型	(a) 不適切な着衣	寝巻の上に普段着を重ねて着てしまう．靴紐が結べなかったり，ボタンを掛けられなかったり，ネクタイをきちんと結べなかったり，左右間違えずに靴をはけなかったりする．着衣も介助が必要になる．
		(b) 入浴に介助を要す入浴を嫌がる	お湯の温度や量を調節できなくなり，体もうまく洗えなくなる．浴槽に入ったり出たりすることもできにくくなり，風呂から出た後もきちんと体を拭くことができない．このような障害に先行して風呂に入りたがらない，嫌がるという行動がみられることもある．

(つづき)

FAST stage	臨床診断	FASTにおける特徴	臨床的特徴
6. 高度の認知機能低下	やや高度のアルツハイマー型	(c) トイレの水を流せなくなる	用を済ませた後,水を流すのを忘れたり,きちんと拭くのを忘れる.あるいは済ませた後,服をきちんと直せなかったりする.
		(d) 尿失禁	時に(c)の段階と同時に起こるが,これらの段階の間には数カ月間の間隔があることが多い.この時期に起こる尿失禁は尿路感染やほかの生殖泌尿器系の障害がよく起こる.この時期の尿失禁は適切な排泄行動を行ううえでの認知機能の低下によって起こる.
		(e) 便失禁	この時期の障害は(c)や(d)の段階でみられることもあるが,通常は一時的にしろ別々にみられることが多い.焦燥や明らかな精神病様症状のために医療施設を受診することも多い.攻撃的行為や失禁のために施設入所が考慮されることが多い.
7. 非常に高度の認知機能低下	高度のアルツハイマー型	(a) 最大限約6語に限定された言語機能の低下	語彙と言語能力の貧困化はAlzheimer型認知症の特徴であるが,発語量の減少と話し言葉のとぎれがしばしば認められる.更に進行すると完全な文章を話す能力は次第に失われる.失禁がみられるようになると,話し言葉は幾つかの単語あるいは短い文節に限られ,語彙は2,3の単語のみに限られてしまう.
		(b) 理解し得る語彙はただ1つの単語となる	最後に残される単語には個人差があり,ある患者では"はい"という言葉が肯定と否定の両方の意志を示すときもあり,逆に"いいえ"という返事が両方の意味をもつこともある.病期が進行するに従ってこのようなただ1つの言葉も失われてしまう.一見,言葉が完全に失われてしまったと思われてから数カ月後に突然最後に残されていた単語を一時的に発語することがあるが,理解し得る話し言葉が失われた後は叫び声や意味不明のぶつぶつ言う声のみとなる.
		(c) 歩行能力の喪失	歩行障害が出現する.ゆっくりとした小刻みの歩行となり階段の上り下りに介助を要するようになる.歩行できなくなる時期は個人差はあるが,次第に歩行がゆっくりとなり,歩幅が小さくなっていく場合もあり,歩くときに前方あるいは後方や側方に傾いたりする.寝たきりとなって数カ月すると拘縮が出現する.
		(d) 着座能力の喪失	寝たきり状態であってもはじめのうち介助なしで椅子に座っていることは可能である.しかし,次第に介助なしで椅子に座っていることもできなくなる.この時期ではまだ笑ったり,噛んだり,握ることはできる.
		(e) 笑う能力の喪失	この時期では刺激に対して眼球をゆっくり動かすことは可能である.多くの患者では把握反射は嚥下運動とともに保たれる.
		(f) 昏迷および昏睡	Alzheimer型認知症の末期ともいえるこの時期は本疾患に付随する代謝機能の低下と関連する.

(日本臨床61巻 増刊号9:2003)

からである．日常生活面では，季節に合った衣服が選べず，前後ろの区別がつかなくなるなど，着方も変化する．自分の生年月日はいえても，現在の年齢が答えられない人が多い．家電製品の扱い，家事動作ができなくなる．「買い物へ行く」「銀行へ行く」「切符を買う」「入浴する」といった動作が次第にできなくなっていく時期でもある．

● 後期から末期

FASTでは「6．重度の認知機能低下」〜「7．非常に重度の認知機能低下」に相当する．脳萎縮がさらに進行する結果，記憶されていた言葉の数と意味が失われて話が通じなくなり疎通性の低下をきたす．食事にも集中できず，介助が必要となる．動作，歩行が緩慢となり，姿勢が前傾する，また左右どちらかに傾くことがある．排尿の失敗，トイレ以外のところでの放尿が始まり，尿失禁や便失禁が増えていく．やがては立位や座位が保てなくなり，寝たきりが続くと上下肢の関節が固く屈曲していく．

嚥下障害も現れ，栄養不良と誤嚥性肺炎の危険が高まる．以上のように，軽度認知症については日常生活における行動の変化が重要な指標となる．しかし，これらの変化は必ずしも本人や家族によって訴えられる症状ではないことが多い．そのため，病歴を聴取する際に想定しうる症状を1つひとつ本人，家族に聞きながら確かめる必要がある．

FASTの特徴

FASTの1つめの特徴は境界状態あるいは軽度認知症の場合など，基本的には職業を含む社会生活でなんらかの支障が認められることであり，FASTに記載されているような具体的な行動変化の例が詳細に示されていることである．

FASTの2つめの特徴は，この評価表を用いて追跡調査研究を行い，それぞれの段階についておおよその期間および予後が示してあることである．認知症の程度が進むにしたがって各段階の期間は短くなるが，軽度の認知機能低下，つまり境界状態ではおよそ7年であり，中等度の認知機能低下，つまり軽度の認知症でほぼ2年間ということになる．個人差があるので一概にはいえない．

3つめの特徴は，各段階の認知機能低下を示す症例の鑑別診断を行ううえで役に立つことである．たとえば，職場では問題がないにもかかわらず，家計の管理ができない場合では，失計算を巣症状として示す限局性の脳病変，あるいは仮性認知症を示すうつ病などの疾患が考慮される．このように認知症の経過が，この評価表で示されている経過と著しく異なる場合にも，アルツハイマー型認知症以外の疾患を疑う必要がある．そこで，筆者はこの評価表を好んで使用している．当施設で，管理栄養士からみた認知症の重症度と看護師からみた認知症の重症度では違いがあるという結果を得た．

おわりに

これまで，栄養士は対象者と向きあい，漠然と自分の感性だけで評価をしていた．スケールを使っての評価とは，軽度から中度にかけて食い違いが多かった．それは視点が対象者の言語力を重視していたからである．評価の視点や観察の力量なども関係するが，何の目的で使用するのかによってもスケールの選択が必要で，誰でも簡単に評価でき，その結果に誤差が出ない，プロトコルが行えるようなスケールがいちばんよいと考える．今後スケールの検討を栄養士とともに行いながら，認知症と栄養の関係において新たな真実を見出すことができるであろう．

（別府恵子）

文　献

1) 日本認知症ケア学会，編．認知症ケアの基礎：ワールドプランニング；2007．
2) 日本老年精神医学会，編．改訂・老年精神医学講座；各論：ワールドプランニング；2004．
3) 大塚俊男，本間　昭，監修．高齢者のための知的機能検査の手引き：ワールドプランニング；1991．
4) Reisberg B. Functional assessment staging (FAST). Psychopharmacol Bull 1988; 24(4): 653-9.

F. BMI・CC

雨海照祥 AMAGAI, TERUYOSHI

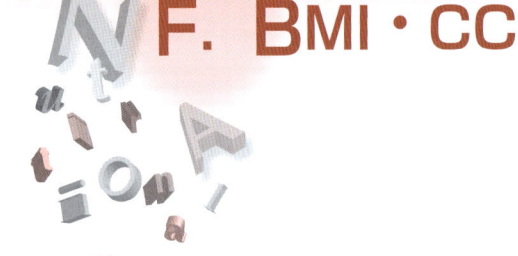

低 BMI で減少する体組成はなにか？

MNA®のおもな目的は，「低栄養（症候群）の早期発見」である．したがってMNA®のおもな対象は高BMIよりも，低BMIと考えてよい．

● 低 BMI で減少する身体指標 ——減少するのは身長か，体重か

低BMIの高齢者は，短期間（1，2週間）〜中期間（1，2カ月）において，BMIの構成要素である身長か体重のどちらが減少するのだろうか．

例外的な状況（例：両足の骨折，脊椎の圧迫骨折など）を除けば，身長の変化は無視できる．したがって低BMIの変化，とくにBMIの低下は体重減少と同義と考えてよい．

● 短・中期間での体重減少で，減少する体組成はなにか

体重を構成成分で分析すると，

「体重＝脂肪量（FM）＋除脂肪量（FFM）」
　　　　　　　　　　　　　　　　…式①

となる．この等式を組織の観点から置き換えると，

「体重＝脂肪（組織：FM）＋骨格筋＋ミネラル＋その他の組織」　　　…式②

である．ここで「その他の組織」には，臓器や皮膚，血液などが含まれる．

そもそもMNA®のおもな対象となるのは，低BMI，低体重の高齢者であり，彼らの体組成のうち脂肪量は高BMIなどの高齢者に比べて多くない．したがって体重減少で減少する体組成は脂肪組織以外と考えられる．

つまり，低BMIにおける短〜中期間に体重減少で減少する組織は，骨格筋，ミネラル，その他の組織のうちのどれかということになる．まず生体内のミネラルの減少の有無を検討する．

ミネラルの体内総量および体重減少時の体重減少におけるミネラル減少量の寄与率

ミネラルの存在部位は，骨と骨以外の2つのコンパートメントに分けて考えることができる．

● 骨のミネラル

ミネラルのうちとくにCaに注目すると，生体内の総量は1.0 kgといわれる．そのうち99%は骨に存在する[1]．

さらにCa以外のミネラルも含め，体重70 kgで骨に含まれるミネラルの総量は2.7 kg[1]（体重50 kgでは2 kg）と考えられる．骨のミネラルは50%がCa（1,000 g），その他のミネラルが50%を占めることが知られている．

低栄養症候群にともなう骨粗鬆症での骨重量・骨密度の低下は，骨粗鬆症の診断根拠が"骨塩量が健康人の70%未満"であることより，1,000 gの70%，すなわち700 g以上のCaが減少していることになる．したがってCa 700 gの減少は，体重減少に関与する可能性はある．しかし骨粗鬆症における骨塩量の減少には年余を要する．すなわち短〜中期間での体重減少の変化での骨塩量の変化は関与しないと考えてよい*．

● 骨以外に含まれるミネラル

　骨以外に含まれるCaは，おもに脂肪組織など軟部組織であり400ｇ存在するといわれる．すなわちミネラルのうちとくにCaに注目すれば，部位比は骨以外が2.5：1であるから，1,000ｇ：400ｇ，すなわち骨以外に存在するCaは400ｇとなる．したがってCaの存在比は骨／骨以外＝ 2.7となる．

　低BMIでの体重減少時において，骨以外のミネラルの総量の少なさからみても，その程度の減少量の影響は骨同様に小さいと考えてよい．したがって骨以外に存在するミネラルの減少も，低BMIにおける体重減少における影響は小さいと考えてよい．

● 蛋白質の減少

　体蛋白は存在部位により，血漿蛋白質（アルブミン，グロブリンなど），臓器蛋白質（肝臓，腎臓などの臓器を構成する．心筋で構成される心臓の蛋白もこの臓器蛋白に含まれる）および骨格筋を構成する骨格筋蛋白の3種類に分類される．

　このうち，低栄養症候群で減少する体構成成分は，血漿および骨格筋に含まれる蛋白質である．一方，臓器蛋白の総量は低栄養症候群でも減少しない．

　低栄養症候群で減少する血漿および骨格筋蛋白を比較すると，骨格筋に比して血漿蛋白質は1％未満であり，変化量の観点から血漿蛋白の重量は無視できる．

　以上より，低栄養症候群における体重減少においては，体蛋白の減少は骨格筋の減少と同義とみなすことができ，低栄養症候群における骨格筋の減少はすなわち"サルコペニア"と同義といえる．

● 水分の減少

　低BMIの原因を，前出の式②においてミネラル以外で大きく減少する水分を考える．体内の水分分布は，細胞内（液），細胞外（細胞間液および血漿）に分けられる．

　体重減少において，体組成のコンパートメントの2つのうち1つである水分について，(1)どの分布の水分が優先的に減少するのか，あるいは(2)すべてのコンパートメントの水分も同じ割合（％）で減少するのか，について考える．

　結論からいえば，高齢者に限らず脱水症においては，(2)すなわち「すべてのコンパートメントの水分がほぼ同じ割合」で減少する．

　ここで，細胞内水分と細胞外水分のうち，とくに細胞内の水分に注目する．

● 細胞内液の意義

　細胞内水分の存在意義は，水分のなかで営まれる物質代謝である．とくにTCAサイクルで代表されるエネルギー代謝を営む場である水分が減少すると，その結果エネルギー代謝が低下し，細胞機能が低下，ついには細胞が死滅する．

　すなわち脱水症は，細胞数を減少させる．骨格筋の代謝回転速度が0.1％／日とすると，この割合で骨格筋の合成が障害されるため，その結果骨格筋が減少する．これはすなわちサルコペニアが発症することを意味する．したがって脱水症とサルコペニアとは，同時に並行して進行する病態と考えてよいことがわかる．

体重減少時の脱水症とサルコペニアの診断項目としてのCC

　MNA®の6項目において，BMIの代替項目である項目F2のふくらはぎの周囲長（CC）こそが，脱水症およびサルコペニアのチェック

＊Caは血清中のミネラル，とくにCa，Pが基準範囲を下回ったとき，ビタミンDやカルシトニンなどのホルモンが正常に機能する限り，消化管粘膜上皮細胞での吸収および尿細管での再吸収も効率を高める．一方，骨からの動員作用により血清中イオン濃度の調整を図る．したがって，骨のミネラルと血清中のイオンとは相互に変換されうるため，当然ながらそれぞれが単独で変化しているわけではない．

リストなのである.

●体組成からみたCC減少の意味

CC測定部位であるふくらはぎの断面をみると，体組成別に(1)骨（腓骨，脛骨），(2)骨格筋（腓腹筋，ひらめ筋，前脛骨筋など），(3)脂肪組織（皮下脂肪，筋内脂肪），の3つのコンパートメントに分けられる.

●CC測定部位でのふくらはぎ断面の3コンパートメントの割合

CC測定部位，すなわちCCが最大となる部位の断面積における3コンパートメントの割合は，一般に「骨格筋≫骨＞脂肪組織」の順とされる.

実際にこれら3コンパートメントの全断面積に占める骨格筋の割合（％）を知る目的で，A（筆者自身）の右下腿（図1）のCT（図2）からそれらを算出してみた．その結果，骨格筋＝85％，骨＝10％（骨組織＝8％，骨髄＝2％），脂肪組織＝5％であった．すなわちふくらはぎにおける骨格筋の断面積は85％であった.

●体組成の加齢変化の2つの検討方法

骨格筋と脂肪組織とはそれぞれ30歳から1年に1％ずつ，骨格筋は減少し，脂肪組織は増加する，とされる.

加齢による体組成の変化の検討方法には，少なくとも2つの方法がある．すなわち，(1) その年齢での断面積における割合（％），(2) ある基準となる年齢での値（％）との比較，である.

(1)の方法では，その年齢での全コンパートメントの合計が100％になるように換算する．74歳時の骨格筋は全体の81％であり，全体としての減少はわずかに2％であり，脂肪は＋1.1％となる（表1のΔ54骨格筋および脂肪1の変化率の欄参照）.

一方，(2)の方法では，54歳時を基準にして1年に1％ずつ変化するとして，74歳時での骨格筋は－7.7％，脂肪組織は＋0.55％の変化と予想される（表1のΔ54骨格筋2，脂肪2の変化率の欄参照）.

加齢による体組成の変化とくに全体に占める割合の大きい骨格筋の変化は，その年齢の全断面積における％で示した．その結果，全断面積が減少するため，見かけ上小さくなってしまった.

したがって加齢による体組成の変化率は，基準となる値（Aの54歳時の値）との差で比較をすべきであろう（表1のΔ54骨格筋2，Δ54脂肪2の変化率の欄参照）.

CCにおける骨（腓骨，脛骨）の断面積と骨塩量の比較検討

MNA®-SFにおいてCCが低値，すなわち

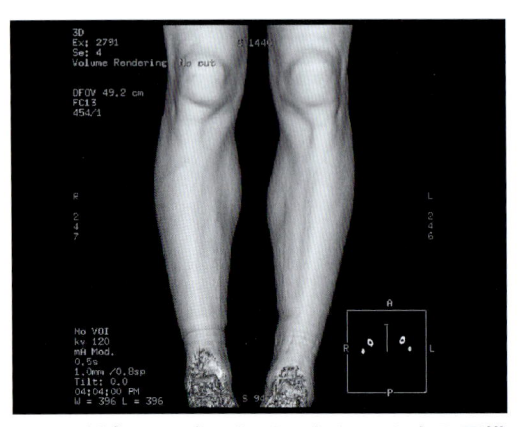

図1 対象Aの右下腿CTからの3次元再構築像

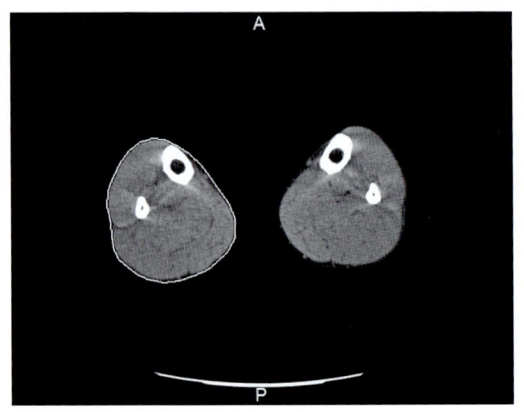

図2 対象Aのふくらはぎ（両側）のCT断面像

表1　ふくらはぎの体組成の加齢変化

体組成の断面積（％）	54歳	64歳	74歳	84歳
骨格筋1	85	83.152	81.095	78.816
Δ54　骨格筋1の変化率		1.848	2.057	2.280
骨格筋2	85	76.5	68.85	61.965
Δ54　骨格筋2の変化率		8.5	7.65	6.885
骨	8	8	8	8
脂肪1	5	5.978	7.126	8.465
Δ54　脂肪1の変化率		0.978	1.148	1.339
脂肪2	5	5.5	6.05	6.655
Δ54　脂肪2の変化率		0.5	0.55	0.605
骨髄	2	2	2	2
合計1	100	92	84.9	78.62
Δ54（54歳時との差）	100	8	15.1	21.38

Δ54：各体組成における54歳時の値に対するその後10年ごとの値との比（％）

31cm未満の場合，おもに低CCにおいて計測されるのは骨格筋の断面積（CSA）である．つぎに，このCSAがはたして高齢者で認められる骨粗鬆症の指標である骨塩量（BD）の影響を含んでいないのか確認する必要がある．

全身の骨のなかで減少率は脛骨がもっとも大きいとされる[2]．また一般に，加齢にともなう骨の量的変化は骨塩量であり，成人期に比して高齢者では男性で18％，女性で25％減少し，男女間での減少率には有意差がある[2]．

すなわち高齢者の骨粗鬆症の指標としては，脛骨の骨密度がよいといえる．その変化率は，変化率の小さい男性でも18％，女性においては25％に達する[2]．

一方，Aの骨の断面積は全体の8％とし，仮に全体の断面積に占める割合は変わらないと仮定した．しかしその間も骨密度は低下し続ける．したがって本来であれば，骨の断面積も骨密度と同様に18％減少するため，全断面積からみれば骨の断面積も $8 \times 0.18 = 14.4\%$ だけ減少する，とすべきかもしれない．

ここで，ふくらはぎの骨周囲にある骨格筋断面積（CDA）の20年間の変化率をみてみると18％であった（表1，Δ骨格筋2の欄）．以上より，骨密度の変化量（率）14％，骨格筋の変化率18％であり，両者の変化率の差はわずかに4％でほぼ同じと考えて差し支えないことがわかった．

したがってCCの計測により，間接的にではあるものの，ふくらはぎの骨格筋量の減少を知ることができ，同時に骨密度の減少量をも間接的に推測できる可能性が示唆された．

骨と筋肉とは物理的に接しているだけでなく，運動機能の面からもきわめて密接な関係にあるため，両者の量的変化にも密接な関係があると考えることができよう**．

すなわちCC計測にあたっては，その値から

＊＊これを本稿では仮に「骨―筋肉単位」（Bone-skeletal Muscle unit：BM Unit）と考える．

骨格筋の量の変化ばかりか，骨塩量の変化をも念頭に置くことができることがわかった．

ふくらはぎの断面積からみたCCの意義

断面積の加齢変化の差を比較検討した結果からわかるように，ふくらはぎの断面積の指標としてのCCは，骨格筋の指標であることがわかる．

●骨格筋量の変化の指標として，ふくらはぎが最適か

MNA®-SFのおもな目的である低栄養の早期発見のためには，全身の骨格筋量の変化をみるべきであろう．しかし実際には，全身の骨格筋量を計測するのは現実的に無理である．

そこでCCで検証したように，四肢の周囲長はその部位の骨格筋量の指標となることを利用して，四肢のどの部位の周囲長がもっとも全身の骨格筋量の指標として信頼性が高いのか，の検討が必要である．

そこで実際にこの検証を行った結果，上腕またはふくらはぎの周囲長が，全骨格筋量と高い相関があることが証明されている[3]．すなわち，上腕およびCCのいずれも，全身の骨格筋量の指標として有用であることがわかった．

●上腕周囲長とCCのいずれがアウトカム指標として最適か

ではMACとCCのいずれがよいか．その結果は，すでにMACに比してCCの精度の高さで証明されている．ではなぜMACよりもCCが，高齢者のアウトカム指標としてMACよりも精度が高いのか．

CCは，ふくらはぎの断面図が示すように，腓腹筋，ひらめ筋など，膝の屈曲，足の底屈など，歩行運動に必須の筋肉群の集合体である．

一方，MACは肘の屈曲や手首の屈曲運動に関与する上腕二頭筋などの筋肉群である．

MACとCCの主体である筋肉の機能を比較してわかるように，CCは移動性の指標でもあるため，寝たきりではCCが低値となる．すなわちMNA®-SFに含まれるCCは，質問Cの移動性と密接に関連していることが，CCが高齢者のアウトカム指標としての精度が高い理由と考えられる．

文　献

1) Roche AF, Heymsfield SB, Lohman TG. Human body composition: Human Kinetics; 1996. p119.
2) Riggs BL, Melton Lii LJ 3rd, Robb RA. et al. Population-based study of age and sex differences in bone volumetric density, size, geometry, and structure at different skeletal sites. J Bone Miner Res 2004; 19(12) : 1945-54.
3) Heymsfield SB, Martin-Ngyuen A, Fong TM, et al. Body circumferences: clinical implications emerging from a new geometric model. Nutr Metab (Lond) 2008; 5: 24.

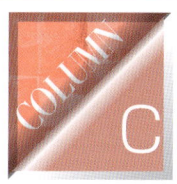

CCメジャーのデザイン

はじめに

　低栄養状態の高齢者を早期に発見し，適切な栄養ケアを行うことにより，ADLを向上させ寝たきりの回避へと導くことができる．しかし，そのためには介入の必要性を判断するための客観的な栄養状態アセスメントが必要である．

　その具体的方法としてMNA®-SFがあり，BMIとの関連が高い簡便な測定指標として下腿周囲長（CC）が提案されている．実はここに，勘や経験に頼らざるをえない誤差要因が含まれていることに注意しなければならない．MNA®-SFにおけるCCは専用のメジャーテープで計測が行われるが，このメジャーテープは特殊な設計がなされており，他の巻尺で代用することはできない．世の中には寸法を測る器具・装置として古典的なメジャーテープのほかにレーザ距離計やエックス線CTなどの最新の方法が無数にあるが，これらの製造にかかわる工業技術がどんなに発達しても，人を測るということは決して容易にはならない．それは，身体は生きており，柔らかく，固体のように静止していることはないからである．

生体計測のむずかしさ

　計測の真髄とは，同一の計測者が同一の被験者を測れば何回でも同じ結果になり，異なる計測者が同じ被験者を測ったとしても，同じ値になることである．人体寸法に関する文献[1]から，ヒトをヒトが計測する際の誤差要因は，計測者の技能，計測対象の状況，計測装置の精度，の3つに大別できると考えられる．これらのうちでもっとも再現性を悪化させているのは，計測者の技能による誤差である．計測者が同一人物であったとしても，複数回計測をした場合には，たとえば骨盤周辺の標識点位置決めについては平均で6 mm以上，その他の部位では同3 mm程度，周囲長では同4 mm程度の誤差がある．さらに異なる者が計測した場合の計測者間誤差は一般的に計測者内誤差の2倍近くあり，部位によっては10 mmから20 mmにも及ぶことがある．一方で計測対象の状況については，CCを仰臥位と座位で計測したデータの比較例[2]があるが，姿勢が異なれば異なる計測結果となることを示しており，重力に対して軟組織を再現性のある状態にしなければならない．計測装置そのものの精度については，JIS等の規格により保障されなければならず必要条件である．さらにJARD2001[3]などに基づく数値データとの比較ともなれば，全体の精度が保障されていると捉えられがちである．しかし個別の計測装置の精度やデータによる説明がいくらあっても，計測行為全体の信頼性にあたるものではない．これらのことから，NST介入の根拠となるCCの測定にあたっては，計測者は自分自身の信頼性が逆に測られているという自覚が必要である．

ヒューマンエラーを抑制する
メジャーテープの設計

　正しい計測を行うためには計測者のもつ技術が等しくなければならないが，同じ技術をもつ人材をさまざまな医療機関に配置することは現実的ではない．そのためCCの計測デバイスは，計測者の技能を適切にサポートすべく設計されていなければならない．ここで，古典的メジャーテープを用いた計測方法の問題点を整理すると，原理的に以下のようになる．

1）下腿の長軸に対してテープを直交させるのがむずかしい．
2）計測対象が軟組織のため，メジャーを引く力を一定に保つのがむずかしい．
3）引く力が任意のため目盛を読むタイミングが曖昧である．
4）テープ幅が狭いために最大径を取り逃しやすく，さらにテープ自体が重力に負けてたわんでしまう．

　これらの諸問題を解決すべく，MNA®-SF専用

のCCメジャー（MNA® CCメジャー）は最適にデザインされた（**図1**）．

デザインの評価実験

MNA® CCメジャーのデザインの有効性を評価するために，人間工学的実験を行った．臨床経験のない学生被験者24名が計測者として参加した．比較対象は標準型のメジャーテープ（医科学出版）であり，MNA® CCメジャーとの実施順序はカウンタバランスをとった．6名ずつ4グループに分かれ，各グループにおいて計測者とは別で同一の計測対象者を用いて，各メジャーで3回ずつ交互に計測を行った．測定項目は，目盛によるCCの実測値，計測に要した時間，および10段階の主観評価（扱いやすさ）であった．結果を**図2**に示す．MNA® CCメジャーにおいて，計測者内の繰り返し誤差と計測者間の再現性誤差は有意に抑制（どちらもpaired t-test; $p < 0.05$）された．また計測に要した時間も有意に短縮（paired t-test; $p < 0.01$）された．方法論としてのこれらの高いパフォーマンスは，主観的扱いやすさを格段に向上（paired t-test; $p < 0.01$）させた．この結果は，物の使用性（ユーザビリティ）を定義したISO9241-11において，効果，効率，主観的満足度のすべてを向上させたことを意味する．

図1　MNA®-SF専用CCメジャーテープ

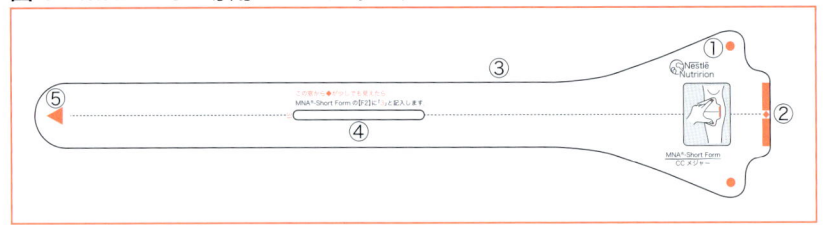

各番号は設計時の着眼点を示す．

①の2つの脛骨押圧ポイント（●）をガイド図のように左手の示指と拇指で押さえると，脛骨への垂直基準点が即座に固定される．下腿を1周して⑤のつまみ点（▲）を右手でつまんで斜め手前に引っ張ると，②の計測エッジへの当たりが自然に誘導される．右手でメジャーを引く力は，脛骨上の固定点の滑りが起こらないように無意識下で統制される．

②の計測エッジは，紙のへたれがない範囲で最大突出としており，下腿を1周したテープは左手の示指・拇指間アーチの下をくぐる必要はない．また紙の弾性を利用することで④の計測窓に密接にエッジがあたる．これによって，従来のような輪になったメジャーテープの目盛と目盛の合わせが不要となる．

③の広いテープ幅は軟組織の狭圧迫とテープのたわみを防止し，さらに下腿の最大周径を狙いやすくする．

④のスリムな計測窓はたわみが起こらない最大幅としおり，逆にその狭さは②の判定ポイント（◆）を用いる計測時に注意を要求し，無意識に細やかな動作を誘発する．

これらの操作上の特性は，引張応力の高いクロス素材によってはじめて実現した．

図2　比較実験の結果

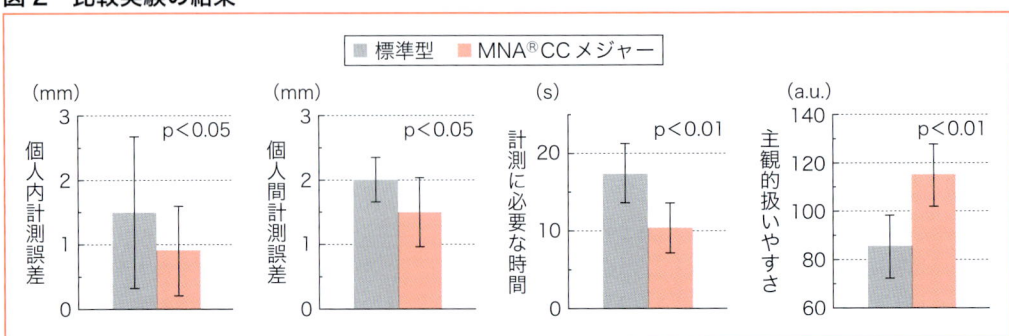

すべて平均値±標準偏差を示す．個人間計測誤差を除きn = 24の結果．個人間計測誤差はn = 4（6名×4グループ）の結果．有意差検定には対応のあるt検定を用いた．

おわりに

　MNA®-SF による客観的な栄養状態アセスメントをより確かなものとするためには，各指標に高い信頼性が要求される．人間工学的にデザインされた MNA® CC メジャーは計測者の技能を適切にサポートし，計測にかかわる誤差の抑制とともに大幅な時間短縮をもたらす．計測者のストレスを減らすことは，栄養アセスメントに一層の信頼性をもたらすだろう．

〈下村義弘〉

文　献

1) 社団法人人間生活工学研究センター．日本人の人体寸法データブック 2004-2006：日本出版サービス；2008．p5-6．
2) 桂長門，西井穂，稲場さゆり，飯野香菜子．P-162 MNA-SF におけるふくらはぎ周囲長測定の座位値と臥位値の比較検討―長期臥位患者への対応の為に．静脈経腸栄養 2011；26(1)．
3) 日本栄養アセスメント研究会 身体計測基準値検討委員会．日本人の新身体計測基準値 JARD2001．栄養評価と治療 2002；19(Suppl)．

COLUMN CCの感受性

　栄養アセスメントの目的は，身体計測，生化学検査，臨床検査，食事摂取状況など総合的に得た対象のデータに基づいて，栄養状態を評価することではない．近未来の対象を予測し，有害事象に対しては，その発生の確率を栄養介入によって少しでも減らすことにある．栄養状態を評価する際，BMI（Body Mass Index）は簡便で重要な指標とされる．しかし高齢者では，BMI値を得ることが必ずしも容易ではない．その理由としては，以下の2つがある．①拘縮や筋力低下などにより，立位が維持しづらくなり，身長計測，体重測定が困難になる．②亀背（円背），四肢硬縮などのある高齢者では，手や足をまっすぐに伸ばすことができず，正確な身長計測値や両手を広げて計測するdemispanの計測値を得ることができない．

　すなわち高齢者の身体的特長として，①骨の萎縮があり，②骨皮質が薄くなり骨髄腔が疎になる結果，骨が脆弱になり外力に対する抵抗力が下がる．さらに，③関節軟骨の老化，④関節液の水分やミネラルなどの減少などにより，脊椎の生理的弯曲が出現する．

　これらの変化により脊椎が円背となり，姿勢のバランスを保つために膝関節が屈曲位となってしまう．さらに筋力の低下やうつ傾向などのため，運動量がますます減少する結果，これらの姿勢が助長される．この状態で計測機を利用しての正確な身長計測は，むずかしい．

　計測不能な場合，いくつかの方法があるものの，どの方法にしても適切な練習を行わないと正確なデータが得られない．身長の計測だけでなく，計測の困難さは体重も同じである．体重測定直前に排泄があれば，汚染された着衣を交換し，その間に計測の時間がなくなる場合もある．あるいは計測場所まで高齢者を移動できない場合もある．

　筆者の勤務する施設でも，身長・体重は入所時に計測しBMI値を算出している．円背，膝関節の屈曲がある場合でも，立位が可能なら身長測定器で測定を行っている．しかしその計測値は正確であるという保証がない．また立位での計測が不可能な場合，臥床したままの姿勢で計測を行っており，まっすぐな姿勢であるとの確認は容易でない．

　体重測定も決まった時間に測定しているものの着衣を計量していないため，季節による変動は考慮できないのが現状である．

　以上，さまざまな状況下での身長，体重の身体計測値は正確な値であることは十分には保証できない．筆者はBMI値に多少の誤差があっても，栄養状態をみていくうえでは大きな違いとはならない程度であると思っていた．しかし，計測に時間や労力がかかることが多いので，BMIに代わる指標などを探していた．

　このような現状で，BMIにかわる身体測定値として，ふくらはぎの周囲長（以下CC）がふさわしいのではないかと考えられる症例を2例経験した．

● **【症例1】身長の場合**

　91歳，女性．前回入所時の測定値があったが，再度ベッドに臥床してもらいメジャーを用いた身体測定を行った．また同時に，家族にも身長を聞いたところ，その結果とは19.5 cmの差があった．それにともなってBMIも4.2の差が出た．複数回にわたる正確を期した身長測定の結果，今回の入所時計測値が正確な測定値であることがわかった．したがって立位での身長測定が不能な場合，家族に聞いた値を参考にし，臥床での正確な身体測定を行わないとBMIの値も大きく異なる．もちろん栄養評価も大きく変わるので，モニタリング指標として不正確なBMIは利用できない．

● **【症例2】体重とCCの場合**

　91歳，女性．体重が1カ月間で2 kg増加していた．BMIも23を超えていた．しかし同時に測定していたCCの値は28 cmで，前月の値と

まったく同じであった．一方，その間の食事摂取量は良好だったものの，90歳を超える超高齢者が食事摂取量良好なために体重が増加していくのは，ありえる現象と理解してよいのだろうか．浮腫ではないかと考えたが，浮腫はない．

その後の経過——「お腹が痛い」との訴えがあり，当施設の関連病院の外来を受診した結果，イレウスと診断され緊急入院となった．後日，退院し再度入所してきたが，体重は増加する前の値となっていた．

体重と CC の差の検討——今回の体重増加の原因は，イレウスによるものだった．CC を計測していなければ栄養状態が良好なための体重増加だと終わらせてしまうところだった．

以上の2症例から，身長と体重，CC の臨床的意義を理解できた．BMI は，正確な計測を行なわなければ値が大きく変動する．その変動を見逃せば栄養状態の変化をも見逃してしまう．

CC の重要性

CC は，測定値にあまり誤差がみられず，大きく変動しないことが多い．したがって正確な身体測定が行われていない場合，BMI 値より CC 値のほうが，栄養状態を知るうえで大きな鍵となる．

しかも CC のみを測定するのではなく BMI と CC とを同時に計測することにより，栄養状態も，隠れている疾患もわかるのではないかと考えられる．

浮腫は隠れている疾患をみつける指標となることがその1つの理由である．とくに高齢者は，加齢や疾患による心機能や腎機能の低下などから容易に浮腫を招きやすい．さらに運動機能障害があると，活動量の減少により筋肉ポンプの動きが低下して浮腫を起こしやすい．

すなわち CC 測定の意義としては，その値そのものの意義以外に，(1) 浮腫が起こる背景には，隠れた重大な疾患を早期に発見できる可能性がある．そのためには，既往歴や，全身状態を把握する必要がある．(2) 下肢浮腫がある場合，計測時間や日を変えて再度 CC を測定する．やはり浮腫があれば CC 値は正確ではない．その場合には，反対側も同時に計測することで，浮腫の変化が簡単にわかることがある．すなわち下肢浮腫の場合，体重測定より両側の CC 測定で浮腫の度合や変化を容易に調べることができる．いいかえれば体重を計測し浮腫がどの程度かをみるより，CC を随時計測することで浮腫がどの程度でどのように変化し，どちらの足の浮腫なのかいち早く把握できる．すなわち CC は栄養評価指標としての意義のみでなく，隠れた病態の変化や進行度などを知る指標にもなるのである．

CC 測定の意義は，今後の十分な検証によって，新たな側面が出てくる可能性を感じる．

自施設における BMI と CC の相関性の検証

BMI に代わる指標として CC が適切か検討する目的で，MNA® と BMI および CC との相関性を高齢者150例の測定結果を用いて検討した（**表1**）．その結果は以下のとおり．

(1) BMI と CC との間にはきわめて高い相関性が立証された（Pearson の相関係数 $r = 0.752$）（表1）．すなわち MNA®-CC の F の項目で，F1 で BMI が算出できない場合，BMI の代わりとなる CC が妥当であることが自施設での MNA®-CC の検討で証明された．

(2) BMI と MNA® との相関性が認められた（Pearson の相関係数 $r = 0.466$）．

(3) CC と MNA® との相関性が認められた（相関係数 $= 0.542$）．

すなわち MNA® と BMI，および MNA® と CC がいずれもよく相関していた．

(4) 一方，MNA® の総合スコアと BMI，CC との相関性の検討結果では，CC は BMI よりも MNA® スコアとの相関性が高かった（$r = 0.542$, $r = 0.466$）．この結果は，前述の症例検討で明らかにした「体重の正確な身体計測が行われていない結果」と解釈できる．

以上，筆者らの施設における150例の検討結果から，「CC は BMI 値の代わりとなりうる」ことを証明できたと考える．

今回の相関性の検討で，CC の値は BMI 値以上に MNA® における指標となりうることが判明した．正確な身体測定がむずかしい高齢者施設

表1 MNA®とBMI，CCとの相関

		BMI	CC	MNA®
BMI	Pearson の相関係数	1	.752	.466
	有意確率（両側）		.000	.000
	n	150	150	150
CC	Pearson の相関係数	.752	1	.542
	有意確率（両側）	.000		.000
	n	150	150	150
MNA®	Pearson の相関係数	.466	.542	1
	有意確率（両側）	.000	.000	
	n	150	150	150

においてCC計測は，もっとも簡単に行える栄養評価の1つと思われ，しかも栄養状態だけでなく体全体の把握ができる指標だと思われる．

一方，MNA®のスコアをつけていくうえでは，CCよりもBMIのほうが合計点数増加につながりやすい印象がある．このことは今後検討が必要だと思われる．

筆者の師である栄養士は，つねに患者の皮膚を観察していた．皮膚を観察することによって脱水や必須脂肪酸欠乏がわかるからだという．

高齢者にMNA®を実施し，もしBMIが算出されていたとしても，同時にCCを計測することで皮膚観察もできる．脱水が疑われる高齢者には「もっとお茶を飲もうね」など脱水についてのプチ栄養指導を行うきっかけとしてもCC測定は有効である．

さらには料理の話などにまで会話がはずむこともある．CCは栄養評価のみではなく，目でもみること（栄養学的視診法）もできる指標と考える．

CCは，高齢者とのコミュニケーションツールといえる．

（尾園千佳）

文　献

1) Karkeck JM. Assessing the nutritional status of the elderly. American Society for Parenteral and Enteral Nutrition.Washington, DC. 1985.
2) 柏木政伸，成田昌道，監修．相馬朝江，編集．老人介護　ベッドサイドケアから在宅まで：学習研究社；1990.
3) 山田律子，井出訓，編集．佐々木英忠，編集協力．生活機能からみた老年看護過程＋病態・生活機能関連図：医学書院；2008.

8 MNA® スコア別栄養ケア

吉田貞夫 YOSHIDA, SADAO

MNA®では，計算されたスコアにもとづき，その後の支援方法に関するガイドラインが定められている（図1）．本稿では，MNA®によるアセスメントを行った後の支援と，その考え方について概説する．

栄養状態良好（スコア 12〜14 点）に対する栄養ケア

> 状態が安定していれば，定期的な再評価を行う．
> 再評価の目安
> ・在宅高齢者：年に 1 回
> ・施設入所者：3 カ月に 1 回
> 急性疾患を発症した場合は，そのつど再評価を行う．

Kagansky らによれば，栄養状態良好と判定された高齢者の3年後の死亡率は，20％程度と低い（図2）[1]．したがって，栄養状態良好と判定された高齢者は，肺炎，尿路感染症などの感染症や，心不全などの急性疾患の発症がなく，状態が安定していれば，3カ月〜1年に1回の定期的な再評価を行いながら，経過を観察してもよい．

ただし，急性疾患を発症した場合，それをきっかけに急激に栄養状態が悪化する危険性があること，急性疾患を発症した背後に，潜在的に栄養状態が悪化していた可能性が否定できないことなどから，そのつど再評価を行う必要がある．

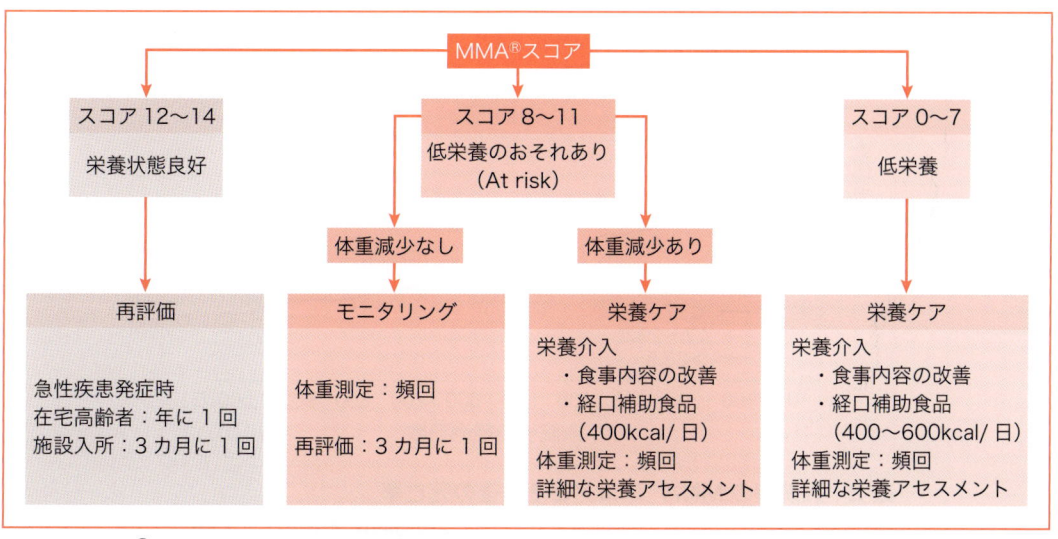

```
                         MNA®スコア
        ┌───────────────────┼───────────────────┐
   スコア 12〜14        スコア 8〜11          スコア 0〜7
    栄養状態良好       低栄養のおそれあり          低栄養
                         （At risk）
                    ┌──────┴──────┐
                 体重減少なし    体重減少あり
        │           │             │             │
       再評価     モニタリング      栄養ケア        栄養ケア
                                 栄養介入         栄養介入
   急性疾患発症時  体重測定：頻回   ・食事内容の改善  ・食事内容の改善
   在宅高齢者：             ・経口補助食品   ・経口補助食品
     年に 1 回   再評価：3 カ月に 1 回  （400kcal/日）  （400〜600kcal/日）
   施設入所：              体重測定：頻回    体重測定：頻回
   3 カ月に 1 回            詳細な栄養アセスメント 詳細な栄養アセスメント
```

図1　MNA® スコアにもとづいた栄養ケア

低栄養のおそれあり（At risk）（スコア8〜11点）に対する栄養ケア

①体重減少がない場合
　モニタリングが必要．
　状態に応じて，週1回〜月1回程度で頻回に体重測定を行う．
　再評価の目安
　　・在宅，入所とも，3カ月に1回
②体重減少がある場合
　栄養ケア，栄養介入を行う．
　　・食事内容の改善
　　・経口補助食品（400kcal/日）
　状態に応じて，週1〜2回程度で頻回に体重測定を行う．
　詳細な栄養アセスメントが必要．

　Kaganskyらによれば，At riskと判定された高齢者の3年後の死亡率は，そのまま経過を観察した場合，40％程度とやや高率である（図2）[1]．したがって，At riskとは，深刻な低栄養状態に陥る以前になんらかの支援を行わなければいけないグループであり，現在は問題がないからといって，このまま経過を観察していればいいという状態では決してないということを肝に銘じる必要がある．

　At riskと判定された高齢者では，体重減少がない場合はモニタリングを，体重減少が認められる場合は，ただちに詳細なアセスメントを行い，食事内容の改善などの栄養ケアを行う必要がある．

　体重減少がない場合のモニタリングは，おもに食事摂取量や体重の変化などを指標とする．体重は，状態に応じて，週1回〜月1回程度測定する．在宅・入所の場合とも，3カ月に1回の再評価が必要である．

　体重減少が認められる場合とは，Bの項目で，3カ月間で1kg以上の体重減少がある，すなわち0〜2点だった場合である．体重減少があったかどうか不明な場合も，体重減少があるとして対応すべきである．

　この場合，詳細なアセスメントには，食事摂取量の詳細な把握，糖質，たんぱく質，脂質，ビタミン，微量元素などの摂取量，上腕筋周囲（AMC），上腕三頭筋皮下脂肪厚（TSF）などの身体計測値，浮腫，胸水，腹水の有無，褥瘡

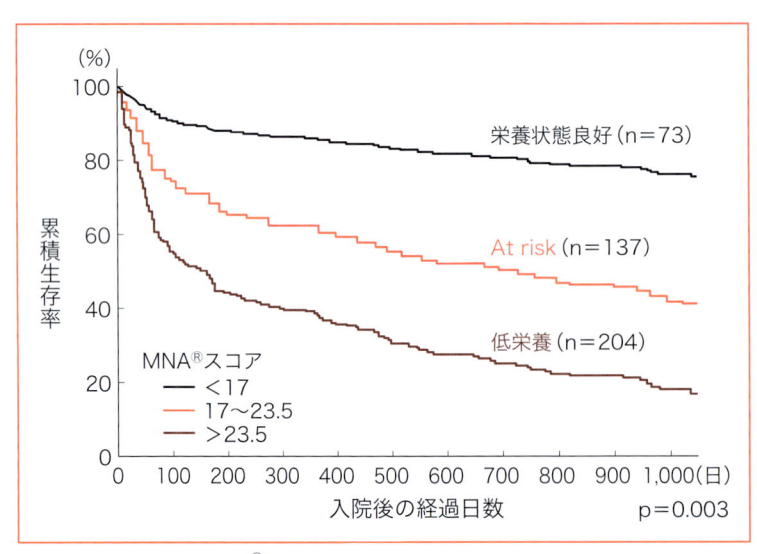

図2　入院時のMNA®スコアとその後の死亡率
註）このデータでは30点満点の旧バージョンのMNA®を使用している．
（文献1より引用．一部改変）

の有無，血清アルブミン値，総リンパ球数などの検査値が評価の指標となると考えられる．

体重減少が認められる場合の栄養ケアとして，MNA® の栄養ケアでは，1日に400 kcal 程度の経口補助食品の使用が推奨されている．400 kcal/日というと，かなり多いのではないかという意見も聞かれそうだが，これは高齢者においては，少々のエネルギー摂取量を増量しても，体重が増加しにくい傾向があるためである．

Gazzotti らは，入院中の 75 歳以上の高齢者で，MNA® スコア（30 点満点の旧バージョン）が 17～23.5（At risk）だった 80 例について，補助食品追加による効果を検討した[2]．「補助食品あり」群には，スープタイプの補助食品 200 kcal/日とドリンクタイプの補助食品 300 kcal/日，合計 500 kcal/日，たんぱく質 21 g/日相当を追加した．その結果，「補助食品なし」群では，体重減少を防ぐことができなかったのに対し，「補助食品あり」群では，かろうじて体重減少を食い止めることができた（図3）．この結果で注目すべきは，500kcal/日，たんぱく質 21 g/日という高エネルギー・高たんぱく質の補充を行っても，体重が増加するまでには至らず，かろうじて体重減少を食い止める程度の効果であったということである．

1 kg の体重減少を回復させるまでに必要なエネルギー量は，成人では 7,500 kcal であるのに対して，高齢者では，8,800～22,600 kcal で，通常の成人と比較して，最大で 3 倍近くのエネルギー量が必要となるという研究がある[3]．これは，慢性的な炎症や臓器障害などの合併症，サルコペニアの進行などが背景にある可能性が高い．このようなエネルギー需要の変化が，高齢者において，体重減少が起きやすく，一度減少した体重を回復させにくい状況を形成する一因ではないだろうか．

これらの知見から，体重が減少傾向にある高齢者への介入においては，100～200 kcal/日程度のエネルギー追加では不十分で，きちんとした効果を期待するのであれば，400 kcal/日以上のエネルギー量の追加が必要となると考えられる．食事摂取が不十分な高齢者に，400 kcal/日以上のエネルギー量を，通常の食

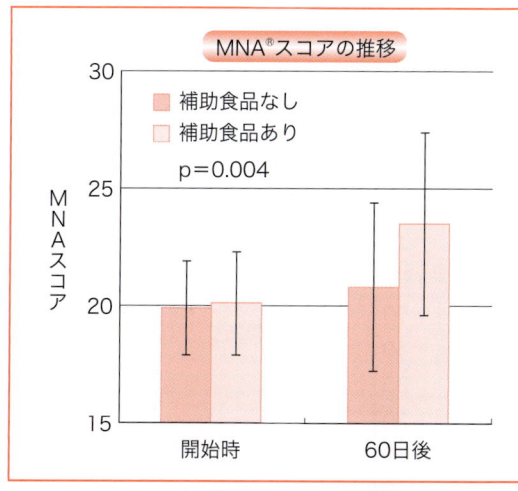

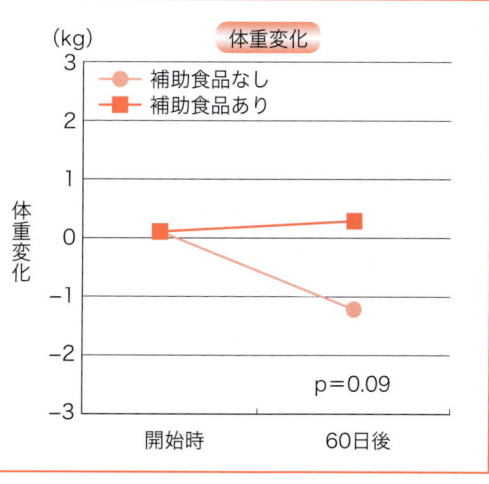

図3 At risk 高齢者に対する栄養介入の効果　　　　　　　　　　　　　　　　　　　　　　（文献2より）
左：補助食品あり群，なし群の MNA® スコアの推移
　　補助食品あり群で，MNA® スコアの有意な改善が認められた．
右：補助食品あり群，なし群の体重変化
　　補助食品なし群では，体重減少を食い止めることができなかったが，
　　補助食品あり群では，かろうじて体重減少を食い止めることができた．

品で補充するのはきわめて困難に近い．高齢者は，嚥下機能に問題がある場合も多い．心不全などのリスクがあり，水分摂取量が制限されている場合もある．なにより，食欲が低下していて，少量をやっと食べている高齢者も少なくない．わが国では，ゼリータイプの補助食品や，少量で高エネルギー量を摂取できるドリンクタイプの補助食品などが多数開発され，味覚上もバリエーションが豊富である．こうした補助食品を使いこなすことが，体重減少が認められるAt risk群への介入のコツではないだろうか．

低栄養（スコア0〜7点）に対する栄養ケア

栄養ケア，栄養介入を行う．
・経口補助食品（400〜600 kcal/日）
・食事内容の改善
状態に応じて，週1〜2回程度で頻回に体重測定を行う．
詳細な栄養アセスメントが必要．

Kaganskyらによれば，低栄養と判定された高齢者の3年後の死亡率は，およそ80％とかなり高率である（図2）[1]．栄養状態が高齢者の予後に多大な影響を与えていることがよくわかる．

低栄養と判定された高齢者に対しては，At risk・体重減少ありと判定された高齢者と一部共通のアプローチを行うが，低栄養の場合は，At riskの場合よりさらに多く，1日に400〜600 kcal程度の経口補助食品の使用が推奨されている．

低栄養と判定される高齢者では，嚥下困難や認知症などを合併している可能性が高い．スペインの病院に肺炎で入院した高齢者134例について調べた研究[4]では，嚥下困難が認められた症例は，MNA®で低栄養と判定される高齢者の割合も高く，30日後，1年後の死亡率も高かった（図4）．また別の研究で，認知症の高齢者は，病状の進行にともない，摂食障害を高率に合併することが報告されている[5,6]．

体重減少，低栄養と，嚥下困難，認知症は，相互に複雑に関連し合っていることが多い．適切な栄養ケアを行うには，言語聴覚士や，看護師，介護士，精神科医との連携が必要となる．今後は，急性期病院のみならず，高齢者医療，介護の領域でも，チームの力が大いに必要とされるに違いない．

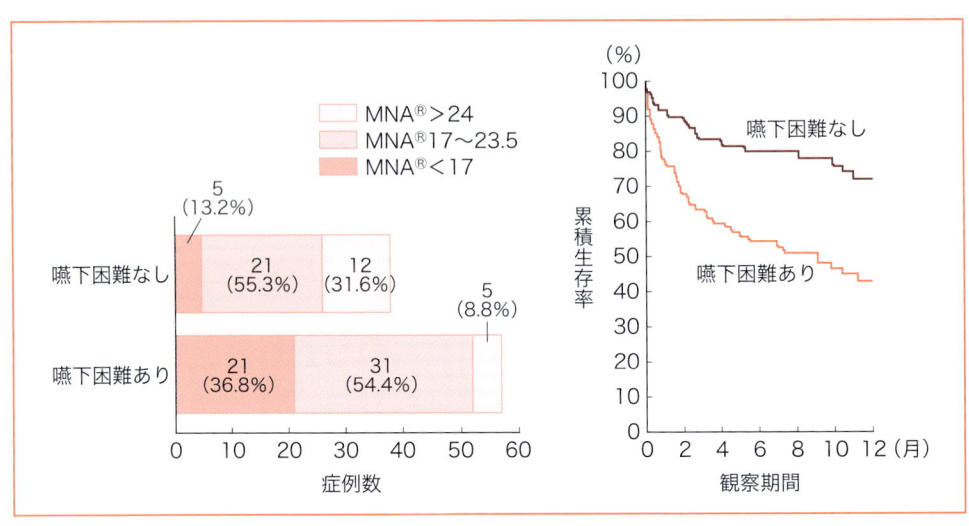

図4 肺炎で入院した高齢者の嚥下機能，栄養状態と予後 （文献4より）
　　左：嚥下困難が認められた症例は，MNA®（旧バージョン）による評価で，低栄養の率が高い．
　　右：嚥下困難が認められた症例は，30日後，1年後の累積生存率も低い．

文 献

1) Kagansky N, Berner Y, Koren-Morag N, et al. Poor nutritional habits are predictors of poor outcome in very old hospitalized patients. Am J Clin Nutr 2005; 82(4): 784-91.
2) Gazzotti C, Arnaud-Battandier F, Parello M, et al. Prevention of malnutrition in older people during and after hospitalisation: results from a randomised controlled clinical trial. Age Ageing 2003; 32(3): 321-5.
3) Hébuterne X, Bermon S, Schneider SM. Ageing and muscle: the effects of malnutrition, re-nutrition, and physical exercise. Curr Opin Clin Nutr Metab Care 2001; 4: 295-300.
4) Cabre M, Serra-Prat M, Palomera E, et al. Prevalence and prognostic implications of dysphagia in elderly patients with pneumonia. Age Ageing 2010; 39(1): 39-45.
5) Mitchell SL, Teno JM, Kiely DK, et al. The clinical course of advanced dementia. N Engl J Med 2009; 361(16): 1529-38.
6) 吉田貞夫．認知症患者の栄養障害とそのアセスメント．In；雨海照祥編．ワンステップアップ栄養アセスメント応用編．医歯薬出版；2010：83-91．

9 施設別MNA®の活用

急性期病院

宮澤　靖 MIYAZAWA, YASUSHI

はじめに

近年，高齢者が増え医療も高度化したことで，医療依存度の高い臓器不全の患者が増加している．このような患者は骨格筋が乏しく，発熱や手術といった侵襲で，急速に栄養状態が悪化するのが特徴である．高齢者の低栄養に対しては，専門性の高い多職種がチームでベッドサイドで対応しないと患者はよくならないし，急性期病院としてやっていけない時代を迎えたといえる．

高齢で臓器不全を有する患者の救命には，根本治療を迅速確実に行うことがもっとも大事であり，救命後，回復するためには，食べて動くことが必要で，栄養とリハビリテーションのチーム医療が求められている．食べて動かないと骨格筋は減少し，低栄養から免疫能が低下し，高齢者は慢性炎症を有していることが多いため感染症を併発，衰弱が進み，ついには死に至る．これらを予防するのも栄養とリハビリであり，チームでの対応が必要[1]となる．

急性期病院の栄養サポートの考え方

当院（近森病院）では栄養サポートを多数精鋭の専門性の高い管理栄養士が中核となり，多職種による本格的チーム医療で対応する「メインコースディナー方式」（Main-Course Dinner System：以下，MDS）による「予防型」の栄養サポートチーム（Nutrition Support Team：以下，NST）を実践している．当院のNSTの特徴として，以下の5つがあげられる．

1) 高齢社会，DPC対応可能なMDSによる全科，全患者型の予防型NSTである．
2) 腸が使える患者は，できるだけ早期に経口・経腸栄養を開始すべき[1]と考えている．とくに高齢患者は，積極的に腸を使うことが必要で，このことが豊富な腸管リンパ組織を活性化し，細胞免疫を高め，感染の予防や抵抗力を高め，治療成績を改善する．
3) 高齢者は若年者に比べ骨格筋が少ないことから，早期に栄養状態の悪化をきたす患者が多くみられている．そのため，栄養サポートを早期に介入することが大切で，すべての病棟では，配属された管理栄養士と担当医師，看護師が低栄養の患者に毎日対応している．また，重症患者の多いICU，CCUでは，管理栄養士が休日，祝日も出勤，夜間も呼び出し体制をとっている．
4) 管理栄養士も医療スタッフの一員であり，病歴や全身所見，画像，検査所見から病態を把握したうえでの対応が求められる．とくに経腸栄養（Enteral Nutrition：以下，EN）は，強制栄養であることから，聴診器を用い腹部の聴診や触診を行い，合併症の防止に努

めている．

5) 栄養の最終目標は骨格筋をつくることであり，栄養を投与し，ベッドから離れ，身体を動かし，筋肉をつけるリハビリが必要になる．

急性期 NST の効果

病棟に管理栄養士を配し，病棟業務として毎日栄養サポートを行うことで，平成22年のNST介入症例数は，3,568症例という多数に上った．集中治療棟におけるEN施行患者数も平成22年は，ICU 224症例，CCU 102症例で，意識のない患者や人工呼吸を行っている患者でも腸が使える患者は早期からENが開始され，より生理的な栄養状態の維持・改善ができ，臨床成績が向上し，輸液の使用量も格段に少なくなってきている．

食事の提供は増え続けているが，一般食は減って特別加算食が増えている．輸液の使用状況は，NSTをはじめると栄養療法への関心の高まりとともに最初の1年間は中栄養や高カロリーの輸液が増えるが，それ以降は，経口や経腸栄養が増加することで輸液の使用量は減少している．注射剤全体の使用金額も，NSTの導入で輸液が増加し一時上がったものの，それ以降は下がっており，ジェネリックの導入とともに2億円のコストが削減された．

心臓血管外科の手術症例の検討では，心臓バイパス待機手術の食事摂取は，平成19年には100％が手術翌日から食事摂取し，手術翌日にベッドから離れて立つ人が85～90％，術後の歩行は手術翌日80～85％，2日目で全員が歩行可能となっている．その結果として，平成12～19年の心臓，大血管の全手術死亡率（術後1カ月以内の死亡）は，待機手術で0.6％，緊急手術で12.1％と非常にいい成績を残している．なお，平成18年では，待機手術，緊急手術ともに0％であった．平成19年は，緊急手術で2例の手術死亡があったが，待機手術では認められなかった．待機手術で近年手術死亡がなかったのは，リハビリテーションによる早期離床と早期歩行の効果が大きいと考えられる．緊急手術の患者は重症例が多く，的確な手術手技と麻酔医との連携はもちろん，術後の完璧な循環と呼吸のサポートがもっとも大事になる．つぎに透析で十分に除水し，栄養サポートで低栄養からくる免疫能の低下を防ぎ感染を防止することで，重症の緊急手術の患者でも手術死亡率がきわめて低くなっている．栄養とリハビリのチーム医療は，医療の質の向上に大きく貢献すると考えられる．

急性期症例とMNA®

前述したように，急性期病院において医療の質を向上させ，患者のQOL（Quality of Life）を高め，医療経済的な効果を示すには質の高い栄養サポートを患者に提供し，医療者側も栄養サポートを重要に考え実践していくことが肝要であると思われる．急性期医療は確実敏速な根本治療が必要であり，入院患者の栄養評価も敏速に施行する必要がある．そこで，簡易で質問項目も少ないことから短時間で施行できるMNA®は大きなメリットがあると思われる．

●MNA®-SFによるスクリーニング結果

実際に当院で検討し，学会報告[2]した内容について紹介する．

1) 対象：2010年4～6月に入院したNST対象症例416症例（男性219名，女性197名，平均年齢73.4±14.6歳）．

MNA®-SFの評価点数に従い，栄養状態良好群（12～14点），At risk群（8～11点），低栄養群（0～7点）に分類し，個別栄養評価項目は，BMI，Alb値，AC，TSF，AMC，%AMCを検討した．

2) 結果（**表1**）：栄養状態良好群：52症例（12.5％），男性32名，女性20名，平均年齢70.4±13.4歳．

At risk群：180症例（43.3％），男性97

9 施設別MNA®の活用

表1　栄養指標別にみた患者栄養状態

栄養パラメータ	良好群	At risk 群	低栄養群
BMI（kg/m²）	24.5 ± 3.3	23.4 ± 4.1	20.4 ± 3.6
Alb（g/dl）	3.5 ± 0.5	3.3 ± 0.6	3.1 ± 0.6
AC（cm）	28.1 ± 2.7	26.3 ± 3.4	23.8 ± 3.5
TSF（mm）	14.7 ± 6.8	13.0 ± 7.0	11.0 ± 7.0
AMC（cm）	23.5 ± 2.7	22.3 ± 2.5	20.3 ± 2.8
％AMC（％）	107.7 ± 12.7	103.5 ± 10.4	95.7 ± 12.1

名，女性83名，平均年齢72.1 ± 16.0歳．

低栄養群：184症例（44.2％），男性90名，女性94名，平均年齢75.5 ± 13.3歳．

この調査結果についての筆者の結論としては，対象が当院のNST症例であり，良好群の症例数が少ない集団での検討であったが，MNA®-SFと評価項目で関連性を認めた．各栄養パラメータ別に相関を検討したが係数が低く急性期では単一の栄養パラメータでの評価は困難（図1）であり，また良好群にも低Alb血症（Alb値 ≧ 3.5 g/dl と設定）を48％認め，MNA®-SFのみの評価では注意が必要と考えられた．MNA®-SFによるスクリーニングで，当院のNST症例の約9割で栄養ケアが必要とされる結果となった．MNA®-SFは簡便に栄養状態を判定できるツールだが，良好群と評価された症例にも，Alb，％AMCなど他の栄養パラメータで栄養障害が示唆される症例を認め，MNA®-SFの評価だけでは，注意が必要であると考えられた．栄養アセスメントを行う際には，多角的な視点から行うことの重要性を再認識した．

MNA®-SFを用いた他の報告をみると，急性期病院入院患者のうち老年症候群疾患患者ではAlbをよく反映し，栄養状態を的確かつ簡便に判定する有用な栄養スクリーニングツールであるとされている．しかしながら，呼吸器疾患などの急性期の症例においてはAlbの予測

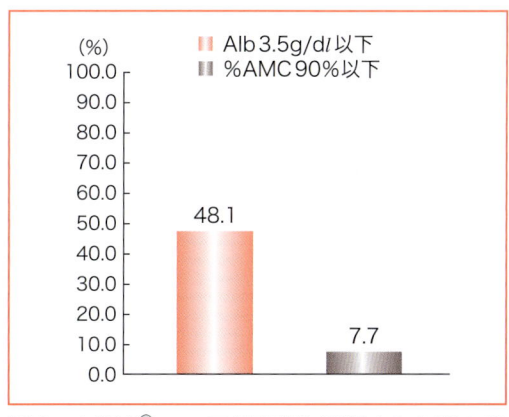

図1　MNA®スコアが良好と判断された群の症例での低Alb血症の発現率と％AMCの割合

が困難であり，他の栄養指標もあわせて栄養アセスメントを行うことが重要と考えられた[3]と結論付けられている．

おわりに

急性期病院の入院患者では，急速に栄養状態が悪化するのが特徴で，とくに高齢者の低栄養に対しては，専門性の高い多職種がチームでベッドサイドで対応しないと患者が回復しないことが特徴である．そのためには敏速確実な根本治療と栄養評価が必要であり，MNA®を急性期病院で用いることのメリットは大きいと思われる．しかしながら当院また他の急性病院におけるMNA®を用いた報告をみると，急性期の場合はMNA®のみでなく多角的な視点から栄養評価を行うことの重要性が示唆された．こ

の点を踏まえ，MNA®＋αの評価項目を用いることにより早期に確実な栄養スクリーニングを施行することが望まれる．

文　献

1) 近森正幸．高齢者の栄養管理の重要性 1) 医師の立場から　b) 実戦的な NST の実践．Geriatric Medicine（老年医学）2006；44(7)：891-5．
2) 三好律子，内山里美，真壁昇，宮澤靖．日本人における栄養アセスメント MNA-SF の評価．静脈経腸栄養 2011；25(1)．
3) 榎裕美，葛谷雅文，鈴木富夫，ほか．急性期病院における Mini-Nutritional Assessment short form を用いた栄養スクリーニングの有用性についての検討．栄養−評価と治療 2007；24(6)：528-32．

Mini Nutritional Assessment

慢性期病院

美濃良夫 MINO, YOSHIO

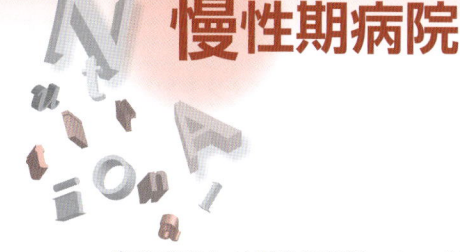

療養病床など慢性期病院では，慢性疾患，後遺症，難治性疾患などによりADLの低下した高齢の長期入院患者が多く，寝たきり状態，廃用症候群となっている者も少なくない．そのため，摂食・嚥下障害，栄養投与方法の選択，サルコペニア，嚥下性肺炎をはじめとして多くの栄養学的問題を抱えている．また低栄養は褥瘡発生の大きなリスクであり，低栄養がすすむことにより，さらなるADL（日常生活動作）の低下，骨突出の助長，排泄障害，浮腫などの原因にもなり，褥瘡がより発生しやすくなる．

精神病床の高齢の長期入院患者や，訪問看護を受けている在宅療養者の多くにも同様のことがいえる．

実際，慢性期病院で栄養状態の評価を行ってみると，栄養学的にリスクを抱えた患者が非常に多い．

Mini Nutritional Assessment（簡易栄養状態評価表：MNA®）やMini Nutritional Assessment-Short Form（簡易栄養状態評価表ショートフォーム：MNA®-SF）が高齢者の栄養アセスメントとして優れていることはこれまで数多くの報告で示されている．

Suominenらは，療養病床でMNA®による評価を行ったところ，看護師が栄養不良と考えていた症例の約4倍が栄養不良（17点未満）と判断され，栄養補助食品が提供されていたのは，栄養不良と判断された症例の6分の1であったと報告している[1]．療養病床では，栄養不良の高齢者の多くが見逃されていることがわかる．

このように，MNA®やMNA®-SFは，慢性期の病院においても急性期病院と同様に有用な栄養アセスメントであるが，わが国の慢性期病院に入院中の患者に用いるときには，いくつかの注意すべきポイントを知ったうえで用いることが望ましい．

本稿では，わが国の慢性期病院に入院中の患者にMNA®，とくにMNA®-SFを活用する意義と用いるときの留意点に触れてみる．

慢性期療養患者の栄養評価に関する保険制度

慢性期病院に入院している療養患者の栄養評価は，保険制度に従って行われていることが多い．

●医療保険

医療保険においては，入院基本料のなかに栄養管理実施加算が設けられている．算定するには，管理栄養士をはじめとして，医師，薬剤師，看護師その他の医療従事者が共同して栄養管理を行う体制を整備し，あらかじめ栄養管理手順（栄養スクリーニングを含む栄養状態の評価，栄養管理計画，定期的な評価等）を作成することとなっている．

栄養評価の第一歩は，入院患者ごとの栄養状態に関するリスクを入院時に把握すること（栄養スクリーニング）である．

さらに，

・栄養スクリーニングを踏まえて栄養状態の評価を行い，入院患者ごとに栄養計画（別紙様式またはこれに準じた様式とすること）を作成すること．
・作成した計画書の写しを診療録に添付すること．
・栄養管理計画を入院患者に説明し，当該栄養

管理計画に基づき栄養管理を実施すること．
・栄養管理計画に基づき栄養状態を定期的に評価し，必要に応じて当該計画を見直していること

などが算定条件として定められている．

療養病床など慢性期病院においては医療保険であっても，後述の介護保険と同じ様式のスクリーニング検査を行っている医療施設が少なくない．

●介護保険

介護保険による入院治療を行っている介護療養型医療施設では，栄養マネジメント加算を算定している施設が多い．

厚生労働省の示した栄養スクリーニングの様式例（**表1**）またはそれに準じた様式に従って栄養スクリーニングを行い，さらに様式例に従い栄養アセスメントを行っている．

介護保険では，介護療養型医療施設だけではなく，老人保健施設，老人福祉施設，通所リハ

表1 介護保険の栄養スクリーニング

ビリテーション，通所介護でも栄養マネジメント加算が設けられており，表1の様式例またはこれをアレンジした様式を用いている施設が多い．

慢性期病院でよく用いられているスクリーニングとMNA®（MNA®-SF）の比較

厚生労働省の示した栄養スクリーニングの様式例（表1）とMNA®（MNA®-SF）は，どのような点が異なっているのであろうか．

● 項目の比較

医療保険の療養病床や介護療養型医療施設をはじめとする介護保険の施設でよく用いられている栄養スクリーニングは，BMI，体重減少率（％），血清アルブミン値，食事摂取量（％），栄養補給法，褥瘡の有無の6項目からなっている．

MNA®は，その名が示すようにアセスメントとなっているが，介護保険や医療保険で用いられている栄養スクリーニングに相当する．とくにMNA®-SFのなかには，スクリーニングと明記されている．

MNA®は18項目からなっているが，MNA®-SFは6項目からなっている．療養病床や介護保険の施設でよく用いられている栄養スクリーニングと同じ項目数ではあるが，食事摂取量の減少の有無，体重の減少の有無，歩行能力，過去3カ月間の精神的ストレスや急性疾患の有無，神経・精神的問題の有無，BMI（測定できないときはふくらはぎの周囲長/CC）と，療養病床や介護保険施設でよく用いられているスクリーニングとは，項目は大きく異なっている．MNA®-SFのほうが，ADLや精神面を含めた広範囲な評価を行っていることがわかる．

● 評価結果の比較

療養病床や介護保険施設でよく用いられている栄養スクリーニングを用いて療養病床に入院中の患者の栄養評価を行った．その結果，医療保険における療養病床では，高リスク45.3％，中リスク40.6％，低リスク14.2％であった．介護保険における介護療養型病床では，高リスク18.8％，中リスク69.3％，低リスク11.9％であった．

同一患者についてMNA®-SFでも評価を行った．その結果，医療保険では，80.2％が低栄養，19.8％が低栄養のおそれあり（At risk）で，栄養状態良好は0％であった．介護保険では，69.3％が低栄養，30.7％が低栄養のおそれあり（At risk）で，栄養状態良好は0％であった（**表2**）．

このように，療養病床や介護保険の施設でよく用いられている栄養スクリーニングより，MNA®-SFのほうが，栄養学的に問題のある可能性をもった患者をより多く拾い出すことができ，問題があるにもかかわらず低リスクと

表2 療養病床における栄養スクリーニングの結果

	医療保険			介護保険		
従来法	高リスク	中リスク	低リスク	高リスク	中リスク	低リスク
	45.3％	40.6％	14.2％	18.8％	69.3％	11.9％
MNA®-SF	低栄養	低栄養のおそれあり（At Risk）	栄養状態良好	低栄養	低栄養のおそれあり（At Risk）	栄養状態良好
	80.2％	19.8％	0％	69.3％	30.7％	0％

従来法：療養型病床や介護保険施設でよく用いられている栄養スクリーニング

なってしまう患者が少なくなる．そのため，取りこぼしの少ない介入を行うことができ，有用である．

また各患者のMNA®やMNA®-SFのトータルスコアを比較することにより，栄養介入を行う優先順位が明確となる．また，各患者の点数の低い項目は，その患者の問題点を明確に指摘している．

さらに，栄養について詳しくない者でも評価を行うことができるので，管理栄養士以外の職種の者も簡単に用いることができる．そのため，管理栄養士やNST（栄養サポートチーム）に相談するかどうかを決定するスクリーニングとしても用いることができる．

経時的に栄養状態の推移を評価することもできる．

MNA®とMNA®-SFに相関はあるのか？

慢性期病院では，長期療養者が多く，褥瘡は大きな問題である．栄養状態の評価は褥瘡の予防・管理に重要である．簡便な評価法は，複雑なものより実施が容易で短時間で多くの者を評価できるので，スクリーニング検査として有用である．MNA®は，聞き取り調査（栄養の摂取状況，身体状況，神経・精神的状態，生活の自立の有無，栄養・健康状態の自己評価），身体計測（体重，身長，上腕周囲長，下腿周囲長）について18の評価項目があるが，MNA®-SFは評価項目が6つでMNA®の1/3である．

慢性期病院においてMNA®-SFはMNA®の代用として，あるいはMNA®のスクリーニング検査として有用か否かについて検討した[2]．

療養病棟に入院中の65歳以上の患者580名83.0±8.7歳（男160名：79.2±8.0歳，女420名：85.0±8.5歳）を対象にMNA®-SF，MNA®を用いて栄養評価を行った．MNA®-SFに関しては，被検者全員にF1のBMIを用いて評価を行い，F2の下腿周囲長は用いな

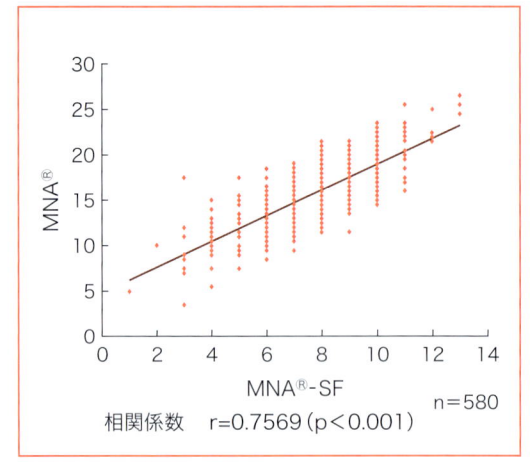

図1 慢性期病院の高齢者におけるMNAとMNA®-SFのスコア

かった．解析は男女別，高齢者全体のそれぞれについて行った．いずれにおいてもMNA®-SFのスコアとMNA®のスコアには有意な相関が認められた．

男女合わせた高齢者全体では，MNA®-SFのスコアは7.7±1.8，MNA®のスコアは15.8±3.5で，相関係数（r）は0.7569，p＜0.001と有意な相関関係が認められた（**図1**）．

この結果より，MNA®-SFは，MNA®のスクリーニングとしてだけではなく，慢性期病院における高齢者に対してMNA®の代用のアセスメントツールとしても有用と考えられる．またMNA®やMNA®-SFは血液検査値を評価項目に含んでいないため，入院時においても聞き取りと簡単な測定だけで行うことができるうえ，即座に評価結果を得ることができる．できるだけ多くの情報が求められる入院時において，非常に有用な栄養評価法であると考えられる．

慢性期病院でMNA®-SFを用いる時の注意点

慢性期病院でMNA®-SFを用いて栄養スクリーニングを行うときには，以下の点について留意すると，よりきめの細かい評価を行うことができる．

●ADLと神経・精神の問題
（MNA®-SFの6項目と4項目の比較）

MNA®-SFの項目Cの質問「自力で歩けますか」の項目で、「寝たきりまたは車椅子を常時使用」は0ポイントとなる。療養病床など慢性期病院の患者の多くは、寝たきりあるいは車椅子を常時使用する人々である。このため「自由に歩いて外出できる」と2ポイントの差が生じる。

また項目Eの質問「神経・精神的問題の有無」についても、「0＝強度認知症またはうつ状態」「1＝中等度の認知症」「2＝精神的問題なし」となっている。療養病床では0ポイントか1ポイントに該当する入院患者は多い。このため「2＝精神的問題なし」と2ポイントあるいは1ポイントの差が生じる。

そのため、この2項目の合計だけで－3ポイントあるいは－4ポイントとなり、この2項目の評価だけで多くの患者は「低栄養のおそれあり」（At risk）となる。

すなわち、A, Dがそれぞれもっともよいスコアである2ポイント、B, F1がそれぞれもっともよいスコアである3ポイントであっても、「低栄養のおそれあり」（At risk）となる。

実際に医療保険の療養病床や介護保険の介護療養型医療施設に入院中の患者についてMNA®-SFの6項目の合計スコアとCとEを除いた4項目で採点した合計スコアを比較してみた。

6項目の合計と4項目の合計が同じ点であった入院患者は、医療保険で84.0％、介護保険で81.2％であった。また1点差の入院患者は、医療保険で8.5％、介護保険で16.8％であった（表3）。この結果よりわかるように、療養病床や介護療養型医療施設に入院中の多くの患者でMNA®-SFの6項目の合計スコアとCとEを除いた4項目の合計スコアに差がなかった。

では、慢性期病院においてはMNA®-SFの6項目評価は意味がなく、4項目評価で十分なのであろうか。そのようなことはない。

すべての患者が6項目と4項目の合計スコアが同じではなく、CとEの項目のスコアがよく、他の項目のスコアが低い患者もある。

また、6項目と4項目の合計点が同じあるいは1点差の患者は身体的活動性（活動性や可動性）と精神的活動性の両方が低下しているのであり、褥瘡発生のリスクが高いことを示唆している。さらに介護量が大きいあるいは、大きくなることも示唆している。

これらのことからわかるように、慢性期病院においては、「自分で歩けますか」「神経・精神的問題の有無」の2項目だけで、低栄養のおそれありとなる可能性が大きいので、MNA®-SFの合計スコアを、「C：自分で歩けますか」「E：神経・精神的問題の有無」を除いた他の4項目の内容とスコアと見比べたほうが、よりきめの細かいスクリーニングやアセスメントが行えると考えられる。

●MNA®-SFでBMIの代わりに下腿周囲長を用いるとき

MNA®-SFにおいてF1のBMIが測定できない場合は、F2の下腿周囲長（CC）を用いることができる。寝たきり状態や麻痺が強いために体重測定が容易ではない場合には、測定が容易なCCをBMIの代用として用いることができるのは、栄養評価を簡便に行うことができ、

表3　MNA®-SF6項目とCとEを除いた4項目の点数の比較

医療保険			介護保険		
同じ点数	1点差	合計	同じ点数	1点差	合計
84.0%	8.5%	92.5%	81.2%	16.8%	98.0%

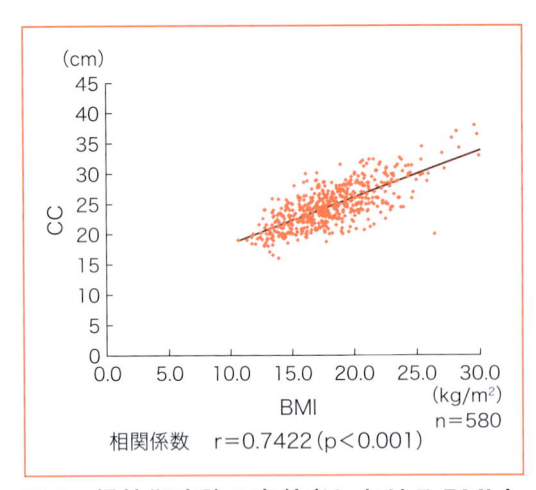

図2 慢性期病院の高齢者におけるBMIとCCの関係

便利である．

　慢性期疾患の病棟においては，ADLの低下した者が多く，寝たきりや車椅子生活の者が多い．なかには廃用症候群となった患者もいる．このような状態では，下肢の筋萎縮がみられ，下腿周囲長は，ADLのよい者に比べ減少している．

　そこで，療養病床など慢性期病院においてBMIの代用としてCCを用いることの有用性と注意点について検討してみた．

　療養病床に入院中の65歳以上の患者580名83.0±8.7歳（男性160名：79.2±8.0歳，女性420名：85.0±8.5歳）を対象にBMIとCCを測定し，個々の測定値を統計学的に検討したところ，男女ともにBMIとCCの間には有意な相関があった．高齢者全体580名のBMIは18.0±3.3，CCは24.5±3.5cmであった．BMIとCCの相関係数は0.7422（p<0.001）と有意な相関がみられた（図2）[3]．

　このように，療養病床に入院している寝たきりあるいは準寝たきり状態にある高齢者においてもBMIとCCは相関関係が認められた．このことよりわが国の慢性期病院においても，BMI計測が困難な場合にCCを測定し，目安とするのは有用な一法と考えられる．在宅や施設ではADLの低下した高齢者の体重測定や拘縮がある者の身長測定は困難なことがあり，BMIを用いずCCで栄養評価を行えることは実用的である．

　しかしながら，男性高齢者160名のBMIは17.8±3.2，CCは25.1±3.5cm，女性高齢者420名のBMIは18.0±3.4，CCは24.3±3.5cmであった．

　療養病床など慢性期病院においては，寝たきりや準寝たきり（車椅子使用者）が多く，CCの平均値はJARD2001の5パーセンタイル値以下に相当し，ADL低下による筋萎縮の影響が大きいことがわかる[4]．

　筆者らの調査結果では，CC 31cmに相当するBMIは26.3であり，この値は標準体重よりも大きい．BMI 19.0に相当するCCは25.3cm（男性26.1cm，女性25.1cm）であった．

　療養病床など慢性期病院においてもBMIとCCの間には相関が認められたが，寝たきりや準寝たきりにおいては，BMI19.0に相当するCCは，MNA®-SFやMNA®に示されている31cmより小さな値であった．

　わが国のADL低下者においては，現在MNA®やMNA®-SFに設定されている31cmよりも小さな値を判定値として設定することが，適切であろうかと考えられる．筆者らの調査では，療養病床においては，25cmとするのが適切であると考えられた．

　また慢性期病院では立位を取ることの困難な寝たきり状態や車椅子生活の者が多く，下腿周囲長は臥位あるいは座位で測定しなくてはならない．臥位や座位時の測定法はJARD2001でも採用されている．

まとめ

　慢性期病院の高齢者の栄養スクリーニングにMNA®やMNA®-SFを活用することについて，以下のように考えられる．

1）慢性期病院においても，MNA®とMNA®

表4 JARD2001における高齢者のBMIと下腿周囲長

	男性		女性	
	BMI	下腿周囲長	BMI	下腿周囲長
65〜69歳	21.84 ± 2.47	33.88 ± 3.14	22.53 ± 3.37	32.43 ± 2.85
70〜74歳	21.93 ± 3.30	33.14 ± 2.97	21.84 ± 3.67	31.64 ± 3.14
75〜79歳	20.99 ± 3.17	32.75 ± 3.22	21.48 ± 3.70	30.61 ± 3.19
80〜84歳	20.94 ± 3.36	31.88 ± 3.47	20.49 ± 4.37	29.23 ± 3.57
85歳から	20.65 ± 3.84	30.18 ± 3.53	20.19 ± 3.46	28.07 ± 3.48

表5 JARD2001における高齢者の下腿周囲長

	男性				女性			
	平均値±標準偏差	パーセンタイル			平均値±標準偏差	パーセンタイル		
		5	10	25		5	10	25
65〜69歳	33.88 ± 3.14	28.50	30.20	32.00	32.43 ± 2.85	28.03	29.00	30.60
70〜74歳	33.14 ± 2.97	27.78	29.44	31.45	31.64 ± 3.14	26.95	28.00	29.40
75〜79歳	32.75 ± 3.22	27.20	28.60	30.60	30.61 ± 3.19	25.65	26.70	29.00
80〜84歳	31.88 ± 3.47	25.21	27.63	30.30	29.23 ± 3.57	22.56	25.24	27.15
85歳から	30.18 ± 3.53	24.73	25.14	27.45	28.07 ± 3.48	21.65	22.60	26.00

-SFには強い相関があった．

2) MNA®-SFのほうが，介護保険で厚生労働省の示した栄養スクリーニングより，ADLや精神面を含めた広範囲の評価を行うことができ，栄養学的に問題がある可能性の患者をより多く拾い出すことができる．

3) MNA®-SFは，栄養の知識が乏しくても簡便に用いることができ，管理栄養士やNSTのコンサルテーションを依頼する判断材料となる．

4) MNA®やMNA®-SFは，トータルスコアの比較による優先順位の決定，個々の点数による問題点の明瞭化ができる．また推移の評価を行うこともできる．

5) 慢性期病院でMNA®-SFを用いるときは，6項目の合計スコアとCとEの項目を除いた4項目の合計スコアを比較するとよい．

6) MNA®-SFでBMIの代わりに下腿周囲長を用いるときは，31 cmではなく25 cmを目安としたほうがよい．

文献

1) Suominen MH, Sandelin E, Soini H, Pitkala KH. How well do nurses recognize malnutrition in elderly patients? Eur J Clin Nutr 2009; 63(2): 292-6.

2) 岡本渚，美濃良夫，三木美千代，ほか．簡易栄養状態評価表ショートフォームMNA®-SFの有用性について：MNA®との比較検討．第12回日本褥瘡学会学術集会，2010年8月21日．

3) 美濃良夫，岡本渚，三木美千代，ほか．簡易栄養評価表−ショートフォームMNA®-SFにおいてBMIの代わりに下腿周囲長を用いることの検討．第12回日本褥瘡学会学術集会，2010年8月21日．

4) 杉山みち子，称津ひかる．新身体計測基準値とADL．日本人の新身体計測基準値．栄養評価と治療 2002；19(suppl.)：29-32．

Mini Nutritional Assessment

高齢者施設（介護施設）

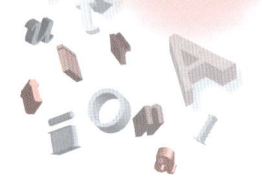

葛谷雅文 Kuzuya, Masafumi

　最近多くの高齢者介護施設が構築され，介護保険法のもとの「介護保険三施設」や「有料老人ホーム」，軽費老人ホーム（ケアハウス），グループホーム，さらには最近では介護サービス付の高齢者専用賃貸住宅（ケア付高専賃）なども存在し，きわめて多様化してきている．

　いずれの施設も介護が主であり，医療は人員配置の面でも，また費用の面でも病院ほど充足していないのはいうまでもない．病院と異なり頻繁に採血を実施して血清アルブミンなどの栄養指標をモニターすることも困難なことが多い．したがって栄養評価も身体計測を中心とした評価が一般的である．

　その意味で，高齢者用に開発されたMNA®は特別な採血も必要としないため，介護施設でも十分対応できると思われる．

介護施設からの報告

　わが国の介護施設からの報告はきわめて限られている．筆者らは名古屋市の特別養護老人ホーム（11施設）入所者を対象にMNA®-SFを使用した栄養調査を実施した．実際にはMNA®-SFを実施した587名中，栄養良好は99名（16.9％），栄養不良の疑い，337名（57.4％），栄養不良，151名（25.7％）であった（図1）[1]．MNA®-SFの各群間の比較では性別には相違なく，要介護度がわるくなるにしたがい「栄養不良」の割合が増加した（要介護5では栄養不良は43.4％に及んだ）（図，論文未発表）．また，特別養護老人ホームの調査では丸山らがMNA®を使用し，同一施設に入所中の100名を調査した結果，3名がスクリーニングで正常と評価され，68名が低栄養リスクあり，29名

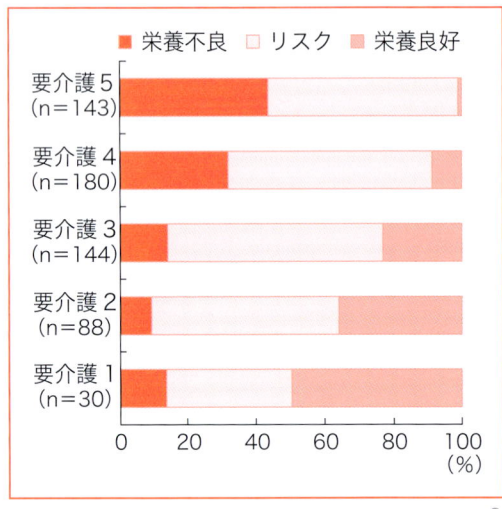

図1　特養における入所者要介護度別MNA®-SFによる栄養評価

が栄養不良と判定された．丸山らは同一コホートで1年後にも調査をしており，その比較ならびに死亡，入院との関連も検討している[2]．

　海外の介護施設からのデータは多く報告されている．表1にまとめたが，介護施設といっても各国の医療・福祉事情によりさまざまな形態の施設があり，入所する高齢者の基準も当然異なるので単純には比較ができない．介護の必要な高齢者が生活する施設から，まだそれほど介護が必要ない高齢者用の施設まで多く含まれる．したがって低栄養の頻度は報告により2.5％から36％とまちまちである．なおわが国からの25.8％は特別養護老人ホームの調査である．特別国によりその有病率に差があるわけではない．

　上記の2つのわが国の特別養護老人ホームにおける低栄養の割合は同じような割合で，25〜30％程度の頻度であることが想像できる．

表1　施設入所高齢者のMNA®を使用した栄養評価

国	人数	年齢（year）	女性(%)	評価法	栄養評価（%）良好	栄養評価（%）低栄養リスク	栄養評価（%）低栄養	文献
Japan	587	85.1±7.8	81.5	MNA®-SF	16.9	57.3	25.8	1)
Japan	100	86.7 (74-99)	80.0	MNA®	3.0	68.0	29.0	2)
Germany	114	84.6±9.1	75.4	MNA®	19.3	57.9	22.8	3)
Sweden	173	84 (65-99)	74.0	MNA®	24	59	17	4)
Sweden	872	84.5±8.0	69.0	MNA®	16	48	36	5)
Sweden	261	F：84.8±7.1, M：82.5±6.4	57.0	MNA®	20.7	56.3	23	6)
Italy	241	80.1±8.3	61.0	MNA®	48.1	40.7	11.2	7)
Italy	123	85.3±8.4	77.2	MNA®	28.6	51.1	20.3	8)
Spain	89	85.0±6.0	100.0	MNA®	30.3	61.8	7.9	9)
Belgium	81	83.4±6.6	80.2	MNA®	63.0	34.5	2.5	10)
Brazil	153	76.9±9.7	60.0	MNA®	35.9	45.8	18.3	11)
Taiwan	308	nondementia: 79.6±7.6, dementia: 82.2±7.9	59.4	modified MNA®	18.9	59.2	21.9	12)
International	1,586	F：85.1±7.4, M：81.3±8.3	75.0	MNA®	32.9	53.4	13.8	13)
平均					27.5	53.3	19.2	

介護施設におけるMNA®の問題点

　MNA®自体はもともとは自立した高齢者用に開発された経緯がある．したがってMNA®には認知機能障害がある対象者には答えることができない項目がいくつか存在する．MNA®のガイドにはそのような場合は介護者が回答してもよいとある．また，特別養護老人ホームにしろ老人保健施設にしろ，経口摂取ができずに経管栄養が実施されている高齢者がかなりの頻度で存在するとも思われる．MNA®の質問事項には食事摂取量の変化の項目（A），何回食事をとるかの問い（J），たんぱく質摂取状況の問い（K），果物や野菜の摂取状況の問い（L），水分摂取状況の問い（M）が存在し，回答することができない．

　体重測定が不可能であるとBMIの値が出ず，MNA®は完成できない．その点MNA®のshort formであるMNA®-SFはBMIが測定できないときにふくらはぎの周囲長（calf circumference；CC）を代用することができる．しかし，在宅と違い入所中は車椅子での体重測定は可能である場合が多いと思われ，それほどの問題にはならない．身長に関しては立位での測定を勧めてはいるが，測定不能な場合は多くの推定方法をガイドでは提示してあり，それで代用することが可能である．

文 献

1) Kuzuya M, not published observation.
2) 丸山たみ, 木川眞美, 三浦麻子, 清水 進. 介護老人福祉施設におけるMNA (Mini Nutritional Assessment) による栄養評価の試み. 日本栄養・食糧学会誌 2006；59：207-13.
3) Smoliner C, Norman K, Wagner KH, et al. Malnutrition and depression in the institutionalised elderly. Br J Nutr 2009; 102: 1663-7.
4) Carlsson M, Gustafson Y, Eriksson S, Håglin L. Body composition in Swedish old people aged 65-99 years, living in residential care facilities. Arch Gerontol Geriatr 2009; 49: 98-107.
5) Saletti A, Lindgren EY, Johansson L, Cederholm T. Nutritional status according to mini nutritional assessment in an institutionalized elderly population in Sweden. Gerontology 2000; 46: 139-45.
6) Christensson L, Unosson M, Ek AC. Evaluation of nutritional assessment techniques in elderly people newly admitted to municipal care. Eur J Clin Nutr 2002; 56: 810-8.
7) Cereda E, Pusani C, Limonta D, Vanotti A. The ability of the Geriatric Nutritional Risk Index to assess the nutritional status and predict the outcome of home-care resident elderly: a comparison with the Mini Nutritional Assessment. Br J Nutr 2009; 102: 563-70.
8) Cereda E, Valzolgher L, Pedrolli C. Mini nutritional assessment is a good predictor of functional status in institutionalised elderly at risk of malnutrition. Clin Nutr 2008; 27: 700-5.
9) Ruiz-López MD, Artacho R, Oliva P, et al. Nutritional risk in institutionalized older women determined by the Mini Nutritional Assessment test: what are the main factors? Nutrition 2003; 19: 767-71.
10) Griep MI, Mets TF, Collys K, et al. Risk of malnutrition in retirement homes elderly persons measured by the "mini-nutritional assessment". J Gerontol A Biol Sci Med Sci 2000; 55: M57-63.
11) Alves de Rezende CH, Marquez Cunha T, Alvarenga Júnior V, Penha-Silva N. Dependence of Mini-Nutritional Assessment scores with age and some hematological variables in elderly institutionalized patients. Gerontology 2005; 51: 316-21.
12) Tsai AC, Ku PY. Population-specific Mini Nutritional Assessment effectively predicts the nutritional state and follow-up mortality of institutionalized elderly Taiwanese regardless of cognitive status. Br J Nutr 2008; 100: 152-8.
13) Kaiser MJ, Bauer JM, Rämsch C, et al. Frequency of malnutrition in older adults: a multinational perspective using the mini nutritional assessment. J Am Geriatr Soc 2010; 58: 1734-8.

在宅

Mini Nutritional Assessment

葛谷雅文 KUZUYA, MASAFUMI

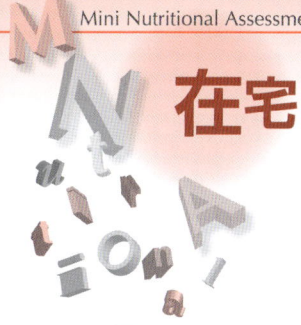

はじめに

今後，在宅療養中の慢性期疾患を抱える高齢者の数はますます増加することが予測されている．栄養状態はそのような虚弱高齢者の健康に多大な影響を与えることが，いままでの多くの研究により明らかにされている．したがって，そのような高齢者の栄養評価はルーチンに定期的に実施されるべきものである．とくに要介護高齢者においては低栄養リスクが多く存在しており，低栄養のリスクを含めて評価することが重要である．

在宅においては施設入所中の高齢者，また入院中の高齢者とは別の低栄養リスクが存在している（表1）．施設介護と異なり，自動的に食事が供給されるわけではなく，食べものが十分に供給されない場合があることを念頭に置く必要がある．原因としては日常生活動作（ADL）の障害，認知機能障害，貧困，問題ある食習慣や，もっとも大きな問題であると思われる介護力不足，または不適切介護の問題があげられる．不適切介護とは「高齢者の満たされない要求を生み出す介護者の行為」と定義され，身体的虐待などが含まれるが，不適切な食事の供給も当然「不適切介護」である．介護保険サービスなどが導入されれば，他人の目にさらされるチャンスが増え，介入のきっかけとなるが，それもないと不適切介護は持続する危険がある．かかりつけ医は当然対象者の病気だけを診ていればいいわけではなく，そのような環境に対しての注意も必要である．

さらには要介護高齢者では，在宅で体重測定，または身長測定ができない対象者が相当数存在し，栄養評価に難渋することもある．

地域での高齢者栄養評価―MNA® 使用例

表2に地域（在宅）での高齢者栄養評価でMNA®を使用した報告をいくつかまとめた．このように現在MNA®は欧米のみならず，アジア各国で使用されており，英文論文にも報告されるようになってきている．自立または要介護状態か，さらには都会，田舎か，経済的に貧しいか，富んでいるのか，など多くの要因により栄養状態が左右されるのがみて取れる．

わが国での在宅高齢者を対象としたMNA®の使用報告

Inoueらは在宅療養中の要介護高齢者181名を対象にMNA®を実施し，表2[13]にあるようにMNA®カテゴリー「栄養状態良好」「栄養不良のリスクあり」「栄養不良」がそれぞれ29.3, 45.9, 24.9%存在した，と報告している．さらにMNA®値はbody mass index（BMI），上腕周囲長（MAC），上腕三頭筋皮下脂肪厚（TSF），上腕筋面積（AMA），下腿周囲長（CC），血清アルブミン値，ADLと有意に相関

表1 在宅高齢者特有の低栄養リスク

ADL低下
認知機能障害
介護力不足
不十分な食事の供給
食習慣の問題
貧困
かかりつけ医の不在
体重（BMI）が測定できない
経時的な栄養評価がしにくい

表2 地域高齢者栄養評価

国	settings	人数	年齢 (year)	女性 (%)	評価法	栄養評価 (%) 良好	栄養評価 (%) 低栄養リスク	栄養評価 (%) 低栄養	文献
Spain	薬剤師ベースの調査	22,007	75.2±6.8	63.6	MNA®	70.3	25.4	4.3	1)
Denmark	SENECA study 参加者	171	70-75	不明	MNA®	78.4	21.6	0	2)
Finland	訪問介護サービス受給者	178	83.5±4.6	不明	MNA®	48.8	47.8	3.4	3)
Sweden	訪問介護サービス受給者	353	82+7	64	MNA®	51	41	8	4)
Brazil	自立した高齢者	471	≥60(60-92)	58.6	MNA®	79.4	19.3	1.3	5)
Iran	種々	221	78.1±7.5	59.7	MNA®	53.4	43.4	3.2	6)
India	rural	227	70.0±8.9	63.9	MNA®	37.0	49.3	13.7	7)
Bangladesh	rural	457	69.5±6.8	55	MNA®	12	62	26	8)
Taiwan	種々	2,802	≥65	45.3	MNA®	82.0	15.1	2.9	9)
China	自立した高齢者	162	74.1±5.9	56.2	MNA®	55.6	36.4	8.0	10)
Turkey	out patient clinic	2,327	72.1±6.1	63.6	MNA®-SF	72.0	28.0		11)
International	種々	964	F：81.3±8.3, M：85.1±7.4	88.0	MNA®	62.4	31.9	5.8	12)
Japan	home-care service use	181	79.8±8.8	65.7	MNA®	29.3	45.9	24.9	13)
Japan	senior college	130	72.2±1.4	52.3	MNA®	87.4	12.6	0	14)
Japan	home-care service use	463	81.2±7.8	57.7	MNA®-SF	33.9	51.4	14.7	15)
Japan	home-care service use	281	81.9±7.2	74.4	MNA®	39.9	51.2	8.9	16)
平均						55.8	36.4	8.3	

し，MNA®のカテゴリー「低栄養」「低栄養のリスク」は「栄養良好」に比較し生命予後の強いリスクである，とも報告している[13]．

また，IzawaらはデイケアサービスLL使用中の要介護高齢者281名を対象にMNA®を実施したところ，表2[16]にあるように「栄養状態良好」「栄養不良のリスクあり」「栄養不良」がそれぞれ39.9，51.2，8.9％存在する，と報告している．またMNA®の点数は要介護度がわるくなるにつれ低下し，要介護5の対象者では66.7%にも達していた（**図1**）[16]．また筆者らは在宅療養中の要介護高齢者463名を対象にMNA®-SFを実施したところ，表2[15]のようにMNA®カテゴリー「栄養状態良好」「栄養不良のリスクあり」「栄養不良」がそれぞれ33.9，51.4，14.7％存在した．一方，Iizakaらはsenior college参加者で自立した地域高齢者130名を対象にMNA®で評価したところ「栄養不良」のカテゴリーは存在せず，「リスクあり」が12.6%，「栄養良好」が87.4%であったと報告している（表2）[14]．

以上をまとめると，地域で自立した生活を行っている高齢者においては「栄養不良」と判定される高齢者はまれであるが，要介護高齢者においては10～25%程度「栄養不良」と判定される高齢者が存在する．しかも，要介護度がわるくなるにつれその割合が増加する．しかし，「栄養不良のリスクあり」と判定される者は自立した高齢者にも10%程度存在している．要介護高齢者では50%程度が「栄養不良のリスクあり」と判定される．

在宅におけるMNA®の使用上の問題点

施設入所中であげた問題点，とくに経管栄養使用者に対しては在宅高齢者でも同様にMNA®は使用しにくい．以前，筆者らの在宅療養中の要介護者の調査では952人中なんらかの原因で身長が測れないケースが35.9%，体重が測定できないケースが30.7%存在し，結局BMIが計測できなかったのが46.0%に及んだ[17]．このように円背が強かったり，関節拘縮があったりして身長が測れない要介護高齢者や，ADL障害のため在宅では体重が測定できない高齢者が結構な頻度で存在することが明らかとなった．MNA®では身長の推測式がガイドラインに提示してあることにより推定身長は計算式により求めることができる可能性がある．一方，体重に関しては測定不能高齢者がある程度は存在する．MNA®-SFではBMI値がない場合のためにふくらはぎの周囲長（calf circumference；CC）を代用する場合を想定して計算できるようにしてあり，有効である．

MNA®-SFは，はじめMNA®スクリーニング用に開発されたが，その際の検討でMNA®-SFとfull version MNA®合計点との相関はr＝0.945であり，「栄養状態良好」の判定ではMNA®のfull versionとの感度，特異度はそれぞれ97.9%，100%と報告されている[18]．また，日本人を対象とした検討でもMNA®-SFとfull version MNA®合計点との相関はr＝0.88，MNA®-SFの「栄養状態良好」の判定ではMNA®のfull versionとの感度，特異度はそれぞれ67.9%，96.0%と若干前記の報告よりは落ちるものの，十分使用に耐えうるものであった[19]．MNA®-SFは簡便で医師以外のコメディカルが十分使用できるものであり，もっとわが国で普及してほしいものである．

おわりに

MNA®の使用ガイドには在宅高齢者では1年に一度MNA®-SFの使用をすすめている．要介護高齢者では低栄養リスクが高いため最低3カ月に一度はこの簡便なスクリーニングを実施することをおすすめしたい．

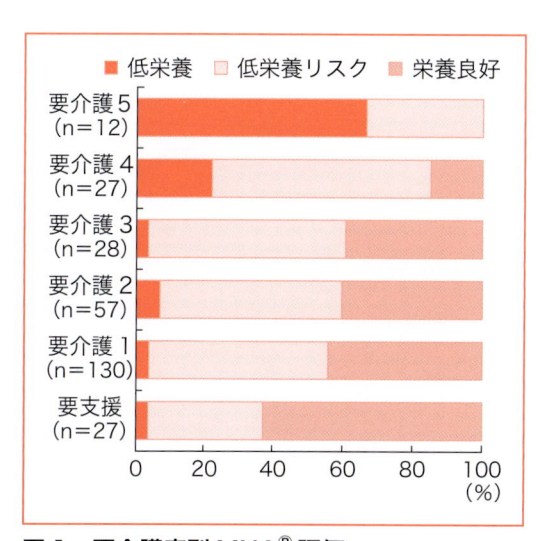

図1　要介護度別MNA®評価
（文献16より改変）

文　献

1) Cuervo M, Ansorena D, Martínez-González MA, et al. Impact of global and subjective mini nutritional assessment（MNA®）questions on the evaluation of the nutritional status: the role of gender and age. Arch Gerontol Geriatr 2009; 49: 69-73.
2) Beck AM, Ovesen L, Osler M. The 'Mini Nutritional Assessment'（MNA®）and the 'Determine Your Nutritional Health' Checklist（NSI Checklist）as predictors of morbidity and mortality in an elderly Danish population. Br J Nutr 1999; 81: 31-6.
3) Soini H, Routasalo P, Lagstrom H. Characteristics of the Mini-Nutritional Assessment in elderly home-care patients. Eur J Clin Nutr 2004; 58: 64-70.
4) Saletti A, Johansson L, Yifter-Lindgren E, et al. Nutritional status and a 3-year follow-up in elderly receiving support at home. Gerontology 2005; 51: 192-8.
5) De Marchi RJ, Hugo FN, Hilgert JB, Padilha DM. Association between oral health status and nutritional status in south Brazilian independent-living older people. Nutrition 2008; 24: 546-53.
6) Amirkalali B, Sharifi F, Fakhrzadeh H, et al. Evalu-

ation of the Mini Nutritional Assessment in the elderly, Tehran, Iran. Public Health Nutr 2010; 13: 1373-9.
7) Vedantam A, Subramanian V, Rao NV, John KR. Malnutrition in free-living elderly in rural south India: prevalence and risk factors. Public Health Nutr 2010; 13: 1328-32.
8) Kabir ZN, Ferdous T, Cederholm T, et al. Mini Nutritional Assessment of rural elderly people in Bangladesh: the impact of demographic, socio-economic and health factors. Public Health Nutr 2006; 9: 968-74.
9) Tsai AC, Yang SF, Wang JY. Validation of population-specific Mini-Nutritional Assessment with its long-term mortality-predicting ability: results of a population-based longitudinal 4-year study in Taiwan. Br J Nutr 2010; 104: 93-9.
10) Han Y, Li S, Zheng Y. Predictors of nutritional status among community-dwelling older adults in Wuhan, China. Public Health Nutr 2009; 12: 1189-96.
11) Ulger Z, Halil M, Kalan I, et al. Comprehensive assessment of malnutrition risk and related factors in a large group of community-dwelling older adults. Clin Nutr 2010; 29: 507-11.
12) Kaiser MJ, Bauer JM, Rämsch C, et al. Frequency of malnutrition in older adults: a multinational perspective using the mini nutritional assessment. J Am Geriatr Soc 2010; 58: 1734-8.
13) Inoue K, Kato M. Usefulness of the Mini-Nutritional Assessment (MNA$^®$) to evaluate the nutritional status of Japanese frail elderly under home care Geriatr Gerontol Int 2007; 7: 238-44.
14) Iizaka S, Tadaka E, Sanada H. Comprehensive assessment of nutritional status and associated factors in the healthy, community-dwelling elderly Geriatr Gerontol Int 2008; 8: 24-31.
15) Kuzuya M, not published observation.
16) Izawa S, Kuzuya M, Okada K, et al. The nutritional status of frail elderly with care needs according to the mini-nutritional assessment. Clin Nutr 2006; 25: 962-67.
17) Izawa S, Enoki H, Hirakawa Y, et al. Lack of body weight measurement is associated with mortality and hospitalization in community-dwelling frail elderly. Clin Nutr 2007; 26: 764-70.
18) Rubenstein LZ, Harker JO, Salvà A, et al. Screening for undernutrition in geriatric practice: developing the short-form mini-nutritional assessment (MNA$^®$-SF). J Gerontol A Biol Sci Med Sci 2001; 56: M366-72.
19) Kuzuya M, Kanda S, Koike T, et al. Evaluation of Mini-Nutritional Assessment for Japanese frail elderly. Nutrition 2005; 21: 498-503.

10 職種別MNA®の活用

医師の立場から

藤井　真 FUJII, SHIN

はじめに

栄養管理の重要性が認識され，わが国にNSTが導入されてから約10年がたとうとしている．2010年には栄養サポートチーム加算が新設され，ますます栄養管理体制が全国の病院で普及しはじめている．ただし今回の加算はおもに急性期病院が対象となっている．実際の医療の現場では，大部分の高齢者は慢性期の病院や介護施設，在宅に存在している．その人々の栄養管理が実は非常に重要なのである．急性期病院ではDPCが次々と導入され在院期間は大幅に短縮している．つまり多くの高齢者は十分な栄養管理ができないまま退院し，あとは在宅や施設に任せっ放しになっているのが現状である．

こうした現状のなかでMNA®（Mini Nutritional Assessment）は登場した．在宅や施設における栄養管理は病院での栄養管理とは違い区別して考える必要がある．とくに栄養評価の方法が違う．病院のNSTでは医師・看護師・管理栄養士・薬剤師など多くの職種により多角的に栄養評価を行う（図1）．一方，在宅や施設では訪問する看護師や管理栄養士，あるいは介護者や家族によって，ときには単独で栄養評価を行わなければならない（図2, 3）．病院におけるさまざまなツールを活用したNSTによる濃厚な栄養管理に対し，最小限の負担で簡便に栄養評価が行えるMNA®，この両方をうまく橋渡しすることによってはじめて継続した栄養管理が可能となるのである．

MNA®の特徴と活用（表1）

● "At risk群"の早期からの栄養管理

MNA®の詳しい内容や項目の設定までの経緯は他項に譲る．なんといってもMNA®の特徴は"At risk群"の設定であろう．ひとたび栄養不良に陥ってしまうとそこから回復するのは容易ではない．いわゆる"栄養の負のスパイラル"に陥ってしまうのである．とくに高齢者ではその傾向が顕著で，たとえば褥瘡で入院した高齢者が，入院時の栄養スクリーニングによって血中アルブミンの値が2.5 g/dl以下などというのは日常よくみかける．そこからNSTがかかわってもそう簡単には栄養状態は改善しない．短期間の入院中には悪化するのを防ぐのが精一杯，などということも多いのである．つまり入院時にはなんらかの疾患を併発してしまっているので，その疾患からの回復に消費される栄養もあれば，そもそも全身状態が悪化してしまっていて栄養状態回復に関連するさまざまな臓器がすでに影響を受けていて，エネ

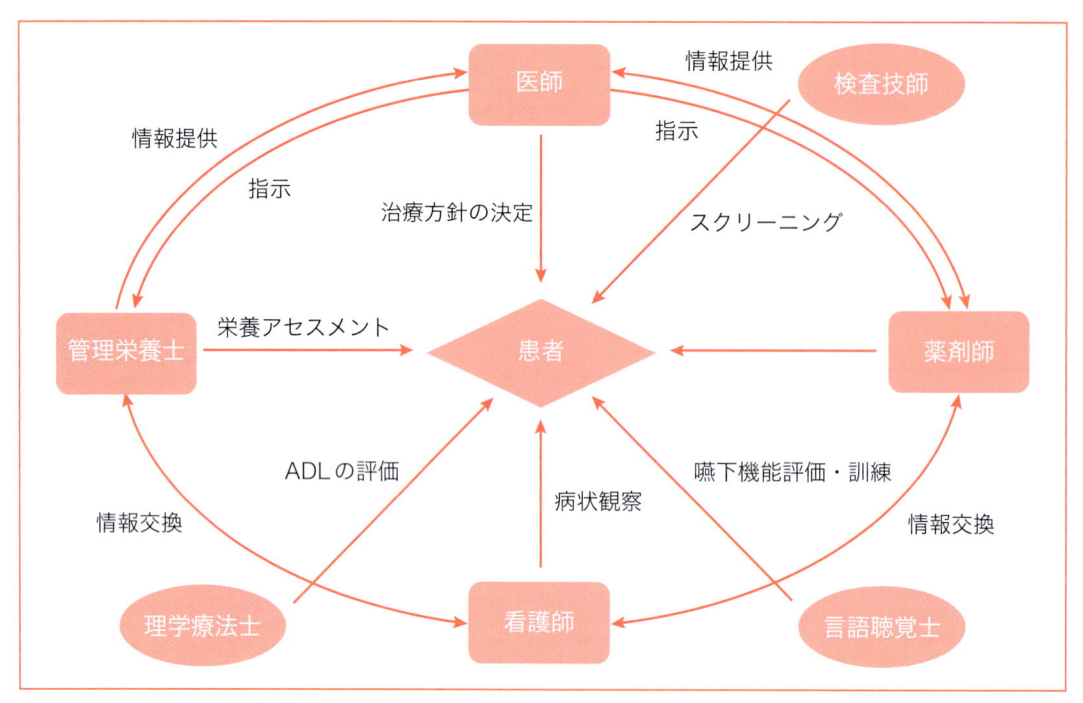

図1 病院NSTでの栄養管理

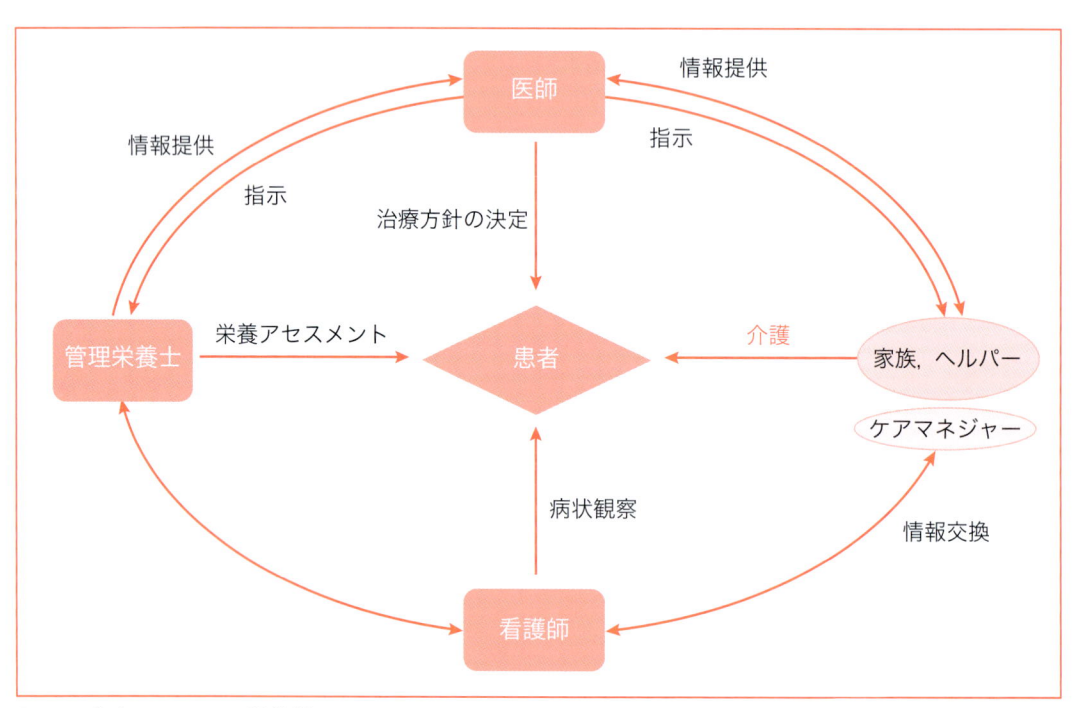

図2 在宅NSTでの栄養管理

ギーを与えてもそれがそのまま栄養状態改善にはつながらない場合も多い．

つまり，とくに高齢者では，栄養状態が悪化する前にそのリスクを早期にみつけ出すことが非常に重要となる．その意味でAt risk群の設定は画期的である．

●精神・神経状態の把握

もうひとつの特徴は評価項目のなかに"神

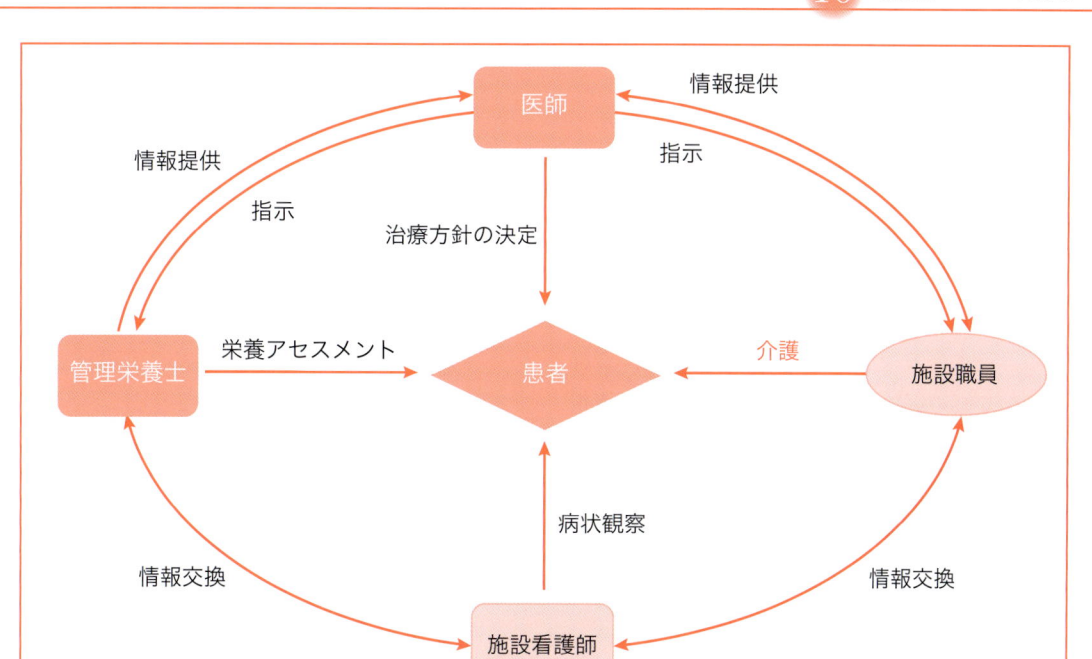

図3　施設NSTでの栄養管理

表1　MNA®の特徴と活用（医師の立場から）

① "At risk群"の早期からの栄養管理が可能
② 精神・神経状態の把握が可能
③ 短時間での栄養評価が可能
④ 情報共有ツールとして

経・精神的問題の有無"が入っていることであろう．医療の現場で高齢者の栄養管理を行っていると"食べられるはずなのに食べられない"という高齢者に非常によく遭遇する．このタイプの栄養不良者は，実際には栄養を改善させるのにたいへん苦労することが多い．わかりやすい器質的な原因がみつからない分，対策がみつけにくいのである．NSTを約10年間行っていると，このタイプの大部分に認知症やうつ状態がかかわっていることがわかってきた．つまり高齢者の低栄養予備軍をみつけ出すのには精神神経状態の評価は不可欠であり，その意味でも項目Eの"神経・精神的問題の有無"は重要である．

● **簡便で短時間で可能な栄養評価**

先に述べたように近年，病院以外の場所，おもに在宅や施設での栄養管理の重要性が増している．病院における栄養管理においては医師が中心となるNSTチームで行っている．一方，施設や在宅では看護師，管理栄養士，介護者や家族が栄養管理の中心である．MNA®を駆使するのはおもに後者である．在宅や施設では栄養管理に費やせる時間は少なく，要領よく短時間で栄養評価を行わなければならない．また血液検査はごくたまにしか行うことができない．そういう環境のなかでの栄養評価ツールとして，MNA®は非常に役立っている．

● **情報共有ツールとして**

在宅や施設での栄養管理にはいくつかの課題がみられる（**表2**）．①栄養管理を行うマンパワーの不足，②地域で栄養管理を行うための連携システムの整備不足，③栄養に関する情報を共有するためのツールの不足などである．このなかで，③に関連してMNA®は有効に活用できる．在宅や施設では必ずしも栄養の専門家の

表2　在宅や施設でのNSTの課題

①マンパワーの不足
②地域連携システムの整備
③情報の共有

みがかかわるわけではなく，それにかかわる多職種・家族が同じ情報を共有することが重要である．過去の栄養状況，現在の栄養状況，これまでの対応の経緯，これからの方針などの情報が正確に伝わる必要がある．MNA®は簡便に行える栄養評価であり，これが栄養評価の第一段階として共通理解が深まれば病院から在宅や施設，あるいは在宅や施設から病院への客観的な栄養状態の情報共有が可能となる（**図4**）．

おわりに

MNA®の活用に関して医師の立場から述べた．MNA®は，病院や在宅・施設での簡便な栄養評価の共通言語として有用であり，今後さらに広まれば，重要性はより増すものと考える．

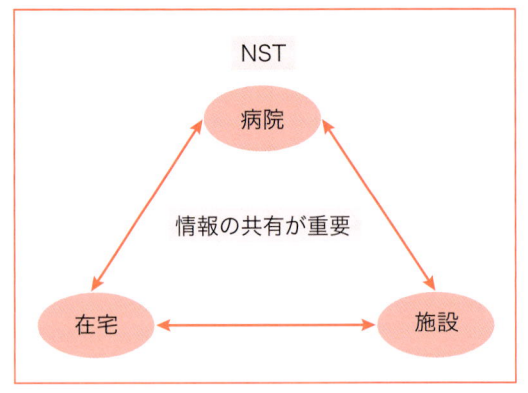

図4　在宅や施設での栄養管理

文　献

1) Bauer JM, et al. The Mini Nutritional Assessment ——Its History, Today's Practice, and Future Perspectives. Nutr Clin Pract 2008; 23: 388-96.
2) 藤井　真．ホームNST・サークルNSTにおける地域密着病院の役割．日本静脈経腸栄養 2009；24(4)：903-7.

Mini Nutritional Assessment

看護師の立場から

田中朋子 TANAKA, TOMOKO

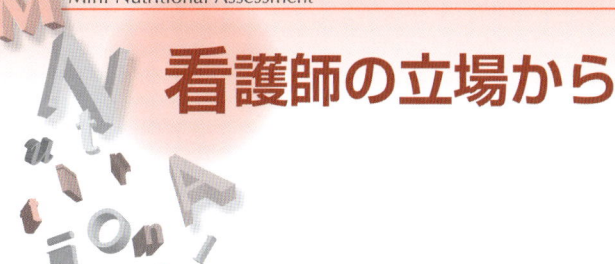

はじめに

　栄養スクリーニングの目的は，栄養不良状態あるいは栄養不良リスクのある患者を見逃すことなく拾い上げ，早期に改善の方法を考え栄養介入を行うことである．

　高齢者入院の増加により，看護業務としての栄養管理が重要なタスクとなっている．高齢者の栄養障害は，免疫能の低下や疾患・外傷・術後の治癒遅延，その結果としてのADLやQOLの低下を容易にきたし，かつ回復困難となる可能性がきわめて高い．また栄養不良の高齢者は死亡率や退院後の再入院率が高く，生命予後悪化のハイリスク集団である．

　看護師に与えられた役割で栄養管理において基本的かつ重要なものとして栄養スクリーニングがあげられる．栄養スクリーニングは全患者に対して行うべきであり，だれでも簡単に同等の精度で測定できることが理想である．スクリーニングの手法として，Mini Nutritional Assessment（MNA®），主観的包括的評価法（Subjective Global Assessment；以下SGA），Geriatric Nutritional Risk Index（以下GNRI），血清アルブミン値（以下Alb），体重（以下BMIで代用）の変化率，食事摂取量などが現在用いられている．MNA®は，客観的評価が点数化され比較的短時間で施行可能であり，血液検査を必要としない，認知症の評価項目があるなどの特徴があるため，在宅や施設入所の高齢者にも有用性が高いと思われる．SGAは主観的評価が中心であるため，習熟しないと主観的判断に迷いが生じることがある．また問診や診察に時間を要するため，患者数が多くなるとスクリーニングとして限界がある．GNRIは，Bouillanneらによって高齢入院患者向けに考案され，Albと理想体重比から算出する簡便な方法である．現法では，GNRI値82未満を重度栄養障害リスク，92～98を軽度栄養障害リスク，99以上をリスクなしと判定している．一方，AlbやBMIは炎症・ストレス・肝障害・脱水・浮腫の存在などに大きく左右され，とくに急性期において評価を誤る可能性がある．

高齢入院患者の栄養スクリーニング

　経験年数や専門を問わずに看護師が短時間に簡便に施行可能であることが栄養スクリーニングとして適当であろう．筆者らは，139名の当施設患者に対してMNA®-SF（以下MNA®），GNRI，Alb，BMI，年齢に関して，スクリーニングツールとしての有用性，簡便性について検討を行った．調査対象は当院一般病棟に平成22年4～6月の3カ月間に入院した全患者であり，入院時に担当看護師がスクリーニングを行った．患者内訳は男性63人，女性76人，平均年齢79.8歳であった．各ツールの平均値をみると，MNA®とGNRIでほとんどの患者が栄養リスクありと判定されていた．Alb値3.0未満もしくはBMI値18.0未満を栄養不良状態と仮定すると，44人（31.6%）のみ該当し，AlbやBMIのみの評価では栄養不良リスクが見逃される可能性が指摘された（**表1**）．

　MNA®とGNRIは，血清アルブミン値や体重，年齢などの各栄養指標と有意な相関を示した（**図1，2**）．GNRIがMNA®に比べ感度，

表1 各ツールの平均値

年齢	平均 79.6 歳	最低 66.3 歳, 最高 93.3 歳
	平均値	95% CI
MNA®	6.58	5.38 ～ 7.78
GNRI	86.4	71.8 ～ 101.0
Alb	3.26	2.71 ～ 3.82
BMI	19.9	16.5 ～ 23.3

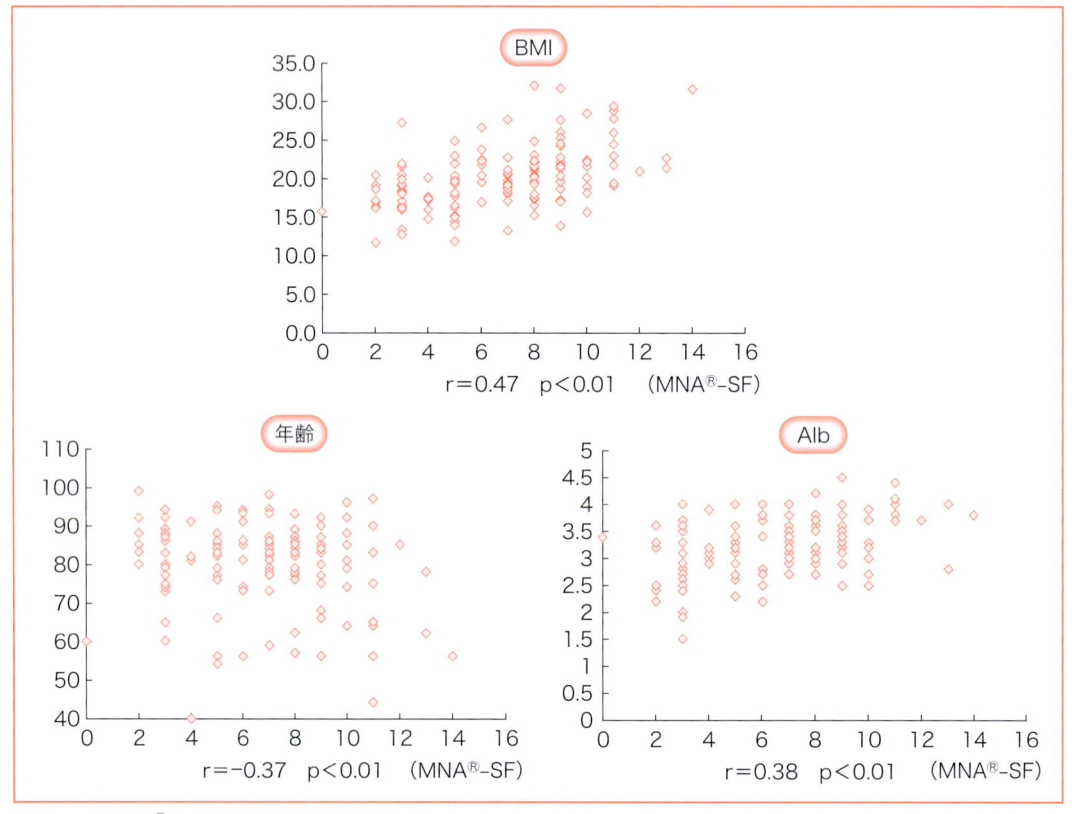

図1 MNA®と各栄養指標の相関

特異度が高い傾向となったが，GNRIの評価項目にAlbや体重比が内包されているため当然の結果と思われた．また高齢化が有意な栄養不良の指標となっていることは興味深いデータの1つであった（vs MNA®, GNRI [r = -0.37, r = -0.95,] p<0.01）．

以上より，MNA®とGNRIはすぐれた栄養スクリーニングツールであると思われる．評価が簡便で客観的であるため，入院時の栄養スクリーニングはもとより，入院経過中のルーチンでの栄養アセスメントツールとしても有用であると考えられた．MNA®とGNRIは有意な相関を示しており，より簡便なMNA®単独でのスクリーニングが十分可能であると思われた（**図3**）．また，血清アルブミン値とBMIは独立した因子であり（r = 0.09, p = 0.263），それぞれを単独で栄養スクリーニングとして用いることは控えるべきであることが示唆された．

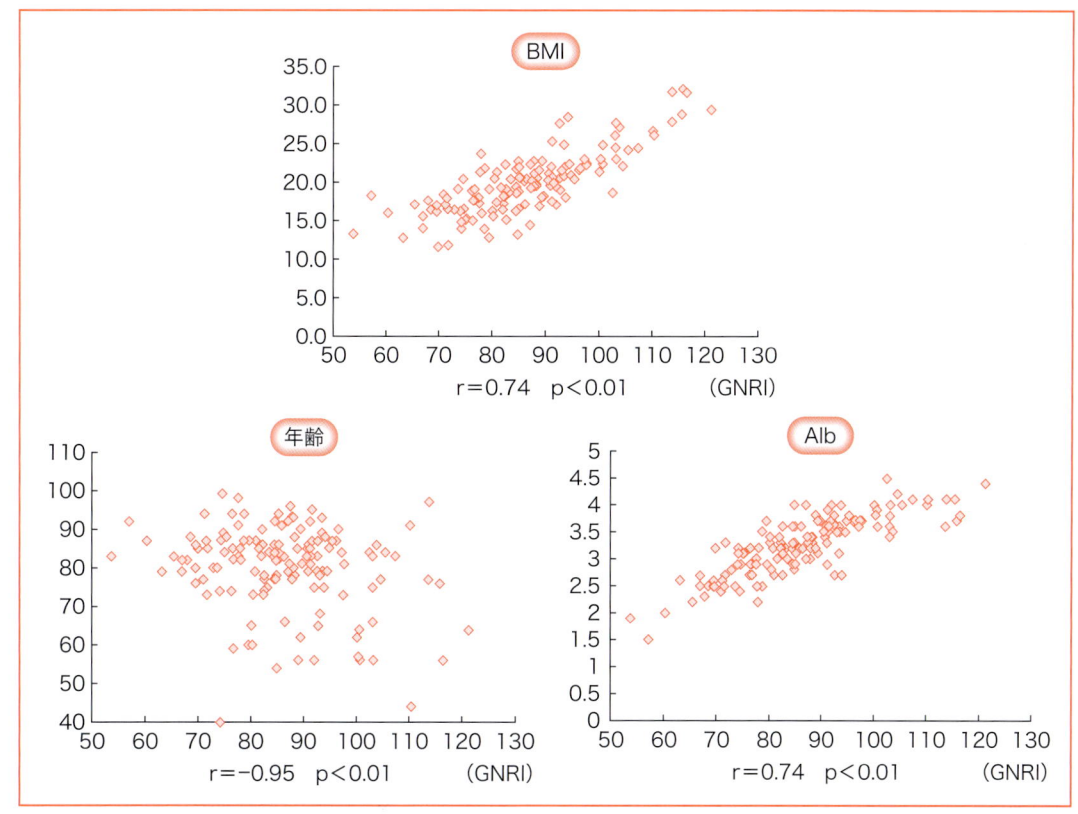

図2 GNRIと各栄養指標の相関

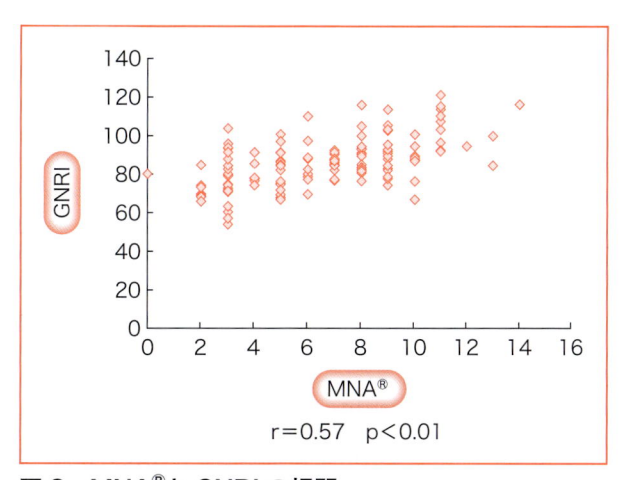

図3 MNA®とGNRIの相関

おわりに

　高齢入院患者の増加により，栄養不良を回避あるいは改善することは，医療者の責務であるといえる．栄養スクリーニングを全患者に行うことで，栄養不良の高齢患者を抽出して栄養アセスメントを行い，さらに栄養介入を行うことが可能となる．筆者らの検討では，MNA®はすぐれた栄養スクリーニングツールであることが示された．病棟での看護業務が拡大し，看護師不足が囁かれるなか，簡便さと正確さを備えたスクリーニングツールとしてMNA®を用いることは有用性が高いと思われた．

栄養士の立場から—コミュニティにおけるMNA®の活用

真井睦子 SANAI, MUTSUKO

MNA®活用の経緯

　わが国は2007年に超高齢社会に突入し，その後も高齢化率は上昇し続けている．2000年に介護保険制度がスタートしてから，全国の介護認定者は年々増加傾向を示している．このままの状態で推移すれば本制度の存続が危ぶまれる状況となっており，予防重視型の取り組みが日本全国で動いている．また介護現場では，高齢者の独居，老々介護の問題など，家族への支援および対策も急がれている．高齢者の要介護を予防し，介護度を上げないためには，在宅において栄養管理を適切に行うことが非常に重要であり，そのためには医療と介護，行政，福祉との連携が必要である．在宅ケアにかかわる多職種が協力し合い，栄養障害をひとつの疾患と認識し，栄養管理を適切に行うことが可能となれば，介護予防および介護度の維持向上につながるものと考える．このシステムを構築するためには，栄養障害をひき起こす要因となる問題点を多職種が把握し，ケアを行うための共通したツールが必要である．

　MNA®は高齢者の栄養状態を評価する実用的な評価法であり，とくにMNA® Short Form（以下MNA®-SF）は簡便であることから，医療従事者だけではなく介護に携わる多職種が活用しやすく，地域高齢者の栄養障害への早期発見，早期介入に役立つアセスメントツールとして期待できる．都市型と異なり各機関が小規模化している地域においては，比較的スムーズに連携することが可能であり，各地域の特性を生かし，コミュニティによるヒューマンネットワークを最大限に活用することで，その地域にしかないオンリーワンの栄養改善が可能となる．

地域でのMNA®-SF活用の実際

　当院（栗山赤十字病院）が設置されている栗山町は北海道空知地区南部に位置する．中心都市である札幌，北海道の玄関口である新千歳空港から車で約1時間，苫小牧市より約1時間30分のところにあり，農業を中心とした町である．当院は，地域における基幹病院として地域医療の充実を図り，急性期から回復期，そして療養へと幅広い医療と介護を行っている．

　地域基幹病院に勤務する管理栄養士の業務はもはや，病院内の業務を行うだけではない．地域の管理栄養士としてさまざまな機関（行政，福祉，介護など）と連携し，地域高齢者に対して食支援活動を行っている．各分野別のアプローチ内容を図1に示す．MNA®を活用するための第一歩として，このような分野との連携が必要である．そして他職種の誰もが理解しやすく短時間で行うことができるMNA®-SFを使用することが望ましい．そしてMNA®-SFの説明と使用後の検証，問題点の解決法などを1カ所に集約し検討するシステムが構築されていることと，各分野の職種が参集する定期的な会合開催が必要である．

●栗山町の例

　栗山町役場福祉課では，毎週1回サービス調整連絡会議を開催している．この会議には筆者ら行政，介護，福祉関係のスタッフが参加し，行政からの報告，イベントの案内，また介

10 職種別MNA®の活用

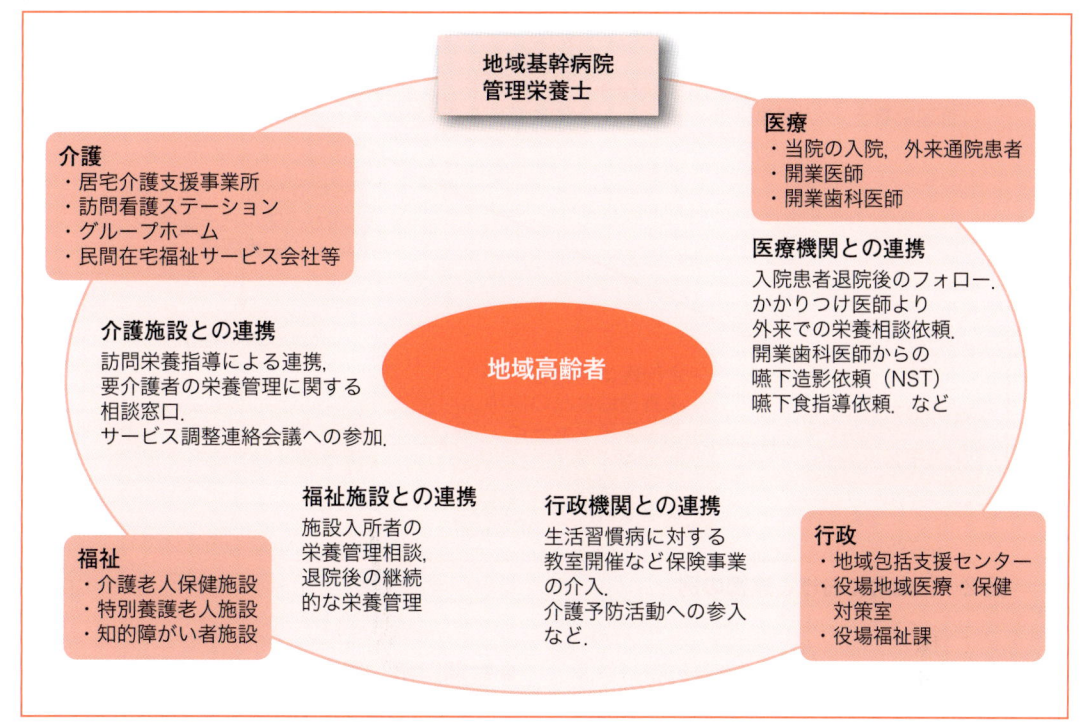

```
                    地域基幹病院
                    管理栄養士

介護                                              医療
・居宅介護支援事業所                              ・当院の入院，外来通院患者
・訪問看護ステーション                            ・開業医師
・グループホーム                                  ・開業歯科医師
・民間在宅福祉サービス会社等
                                                 医療機関との連携
  介護施設との連携                                入院患者退院後のフォロー．
  訪問栄養指導による連携．                        かかりつけ医師より
  要介護者の栄養管理に関する      地域高齢者      外来での栄養相談依頼．
  相談窓口．                                      開業歯科医師からの
  サービス調整連絡会議への参加．                  嚥下造影依頼（NST）
                                                 嚥下食指導依頼．など

              福祉施設との連携    行政機関との連携
              施設入所者の        生活習慣病に対する
              栄養管理相談，      教室開催など保険事業    行政
  福祉        退院後の継続        の介入．                ・地域包括支援センター
  ・介護老人保健施設  的な栄養管理  介護予防活動への参入  ・役場地域医療・保健
  ・特別養護老人施設                など．                対策室
  ・知的障がい者施設                                      ・役場福祉課
```

図1　各分野別の地域高齢者に対するアプローチと連携

護現場のさまざまな情報交換がなされている．筆者は，医療機関の管理栄養士としてこの場に参加し，在宅要介護高齢者の栄養管理に関する相談を受け，アドバイス等を行っている．このほか，毎月1回，上記の職種が集まり，在宅高齢者のよりよいケアを行うための知識や情報を得る勉強会（ケア会議）も行っている．これらサービス会議およびケア会議の場を利用して，在宅現場のケアスタッフにMNA®-SFを紹介し，積極的に活用するよう促している．そしてケアマネジャーがMNA®-SFを使用し，スコアの低いスクリーニング項目を問題点として把握し，栄養障害を予防するためにどうすればよいか病院の管理栄養士に相談している．

相談内容で多いものは体重減少である．体重減少となる原因と対策を相談し合い，食事改善を行っている．そして当院の外来受診につなげ，受診時に管理栄養士がMNA®フルバージョンによる詳細なアセスメントと歯科アセスメントを行う．そして結果を担当ケアマネジャーに報告し，主治医と検討し，栄養補助食品の提供または必要となれば訪問栄養指導につなげている（**図2**）．

● **栄養指導における活用**

当院では在宅支援のひとつとして管理栄養士による在宅訪問栄養指導を行っている．訪問栄養指導では初回栄養評価用紙にMNA®-SFを付け加え（**図3**），定期訪問の際はMNA®フルバージョンを使用している．

訪問栄養指導の際，介護している家族にスコアの低い項目に対する対策を随時提示している．家族も問題点を意識しはじめている．在宅ケアにかかわる職種とこれを共有し，問題点の改善に向かって多職種で協力し合い，知識を出し合いケアを行っていく．実際の使用例と経過を**図4**に示す．この症例の在宅高齢者はまだまだ栄養不良がみられるが問題点の改善に向かっていることがわかる．経過を介護ケアスタッフに報告し，前回の評価と比較し，どの点が改善されたかなど，多職種と共有している．

● **『栄養新聞』の発行**

MNA®-SFの項目にある食事量減少の予防

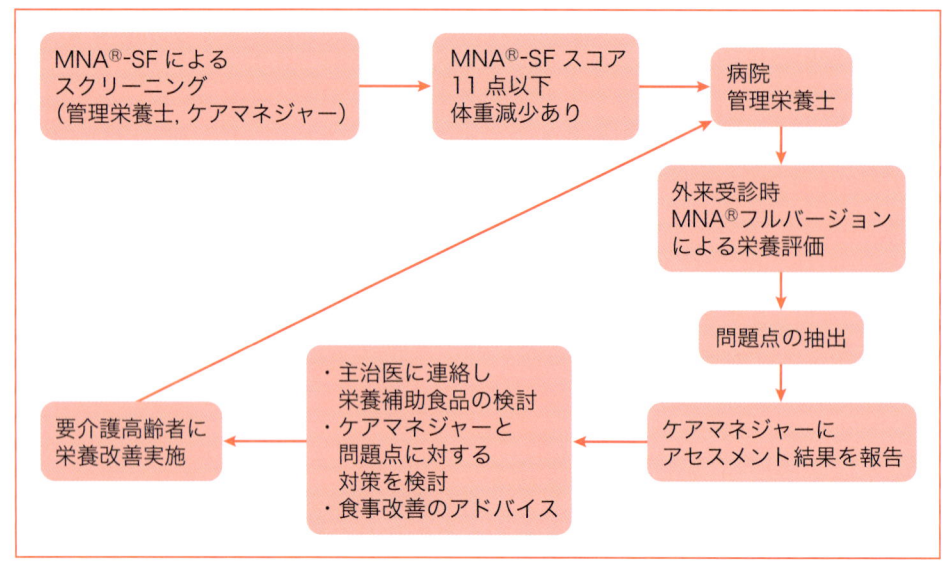

図2 栗山町における連携の例

など，日々の食事支援として『栄養新聞』を介護する家族対象に発行し，栄養補助食品の情報提供などを行っている．またデイサービス先において医療機関で使用している栄養補助食品の試飲会を行い，在宅でも購入可能としている．

MNA®活用の効果

MNA®活用の効果として，在宅ケアにかかわる多職種が栄養管理に関する教育効果，意識の向上，連携によるスムーズな情報交換などが考えられる．各分野が別々に頑張るのではなく，各分野の専門性を生かし連携することで，地域高齢者の栄養改善へとつながっていく（図5）．

● 栄養障害のリスクと考えられる問題点の把握

MNA®-SFの各評価項目のなかで低いスコアの項目が問題点となり，今後のケアにおいて何を中心に改善していかなければならないかを把握することが可能である．ケア領域のスタッフがこの問題点を改善するためにどのような生活支援を行うか，互いに相談し合い，同じ目的を共有しケアすることが大切である．

● 短期目標，長期目標の設定

MNA®-SFにより問題点が明らかになることで，栄養管理のゴール設定が比較的容易となる．短期目標，そして長期目標に向かって居宅療養者中心にさまざまな人的資源，物的資源を活用したサービス提供が行われ，ケアスタッフによるチームアプローチへと発展していく（図6）．

● 栄養障害への早期介入

これまで解説したようにMNA®-SFは簡便で理解しやすい項目から成り立っている．医療従事者からの説明があれば，熱心なケアマネジャーは早速使用するであろう．実際にMNA®-SFを使用することで，ケアマネジャーは食事量の減少，体重減少を意識しはじめている．

栄養障害への早期介入は，家族を含め周囲のケアスタッフが日々の食事摂取量や精神面など，日常の変化に気付いていないと不可能である．MNA®-SFはスクリーニングスコアが11点以下で「At risk」と判定されるので，体重減少がみられたら，日常の食事内容を見直すなど栄養改善を行うこととなる．また，Dの項目「過去3ヶ月間で精神的ストレス及び急性疾患の有無」により，ケアスタッフは急性疾患の発

図3 MNA®-SF を付加した栄養評価用紙

在宅栄養管理指導指示・計画表

患者氏名	███████	性別	■	年齢	
住所	███████	電話番号			
主治医	███	指導を要する疾患名	███████		

主治医の指示内容： 熱量 1,500 kcal／日　蛋白質量 44 g／日　塩分量 5 g／日

重点事項： 腎不全食、尿酸値を下げる　NPC/N 185
低栄養の改善

主治医の在宅における診療計画： 自宅で腎不全食を摂取し、療養生活が家族および本人ともに無理なく送ることができる。低栄養の改善と腎キノウ維持を目指す。

居宅事業所名	███	介護支援専門員名	███

受けているサービス内容： 訪問介護 ███ 15:00〜15:30
通所 ███ 9:30〜16:00

生活及び食事状況： 娘とすぐ近く（隣接している）家で1人暮らし。娘はよく介護者の家に行って見守っている。施設入所を考えているが、それまで食事のフォローをおねがいしたい。

禁止食品： カレー、ケチャップ、冷たいもの、生卵

指導開始時の栄養評価指標：

TP	6.5 g/dL	Alb	2.8 g/dL	AST	IU/L	ALT	IU/L	CRP	1.9 mg/dL
TG	mg/dL	T-Cho	mg/dL	LDL-C	mg/dL	Hb	13.2 g/dL	ChE	IU/L
BUN	27.8 mg/dL	CRE	0.94 mg/dL	K	mEq/L	P	mg/dL		
HbA1c	%			Na 129 mEq/L					

身長 145 cm　体重 34 kg　BMI 16.1　目標設定体重 37.8 kg

MNA-SF

項目	選択肢	点数	問題点の対策
A. 食事量減少	著しい減少	0	
	中等度減少	①	
	減少なし	2	
B. 体重減少	3kg以上の減少	0	体重アップ
	わからない	1	
	1〜3kgの減少	②	
	体重減少なし	3	
C. 自力で歩くかどうか	寝たきりか、常時車椅子	0	栄養面の向上によるADL向上
	移乗はできるが自由に外出不可	①	
	自由に外出可能	2	
D. 過去3ヶ月間で精神的ストレス及び急性疾患の経験があったか	あった	⓪	3ヶ月再入院しない様ケアする
	ない	2	
E. 神経・精神的疾患の有無	強度認知・うつ病	0	
	中等度認知	①	
	精神問題なし	2	
F. 身長・体重比BMI	19未満	⓪	体重アップ
	19未満〜21未満	1	
	21〜23未満	2	
	23以上	3	
F.-2 ふくらはぎ周囲長 CC	CC 31cm未満	⓪	TOTAL 5 点
	CC 31cm以上	3	

短期目標： 体重を37kgに　いつまでに 6月までに
長期目標： 適切で安定した食事摂取と栄養改善　いつまでに 12月までに

服薬内容： 別紙

KURIYAMA RED CROSS HOSPITAL

図4 栄養評価用紙使用例

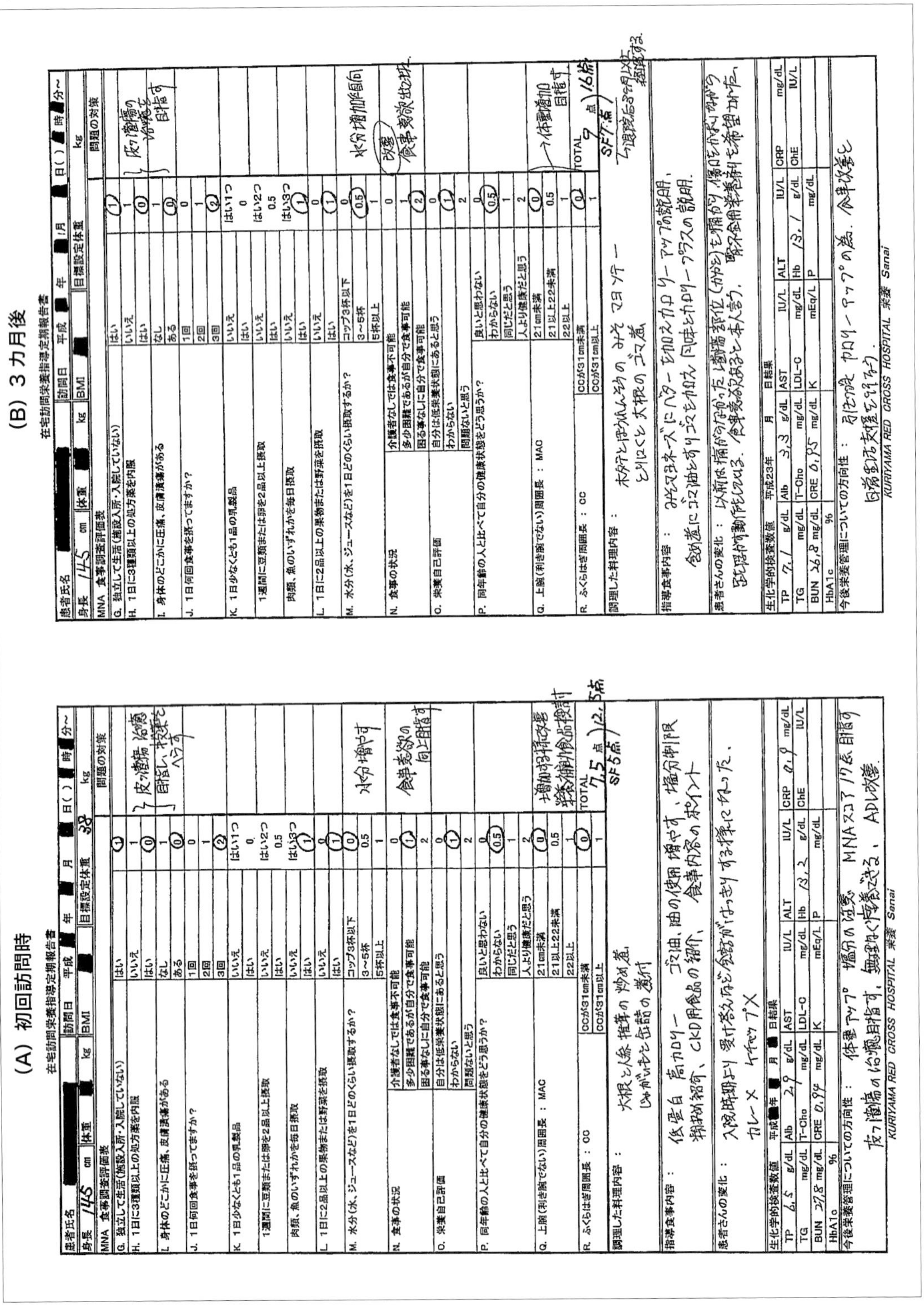

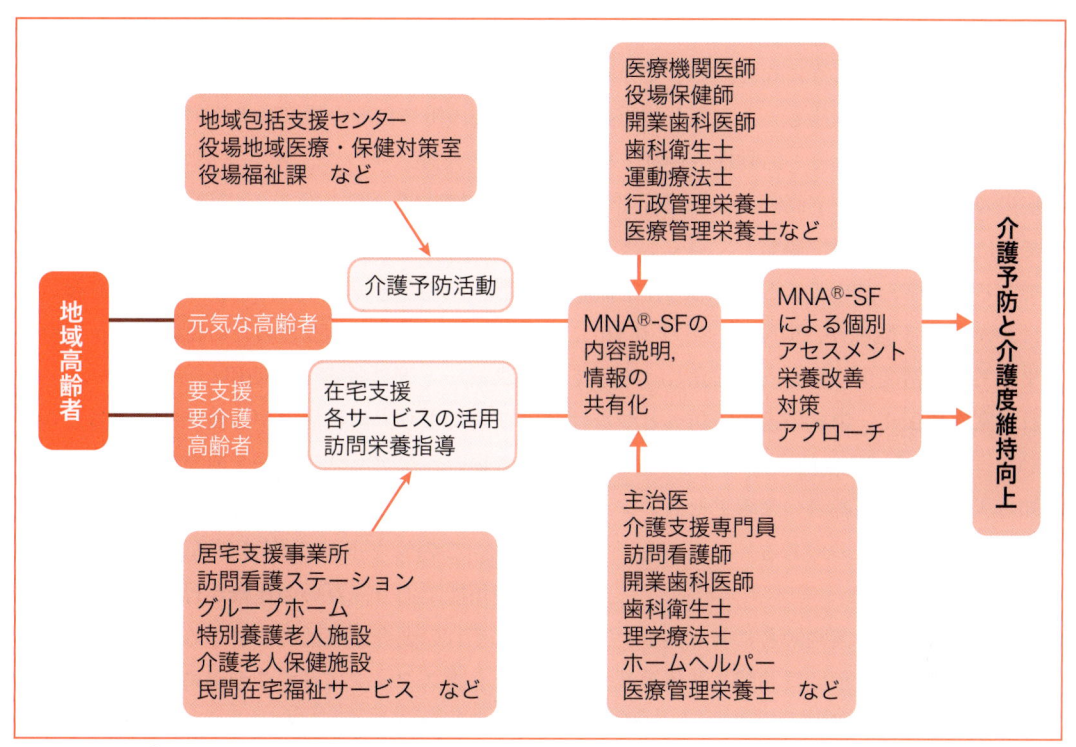

図5 MNA®を活用した連携とその効果

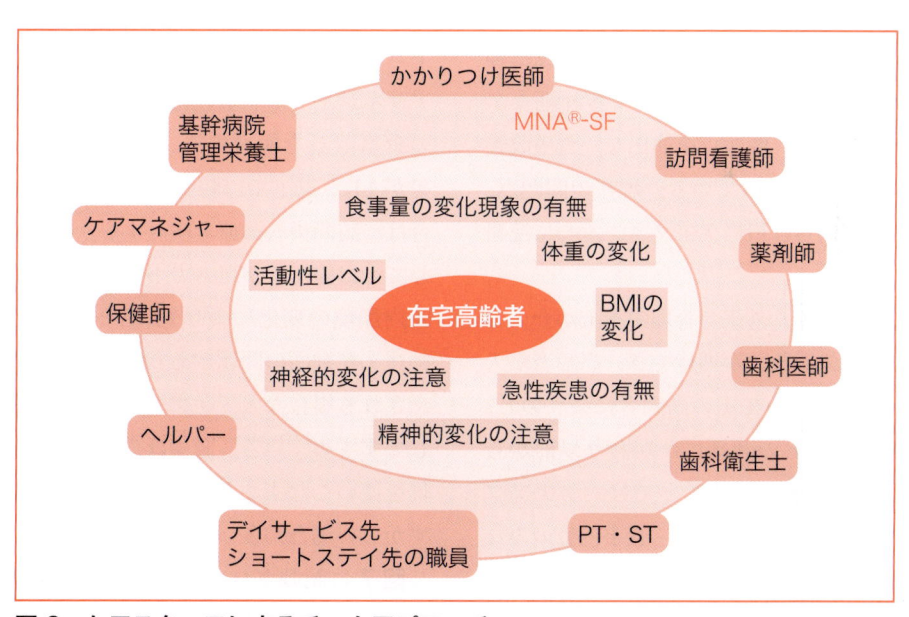

図6 ケアスタッフによるチームアプローチ

症による入院を経験した在宅高齢者に関して，退院後はよりいっそう注意深く観察し，再入院の予防に努めていくことが必要となる．

　ケアスタッフがMNA®-SFを活用し，早期にリスクを発見することが在宅高齢者の栄養障害の予防となる．また食事改善は，医療機関の栄養士と連携がとれていることが望ましい．

●教育効果

　MNA®-SFの項目のひとつにBMI（Body mass index）がある．これにより，BMIが栄

養評価指標として重要であるということを介護スタッフが理解するようになる．そして介助者である家族に伝え，家族もまた自ずと体重の変化を意識するようになる．活動性や神経・精神的疾患の有無など，在宅高齢者の栄養管理においてなにを重点において観察していくことが有用であるかを学んでいくこととなる．在宅高齢者にかかわる多職種が，MNA®-SFを共有し，さまざまな日常変化に目を向け注意し，そしてこれを家族に伝え，栄養障害の予防へとつなげていく．MNA®-SFを使うことにより，知らず知らずのうちに高齢者の栄養アセスメント技術が備わっていくものである．

● 医療従事者にとってのメリット

当院は外来で要介護高齢者に対し体重チェックを看護師が行い，前回受診時より体重減少がみられた場合，管理栄養士に連絡し，診察までの時間に栄養食事指導が行われる．栄養食事指導では管理栄養士がMNA®-SFによる栄養評価を行い，11点以下で体重減少がみられた場合は，MNA®フルバージョンによる詳細なアセスメントを行い，問題点を抽出し，食事改善へのアドバイスを行っている．現在の問題点，アセスメント内容は担当ケアマネジャーに連絡する．

このことにより，外来で管理栄養士が介入し高齢者の早期栄養改善が期待でき，高齢者が入院したとき，はじめてその高齢者に会うのと，外来でMNA®-SFの評価にかかわり以前から生活場面を理解しているのとでは，ケアアプローチ内容に大きな差が出る．食事内容のみならず嗜好や食事方法等を詳細に把握しているので，食事ケアが容易となる．また家族のうち誰のサポートで生活しているか，担当である介護専門員が把握しているので，退院に向けてどのようなアプローチを行うか，そして退院後は誰と連携し在宅生活を継続して支援していくのかが容易に理解できる．

MNA®-SFと歯科アセスメント

栗山町では要介護高齢者に対し，歯科開業医師と介護スタッフ，そして管理栄養士が協力し，MNA®-SFと簡単な歯科アセスメントを組み合わせたシートを作成し使用している．実際の使用例を示す（図7）．このシートは，口腔機能維持と栄養改善のためにおもにケアマネジャーと管理栄養士が使用し，共有している．これにより，歯科治療が必要であると考えられた場合，ケアマネジャーと要介護高齢者本人ならびに家族と相談し訪問歯科診療につなげている．このシートは1枚で5名のアセスメントが可能であり，互いの比較が行えることと，それぞれの要介護高齢者に対するアプローチ内容を介護スタッフに示すことが可能である．シートはケアマネジャーが担当の要介護高齢者に使用し，管理栄養士は外来で使用している．先にも述べたようにMNA®-SFスコアが11点以下（At risk）で体重減少がみられた場合，ケアマネジャーは病院の管理栄養士と相談し日々の食事改善を検討する．またMNA®-SFスコアが11点以下で口腔機能に問題がみられる場合は，訪問歯科診療を検討する．義歯調整に関しても口腔ケアが自力で不可能であったり，口腔内環境の変化によりMNA®-SF項目にある神経・精神面の問題があり，よくない変化が懸念される場合など，ケアスタッフと相談し注意してすすめている．義歯は道具であるので，道具を使いこなすことが不可能な介護状態ではむずかしい場合が多い．

図7に記載されているDさんは義歯が合わなくなってきている．過去3カ月間の体重変化はみられないが，2年くらい前から体重が2kgほど減少している．BMIは22である．口腔ケアは自力でできており，自分で口腔内を漱ぎ，義歯を洗浄し安定剤をつけては義歯を装着することを1日3〜4回くらい行っている．この日常行動は自力で口腔ケアができると考え

図7 MNA®-SFと簡単な歯科アセスメントを組み合わせたシート

MNA項目	A	B	C	D	E
調査日	■	■	■	■	■
氏名	A	B	C	D	E
性別	女	女	男	男	男
年齢					
体重（kg）	55	48	50	50	35.8
身長（cm）	150	155	151.5	154	148.5
介護度	1	1	3	2	要支援2
A 食事量減少					
著しい減少	0	0	0	0	0
中等度減少	1	1	1	1	1
減少なし	②	②	②	②	②
B 体重減少					
3kg以上の減少	0	0	0	0	0
わからない	1	1	1	1	1
1〜3kgの減少	2	2	2	2	2
体重減少なし	③	③	③	③	③
C 自力で歩くかどうか					
寝たきりか常時車椅子	0	0	0	0	0
移乗はできる外出不可	1	1	1	①	1
自由に歩き外出可能	②	②	②	2	②
D 過去3ヶ月間で精神的ストレス及び急性疾患の経験があったか					
あった	0	0	0	0	⓪
なし	②	②	②	②	2
E 神経・精神的疾患の有無					
強度認知・うつ病	0	0	0	0	0
中等度認知	①	①	①	①	1
精神問題なし	2	2	2	2	2
F 身長体重比BMI					
19未満	0	0	0	0	⓪
19〜21未満	1	①	1	1	1
21〜23未満	2	2	②	②	2
23以上	③	3	3	3	3
F2 ふくらはぎ周囲長 CC					
CC 31cm未満					
CC 31cm以上					
スクリーニング値	13	11	12	11	9
口腔ケア自力でできる	○	○	○	○	○
食事形態	軟菜	常食	常食	軟菜	軟菜
歯周疾患・口腔粘膜疾患	×	×	×	×	×
残存指数	×	24本	22本	×	18本
う蝕指数	×	×	×	×	4本
義歯装着者	○	×	×	○	○
義歯保持者	○	×	×	○	○
義歯があっている	○			○	
アプローチ内容	現状維持	食事改善	現状維持	食事改善入れ歯調整	食事改善歯科治療

KURIYAMA RED CROSS HOSPITAL Sanai

る．現在，ケアスタッフが相談し合い，本人，家族にすすめたところ，義歯調整を開始することとなった．このシートは担当である歯科医師も共有し，食事状況であるとか活動性であるとかケアマネージャーの説明を加えて使用している．口から食べる機能維持のために，そして栄養障害を予防するために今後も活用していく．

栄養改善のシステム構築に必要なMNA®-SF

今まで述べた早期介入による栄養改善の全体的な流れを示す（**図8**）．ケアマネジャーが歯科アセスメントとMNA®-SFによるスクリーニングを実施し，スコアが低いのはどの項目かを把握して，医療機関の管理栄養士に示す．管

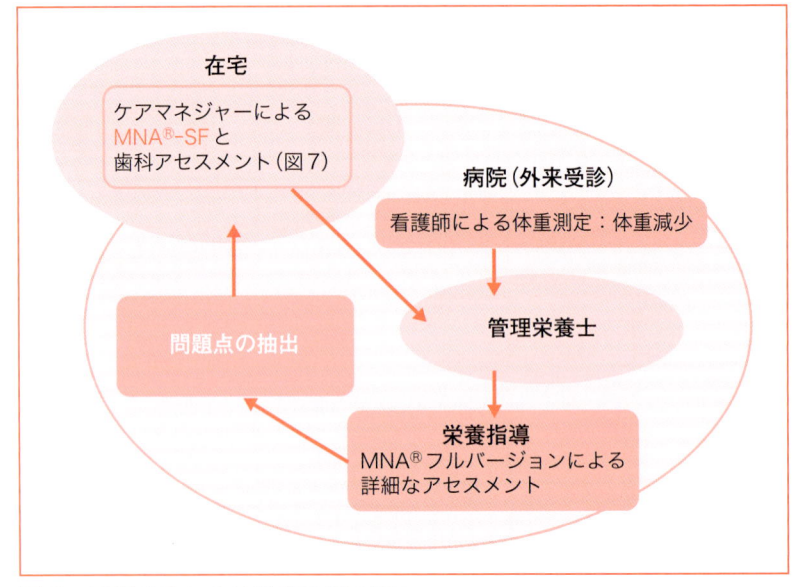

図8 早期介入による栄養改善の流れ

理栄養士は，なぜ低いスコアとなるのかを明らかにするために，MNA®フルバージョンによる詳細なアセスメントを行う．そして今後アプローチしていかなければならない改善策をケアマネジャーに伝える．

たとえば体重減少が起こっている場合，MNA®-SFフルバージョンにある乳製品および卵，肉などの摂取が少なかったり，食事回数や水分摂取が十分ではないなどの原因があったりする．また同年齢と比べた自己評価に関しても「自分は健康である」という意識がない要介護高齢者は，生き生きとした療養生活はむずかしいと思い込んでいる場合が多い．上腕周囲長およびふくらはぎ周囲長は，体重や体力に比例し，活動性の低下をも示している．訪問リハビリ，栄養補助食品の検討，ヘルパーによる生活介助につなげていく．MNA®-SFの評価だけでは判明しない原因をMNA®フルバージョンでみつけ出すことができる．これはきめ細やかなケアアプローチへとつながる．

ケアマネジャーをはじめ施設の介護スタッフなど，今後はより多くの職種に歯科アセスメントを加えたMNA®-SFを使用して欲しいと思っている．自宅や施設で起こっていく栄養障害を早期に発見し，医療機関のスタッフと協力し改善努力を行うことが大切である．

地域高齢者とMNA®

医療が細分化されるなか，地域においては全人的で総合的な医療提供が求められ，在宅政策と福祉の充実が重要となっている．地域の医療従事者は医療機関のなかだけではなく，地域の患者を支え地域に貢献することが必要と考える．医療だけでは地域は成り立たない．今後は専門性をもって福祉や介護に従事するケア領域の職種と協働し，地域支援をしていくことが必要であると考える．MNA®-SFは医療側と介護側とを結ぶ優れたスクリーニングツールであり，今後広く高齢者支援のためにさまざまな場面で活用され，各機関全体を結ぶツールとなることを願う．

文　献

1) 岡田晋吾，編．地域連携パス作成術・活用術：医学書院；2007．
2) 全国訪問栄養食事指導研究会，編．在宅での栄養ケアのすすめかた：日本医療企画；2008．

MNA®-SF 記載マニュアル

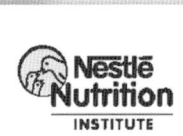

簡易栄養状態評価表
Mini Nutritional Assessment-Short Form
MNA®

氏名：　　　　　　　　　　　　　　性別：

年齢：　　　体重：　　　kg　身長：　　　cm　調査日：

下の□欄に適切な数値を記入し、それらを加算してスクリーニング値を算出する。

スクリーニング

A 過去3ヶ月間で食欲不振、消化器系の問題、そしゃく・嚥下困難などで食事量が減少しましたか？
- 0 = 著しい食事量の減少
- 1 = 中等度の食事量の減少
- 2 = 食事量の減少なし

B 過去3ヶ月間で体重の減少がありましたか？
- 0 = 3 kg 以上の減少
- 1 = わからない
- 2 = 1～3 kg の減少
- 3 = 体重減少なし

C 自力で歩けますか？
- 0 = 寝たきりまたは車椅子を常時使用
- 1 = ベッドや車椅子を離れられるが、歩いて外出はできない
- 2 = 自由に歩いて外出できる

D 過去3ヶ月間で精神的ストレスや急性疾患を経験しましたか？
- 0 = はい　2 = いいえ

E 神経・精神的問題の有無
- 0 = 強度認知症またはうつ状態
- 1 = 中程度の認知症
- 2 = 精神的問題なし

F1 BMI (kg/m²)：体重 (kg) ÷ 身長 (m)²
- 0 = BMI が 19 未満
- 1 = BMI が 19 以上、21 未満
- 2 = BMI が 21 以上、23 未満
- 3 = BMI が 23 以上

BMI が測定できない方は、F1 の代わりに F2 に回答してください。
BMI が測定できる方は、F1 のみに回答し、F2 には記入しないでください。

F2 ふくらはぎの周囲長 (cm)：CC
- 0 = 31cm 未満
- 3 = 31cm 以上

スクリーニング値
（最大：14ポイント）

- 12 － 14 ポイント：　栄養状態良好
- 8 － 11 ポイント：　低栄養のおそれあり (At risk)
- 0 － 7 ポイント：　低栄養

簡易栄養状態アセスメント（MNA®）は低栄養のリスクにある65歳以上の高齢者に用いる栄養アセスメントツールです．

- このMNA®記載マニュアルはMNA®を利用する方が正確にまた矛盾なく記載できるよう作成しました．
- このマニュアルではMNA®の各項目の解説およびスコアを割り付けるための解説をします．
- MNA®でスクリーニングおよびアセスメントを開始する前に，用紙の上部に対象者の情報を記入します．
  ①氏名，②性別，③年齢，④体重，⑤身長，そしてアセスメントを実施した日にちも忘れずに記入します．
- 体重はより正確に測定するために，対象者の靴や重い衣服は脱いでいただきます．
- 身長は身長計を利用し測定します．対象者が寝たきりで身長計での計測が困難な場合には，膝高またはDemispanを測定します．

スクリーニング

■アセスメントをはじめる前に
- アセスメント欄の□に適切な数値を記入し，それらを加算します．
- 11ポイント以下の場合，次の項目に進み，総合評価値を算出します．

🔑 キーポイント
1. 陰影のついた部分の提案を参考に質問A～Eを対象者にたずねます．
2. 対象者が質問に答えられない場合は介護者に答えてもらいます．
3. 対象者の記録または専門的判断を利用して質問に答えます．

A　過去3ヶ月間に食欲不振，消化器系の問題，そしゃく・嚥下困難などで食事量が減少しましたか？

0 = 著しい食事量の減少
1 = 中等度の食事量の減少
2 = 食事量の減少なし

- 対象者および介護者へは以下のように質問します．

「過去3ヶ月間の食事量が普段に比べ減少しましたか？」

- もしそうであれば，以下の3点を確認します．
  1. 食欲はどうだったか？
  2. 噛むことはできるか？
  3. 飲み込みはスムーズか，ムセなどないか？
- 食事の量が減少していれば，非常に減少したか，わずかな減少かを確認し，スコアを記載します．

B　過去3ヶ月で体重の減少がありましたか？

0 = 3kg以上の減少
1 = わからない
2 = 1～3kgの減少
3 = 体重減少なし

- 過去3ヶ月間での体重の変化を対象者または介護者にたずねます．または医療記録を確認します．
- たずねる場合には

「減量していないのに，体重が減少しましたか？」
「どのくらい体重が減少しましたか？」

　などと質問し，わかる場合には3kg以上の減少かまたはそれ以下かを確認します．

＊体重減少の項目は重要であり除外されるとMNAの感度が低くなるので，対象者が肥満の場合であっても体重減少についてたずねることは重要です．

＊ダイエットによる体重減少であってもそのまま評価します．

> **C　自力で歩けますか？**
> 　　0 = 寝たきりまたは車椅子を常時使用
> 　　1 = ベッドや車椅子を離れられるが，歩いて外出はできない
> 　　2 = 自由に歩いて外出できる

● 活動性について対象者または介護者にたずねる．または記録を調べます．
「ベッドまたは車椅子を常時使用しているか，離れることはできるか？」
● さらには「自力で歩いて外出できるか？」をたずねます．

> **D　過去3ヶ月間で精神的ストレスや急性疾患を経験しましたか？**
> 　　0 = はい
> 　　2 = いいえ

● 対象者の精神的ストレスや急性の疾患の有無について確認します．
「最近，身内の方にご不幸があったりしましたか？」
「最近，病気をしましたか？」
「引っ越しなどをしましたか？」
などとたずね，確認します．

> **E　神経・精神的問題の有無**
> 　　0 = 強度認知症またはうつ状態
> 　　1 = 中程度の認知症
> 　　2 = 精神的問題なし

● 医療記録や施設スタッフ，介護者から対象者の神経・精神的問題（認知症など）について確認します．
● 対象者が応答することができない場合（認知症など），または対象者が混乱している場合，対象者の個人的介護者または専門介護者に次の質問に答えてもらうか，対象者の答えが正確かどうか調べてもらいます．
● 確認のための質問項目は
　A：食事量　B：体重減少　C：活動性　D：精神的ストレス，急性疾患の有無　G：施設入所の有無　J：食事の回数　K：たんぱく質摂取状況　L：果物や野菜の摂取状況　M：水分摂取状況　O：栄養状態の自己評価　P：自分の健康状態について，などです．

> **F1　BMI(kg/m^2)：体重(kg)÷身長(m)^2**
> 　　0 = BMI が 19 未満
> 　　1 = BMI が 19 以上，21 未満
> 　　2 = BMI が 21 以上，23 未満
> 　　3 = BMI が 23 以上

● 対象者の体重，身長を MNA® 用紙に記載し，BMI を算出します．
● BMI は身長に対する適切な体重を示す指標として用いられます．
　算出方法は，体重（kg）を身長（m）の二乗で割って求めます．

＊計算機では体重（kg）÷身長（m）÷身長（m）で求めることが可能です．
＊対象者の身長が測定されていない場合には身長計を用い測定します（資料2）．
＊対象者が立つことができない場合は Demispan (half-arm span) または膝高を測定するなど間接的な方法で身長を測定します（資料3，4）．
　直接または間接的な方法でも身長を測定できない場合は，口頭で聞き出すか，過去の身長を用いて BMI を計算します．
　口頭で聞き出した身長はもっとも正確さが低くなります．とくに寝たきりの対象者で長年にわたり身長が減少している対象者ではそうなります．
＊BMI テーブル（資料1）を用いて対象者の

■資料1　MNA® BMIテーブル（65歳以上）

身長（cm）／体重（kg）に対応するBMI表

凡例:
- 0=BMI が 19 未満
- 1=BMI が 19 以上，21 未満
- 2=BMI が 21 以上，23 未満
- 3=BMI が 23 以上

BMI を確認します．

＊4：切断手術を受けた対象者の BMI を確認するためには，資料5を参照します．

＊BMI は MNA® に重要です．もしなければ MNA®の有用性は低くなります（なくなります）．

MNA®-SF 記載マニュアル

F 2　ふくらはぎの周囲長（cm）：CC
　0 = 31 cm 未満
　3 = 31 cm 以上
　測定方法（資料 7）

● F 1 の BMI が算出できない場合，ふくらはぎの周囲長（cm）を測定しスコアリングします（資料 7）．

＊もっとも太い部位で測定します．
＊確認のために最初に測定した部分の上部，下部も測定し，最初に測定した値がもっとも大きいことを確認します．

評　価

● スクリーニング A 〜 F の記入が終了したらその数値を合計し，スクリーニングスコアを算出します．
● 12 ポイント以上の場合には現時点では栄養状態良好であり，以降の質問に記入する必要はありません．ただし定期的なスクリーニングを実施します．
● 11 ポイント以下の場合，対象者は低栄養のおそれ（At risk）があります．
　以降の G 〜 R に答え，すべての MNA® 評価に記入します．

● 合計ポイント（スコア）別に栄養ケアを行います（p.103 参照）．

■資料 2　身長計による計測

身長計を使用しての計測方法です．1 〜 7 の手順で計測を行います．

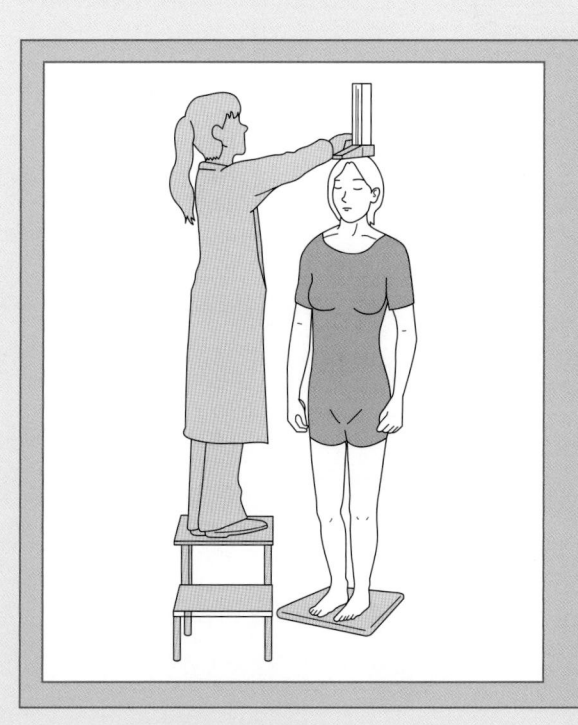

1. 床が平坦で硬いことを確認する．
2. 対象者は靴を脱ぎ，かかとをつけて直立する．かかと，殿部，両肩をスタジオメーターに押し付ける．
3. 手のひらを大腿部に向け，両腕を下げる．
4. 対象者が直立し，頭部を後ろに傾かないようまっすぐにして前方を見ている状態で，計測する．
5. 対象者のかかとが床に平についていることを確認する．
6. 身長計のメジャーを頭頂部に接触するまで下げる．
7. もっとも近いセンチメートルの値を身長として記録する．

■資料3　Demispan の測定

　寝たきりなどで立位がとれない対象者では Demispan（half-arm span）を図の手順で測定し、身長の予測値を算出します．

Demispan（half-arm span）は頸切痕（けいせっこん）での正中線から中指先端までの長さである．測定後、基準となる公式から身長を計算する．

1. 右鎖骨端（頸切痕内）の位置を確認し、ペンで印をつける．
2. 対象者の左腕を水平に挙げる．
3. 対象者の腕が水平で肩の線と一致していることを確認する．
4. メジャーを使用し、頸切痕の正中線から中指の先端までの長さを計る．
5. 腕が水平で手首がまっすぐになっていることを確認する．
6. 測定値（cm）を記録する．
　　公式から身長を計算する．
　　　女：身長（cm）＝（1.35 × demispan（cm））＋ 60.1
　　　男：身長（cm）＝（1.40 × demispan（cm））＋ 57.8

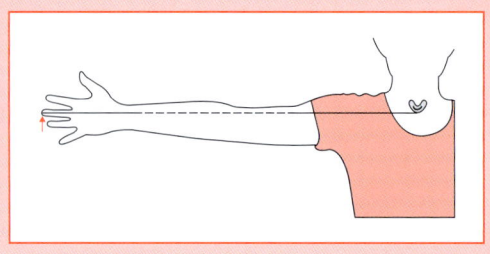

■資料4　膝高の計測

　寝たきりおよび車椅子を使用している対象者で、立位がとれず身長測定が不可能な場合「膝高」を測定することで、身長の予測ができます．

　ただし対象者の膝と足首が 90 度に曲がらなければなりません．

1. 対象者をベッドなどに仰向けに寝かせるか座らせる．
2. 片足の膝および足首を 90 度曲げる．
3. 膝高計測器の固定ブレードを距骨と一直線になるよう踵の下に置く．測定器の固定ブレードを膝蓋骨の 3cm 上で大腿部の前面にあてる．
4. 測定器のシャフトが下肢の長骨（脛骨）と平行であり、距骨（外果）の上を通っていることを確認する．0.1cm の単位まで測定値を読み取り記録する．
5. 2回測定を行う．2回の測定値の差が 0.5cm 以内でなければならない．
6. 公式に2回の測定値の平均値と対象者の暦年齢をあてはめる[※]．
　　　女：77.88 ＋（膝高 × 1.77）－（年齢 × 0.10）
　　　男：64.02 ＋（膝高 × 2.12）－（年齢 × 0.07）
7. 算出された値が対象者の推定身長である．

（※宮澤らの日本静脈経腸栄養学会発表より、2004）

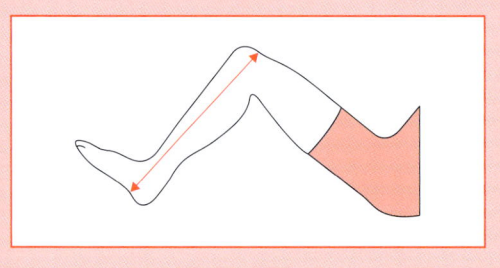

■資料5　切断を受けた対象者のBMI決定

切断術を受けた対象者のBMIを決定するために，まず切断された部分を含めた対象者の体重を推定する．

1. 体の部位の割合は標準値（右表）を参照する．
2. 対象者の体重に切断された部位の割合を掛けて，切断された部位の重量を推定する．
3. 2で求めた切断された部位の推定値を対象者の体重に加え，切断しない場合の体重を求める．
4. 推定体重を推定身長の二乗で割りBMIを算出する．

体の部位	重さの割合(%)
四肢をともなわない体躯	50
手	0.7
手を含む前腕	2.3
手を含まない前腕	1.6
上腕	2.7
腕全体	5.0
足	1.5
足を含む下肢	5.9
足を含まない下肢	4.4
大腿部	10.1
肢全体	16

■資料6　上腕周囲長（MAC）の測定方法

1. 対象者の利き腕ではないほうの腕と肘を，手のひらを上にして直角に曲げる．
2. 肩甲骨の肩峰表面（肩上部の骨突起表面）と腕の後ろ側にある肘の肘頭突起（肘の骨先端）との間の長さを計る．
3. 2の中間点にペンで印をつける．
4. 対象者に力を抜き腕を側面に下げてもらう．
5. 印をつけた中点にメジャーを巻き，きつくなりすぎないよう注意しながら計測する．
6. 測定値（cm）を記録しスコアリングする．

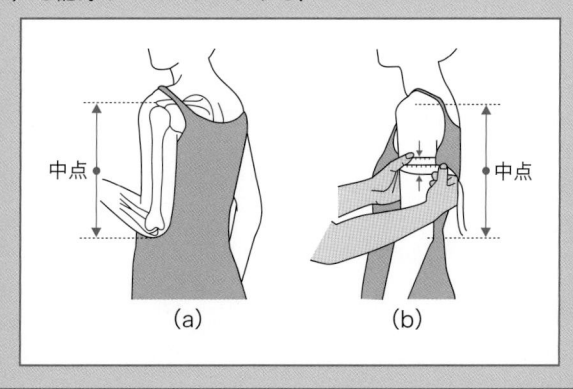

参照：葛谷雅文．高齢者と栄養．高齢者ケアマニュアル：照林社；42.

■資料7　ふくらはぎ周囲長（CC）の測定
①脛骨に沿って，親指と人差し指でCCメジャーの「赤丸」を押さえて固定します．
②ふくらはぎにCCメジャーを巻き付け，窓から「赤色のひし形」が見えたらふくらはぎの周囲長は31 cm未満です．

1. 対象者の左側の足がぶら下がるようにして座ってもらうか，両足に体重が均等にかかるように立ってもらう．
2. ズボンをはいていれば，ふくらはぎが見えるよう裾を上げる．
3. ふくらはぎのもっとも太い部分の周囲長を測定する．
4. 確認のために3の上下部位も測定し，最初に測定した値がもっとも大きいことを確認する．
5. 0.1 cmの単位まで測定値を記録しスコアリングする．
　　＊メジャーがふくらはぎの長軸に対し直角に巻かれている場合のみ正確な測定値が得られる．

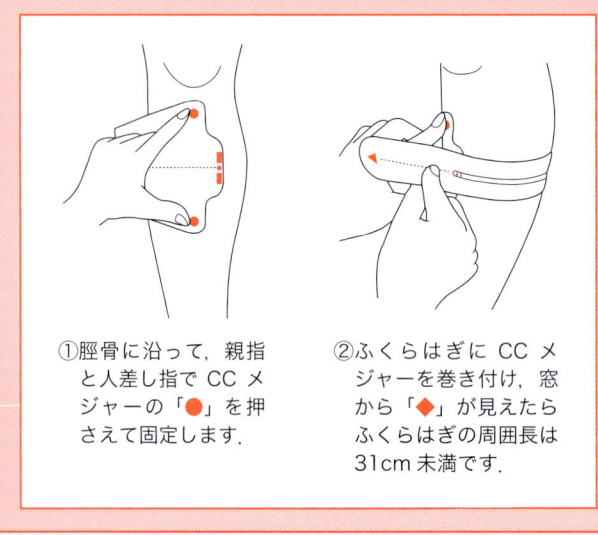

①脛骨に沿って，親指と人差し指でCCメジャーの「●」を押さえて固定します．

②ふくらはぎにCCメジャーを巻き付け，窓から「◆」が見えたらふくらはぎの周囲長は31 cm未満です．

Appendix 1

MINI NUTRITIONAL ASSESSMENT
MNA®
Original Version

Nestlé CLINICAL NUTRITION

ID# _____

Last Name: _____ First Name: _____ M.I. _____ Sex: _____ Date: _____

Age: _____ Weight, kg: _____ Height, cm: _____ Knee Height, cm: _____

Complete the form by writing the numbers in the boxes. Add the numbers in the boxes and compare the total assessment to the Malnutrition Indicator Score.

ANTHROPOMETRIC ASSESSMENT

1. Body Mass Index (BMI) (weight in kg) / (height in m)^2
 a. BMI < 19 = 0 points
 b. BMI 19 to < 21 = 1 point
 c. BMI 21 to < 23 = 2 points
 d. BMI ≥ 23 = 3 points

2. Mid-arm circumference (MAC) in cm
 a. MAC < 21 = 0.0 points
 b. MAC 21 ≤ 22 = 0.5 points
 c. MAC > 22 = 1.0 points

3. Calf circumference (CC) in cm
 a. CC < 31 = 0 points   b. CC ≥ 31 = 1 point

4. Weight loss during last 3 months
 a. weight loss greater than 3kg (6.6 lbs) = 0 points
 b. does not know = 1 point
 c. weight loss between 1 and 3 kg
  (2.2 and 6.6 lbs) = 2 points
 d. no weight loss = 3 points

GENERAL ASSESSMENT

5. Lives independently (not in a nursing home or hospital)
 a. no = 0 points   b. yes = 1 point

6. Takes more than 3 prescription drugs per day
 a. yes = 0 points   b. no = 1 point

7. Has suffered psychological stress or acute disease in the past 3 months
 a. yes = 0 points   b. no = 2 points

8. Mobility
 a. bed or chair bound = 0 points
 b. able to get out of bed/chair but does not go out = 1 point
 c. goes out = 2 points

9. Neuropsychological problems
 a. severe dementia or depression = 0 points
 b. mild dementia = 1 point
 c. no psychological problems = 2 points

10. Pressure sores or skin ulcers
 a. yes = 0 points   b. no = 1 point

DIETARY ASSESSMENT

11. How many full meals does the patient eat daily?
 a. 1 meal = 0 points
 b. 2 meals = 1 point
 c. 3 meals = 2 points

12. Selected comsumption markers for protein intake
 • At least one serving of dairy products (milk, cheese, yogurt) per day?   yes ☐   no ☐
 • Two or more servings of legumes or eggs per week?   yes ☐   no ☐
 • Meat, fish or poultry every day?   yes ☐   no ☐
  a. if 0 or 1 yes = 0.0 points
  b. if 2 yes = 0.5 points
  c. if 3 yes = 1.0 points

13. Consumes two or more servings of fruits or vegetables per day?
 a. no = 0 points   b. yes = 1 point

14. Has food intake declined over the past three months due to loss of appetite, digestive problems, chewing or swallowing difficulties?
 a. severe loss of appetite = 0 points
 b. moderate loss of appetite = 1 point
 c. no loss of appetite = 2 points

15. How much fluid (water, juice, coffee, tea, milk,...) is consumed per day? (1 cup = 8 oz.)
 a. less than 3 cups = 0.0 points
 b. 3 to 5 cups = 0.5 points
 c. more than 5 cups = 1.0 points

16. Mode of feeding
 a. Unable to eat without assistance = 0 points
 b. self-fed with some difficulty = 1 point
 c. self-fed without any problem = 2 points

SELF ASSESSMENT

17. Do they view themselves as having nutritional problems?
 a. major malnutrition = 0 points
 b. does not know or moderate malnutrition = 1 point
 c. no nutritional problem = 2 points

18. In comparison with other people of the same age, how do they consider their health status?
 a. not as good = 0.0 points
 b. does not know = 0.5 points
 c. as good = 1.0 points
 d. better = 2.0 points

ASSESSMENT TOTAL (max. 30 points): ☐☐.☐

MALNUTRITION INDICATOR SCORE

≥ 24 points	well-nourished	☐
17 to 23.5 points	at risk of malnutrition	☐
< 17 points	malnourished	☐

Ref.: Guigoz Y, Vellas B and Garry PJ. 1994. Mini Nutritional Assessment: A practical assessment tool for grading the nutritional state of elderly patients. *Facts and Research in Gerontology.* Supplement #2: 15-59.

©1997 Nestec Ltd (Nestlé Research Center)/Nestlé Clinical Nutrition N67200 5000

Appendix 2

NESTLE NUTRITION SERVICES

Mini Nutritional Assessment MNA®

Updated Version

Last name: _____ First name: _____ Sex: _____ Date: _____

Age: _____ Weight, kg: _____ Height, cm: _____ I.D. Number: _____

Complete the screen by filling in the boxes with the appropriate numbers.
Add the numbers for the screen. If score is 11 or less, continue with the assessment to gain a Malnutrition Indicator Score.

Screening

A. Has food intake declined over the past 3 months due to loss of appetite, digestive problems, chewing or swallowing difficulties?
   0 = severe loss of appetite
   1 = moderate loss of appetite
   2 = no loss of appetite

B. Weight loss during last months
   0 = weight loss greater than 3 kg (6.6 lbs)
   1 = does not know
   2 = weight loss between 1 and 3 kg (2.2 and 6.6 lbs)
   3 = no weight loss

C. Mobility
   0 = bed or chair bound
   1 = able to get out of bed/chair but does not go out
   2 = goes out

D. Has suffered psychological stress or acute disease in the past 3 months
   0 = yes   2 = no

E. Neuropsychological problems
   0 = severe dementia or depression
   1 = mild dementia
   2 = no psychological problems

F. Body Mass Index (BMI) (weight in kg) / (height in m)²
   0 = BMI less than 19
   1 = BMI 19 to less than 21
   2 = BMI 21 to less than 23
   3 = BMI 23 or greater

Screening score (subtotal max. 14 points)

12 points or greater — Normal – not at risk – no need to complete assessment
11 points or below — Possible malnutrition – continue assessment

Assessment

G. Lives independently (not in a nursing home or hospital)
   0 = no   1 = yes

H. Takes more than 3 prescription drugs per day
   0 = yes   1 = no

I. Pressure sores or skin ulcers
   0 = yes   1 = no

J. How many full meals does the patient eat daily?
   0 = 1 meal
   1 = 2 meals
   2 = 3 meals

K. Selected consumption markers for protein intake
   • At least one serving of dairy products (milk, cheese, yogurt) per day?   yes ☐ no ☐
   • Two or more serving of legumes or eggs per week?   yes ☐ no ☐
   • Meat, fish or poultry every day   yes ☐ no ☐
   0.0 = if 0 or 1 yes
   0.5 = if 2 yes
   1.0 = if 3 yes

L. Consumes two or more servings of fruits or vegetables per day?
   0 = no   1 = yes

M. How much fluid (water, juice, coffee, tea, milk...) is consumed per day?
   0.0 = less than 3 cups
   0.5 = 3 to 5 cups
   1.0 = more than 5 cups

N. Mode of feeding
   0 = unable to eat without assistance
   1 = self-fed with some difficulty
   2 = self-fed without any problem

O. Self view of nutritional status
   0 = view self as being malnourished
   1 = is uncertain of nutritional state
   2 = views self as having no nutritional problem

P. In comparison with other people of the same age, how do they consider their health status?
   0.0 = not as good
   0.5 = does not know
   1.0 = as good
   2.0 = better

Q. Mid-arm circumference (MAC) in cm
   0.0 = MAC less than 21
   0.5 = MAC 21 to 22
   1.0 = MAC 22 or greater

R. Calf circumference (CC) in cm
   0 = CC less than 31   1 = CC 31 or greater

Assessment (max. 16 points)
Screening score
Total Assessment (max. 30 points)

Ref.: Guigoz Y, Vellas B and Garry PJ. 1994. Mini Nutritional Assessment: A practical assessment tool for grading the nutritional state of elderly patients. *Facts and Research in Gerontology.* Supplement #2:15-59.
Rubenstein LZ, Harker J, Guigoz Y and Vellas B. Comprehensive Geriatric Assessment (CGA) and the MNA: An Overview of CGA, Nutritional Assessment, and Development of a Shortened Version of the MNA. In: "Mini Nutritional Assessment (MNA): Research and Practice in the Elderly". Vellas B, Garry PJ and Guigoz Y., editors. Nestlé Nutrition Workshop Series. Clinical & Performance Programme, vol. 1. Karger, Bâle, in press.

® Société des Produits Nestlé S.A., Vevey, Switzerland, Trademark Owners

Malnutrition Indicator Score

17 to 23.5 points — at risk of malnutrition
Less than 17 points — malnourished

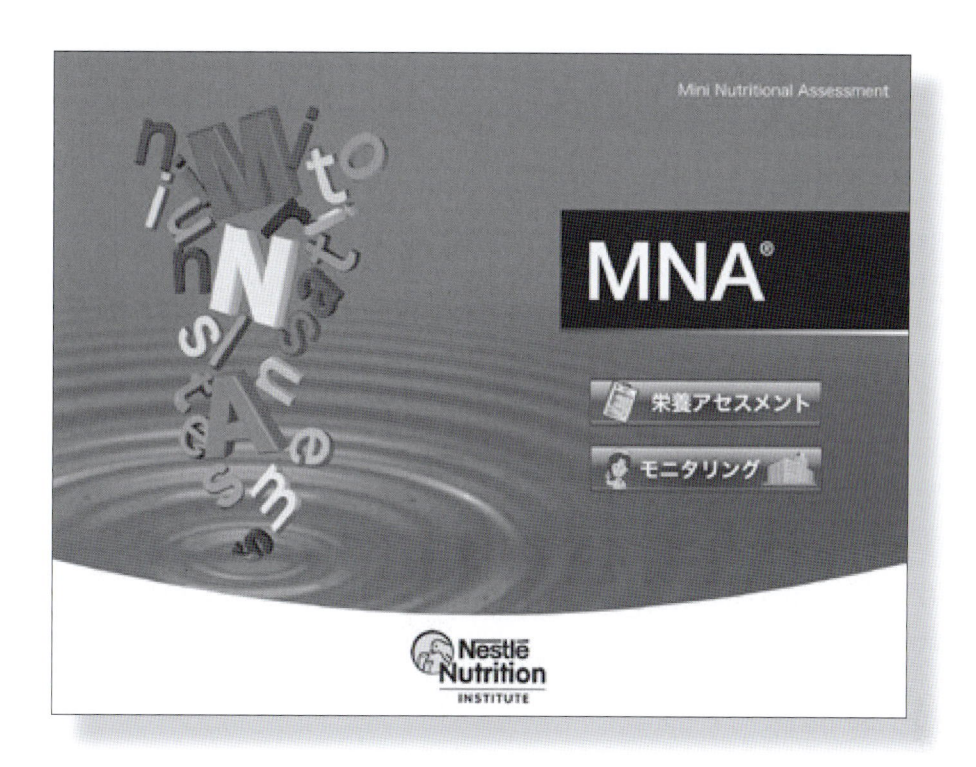

MNA® スターターキット Excel® 版
Version 2 （Excel® 2010 対応） 使用説明書

①はじめに，CD-ROM 内にあるフォルダ；MNA_data をデスクトップなどにコピーしてください．

※必ずコピーしてお使いください．CD-ROM 上で起動すると保存ができません．

②コピーしたフォルダ内のファイル；MNA_data.xls のアイコンをクリックすると，プログラムが起動します．

③セキュリティの警告メッセージが表示されたら，「マクロを有効にする（E）」ボタンをクリックしてください．

※お使いのプログラムにより，「オプション」ボタンをクリックし，「このコンテンツを有効にする」を選択してご使用ください．

④起動完了です．

　　（本ソフトは，ネスレ日本株式会社　ネスレニュートリションカンパニーの提供によるものです）

栄養アセスメント 【データの入力】

① トップ画面より，「栄養アセスメント」ボタンをクリックします．
② MNA® シート及び，入力フォームが表示されます．
③ 各項目に回答を入力し，「保存して MNA® シートを表示」ボタンをクリックすると，入力内容により MNA® シートが作成され，表示されます．

※ Excel® が自動保存中はデータの入力ができません．

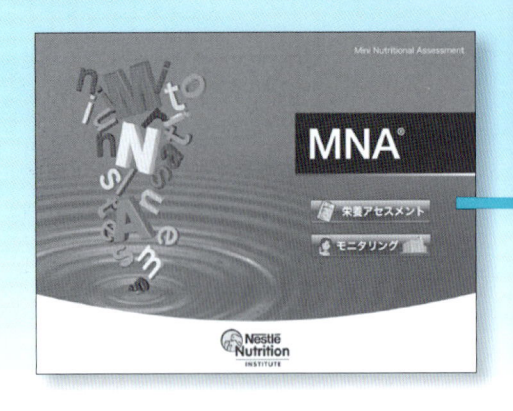

● 入力項目 （★ ☆；必須入力項目）

- ・ID： 患者様を特定するための番号です．未入力の場合，"なし" として保存されます．
- ★氏名： 姓・名に分けて入力します．
  ID・姓・名の完全一致で患者様を特定します．半角・全角，漢字・カナの使用を統一してください．
- ★性別： 該当する性別に「●」をつけます．
- ★調査日：データを収集した日付を入力します．
- ★年齢： 65 歳〜110 歳の範囲で，年齢を入力してください．
- ★設問 A〜E：該当する回答に●をつけます．
- ☆設問 F1：体重・身長を入力することで，BMI 値を算出します．
  体重と身長は，それぞれ 25 kg〜120 kg，120 cm〜190 cm の範囲内を指定してください．
  BMI 値とポイントは入力値より自動計算されます．
  設問 F2 は設問 F1 に回答できない場合に入力して下さい．両方回答した場合，設問 F1 のポイントがスクリーニング値に反映されます．
- ☆設問 F2：ふくらはぎの周囲長を入力します．ポイントは入力値より自動計算されます．

● 任意入力項目

- ・在院状況：患者様の入院病棟を，病棟 A〜病棟 J のいずれか指定します．
  病棟ごとのグループレポート集計に利用します．
- ・要介護度：患者様の要介護度を指定します．
  要介護度ごとのグループレポート集計に利用します．

● 過去に入力を行ったことがある患者様データの検索について

　ID，姓，名，いずれかの情報を入力し，「検索」ボタンをクリックすると，該当する過去に入力されたデータを検索することができます．
　検索結果画面よりデータを選択すると，入力フォームに過去に入力したデータが表示されます．
　調査日等必要な項目を修正することで，新しいデータとして保存が可能です．[※2]

[※2] ID，姓，名，調査日が一致するデータが既に存在する場合，上書き確認のメッセージが表示されます

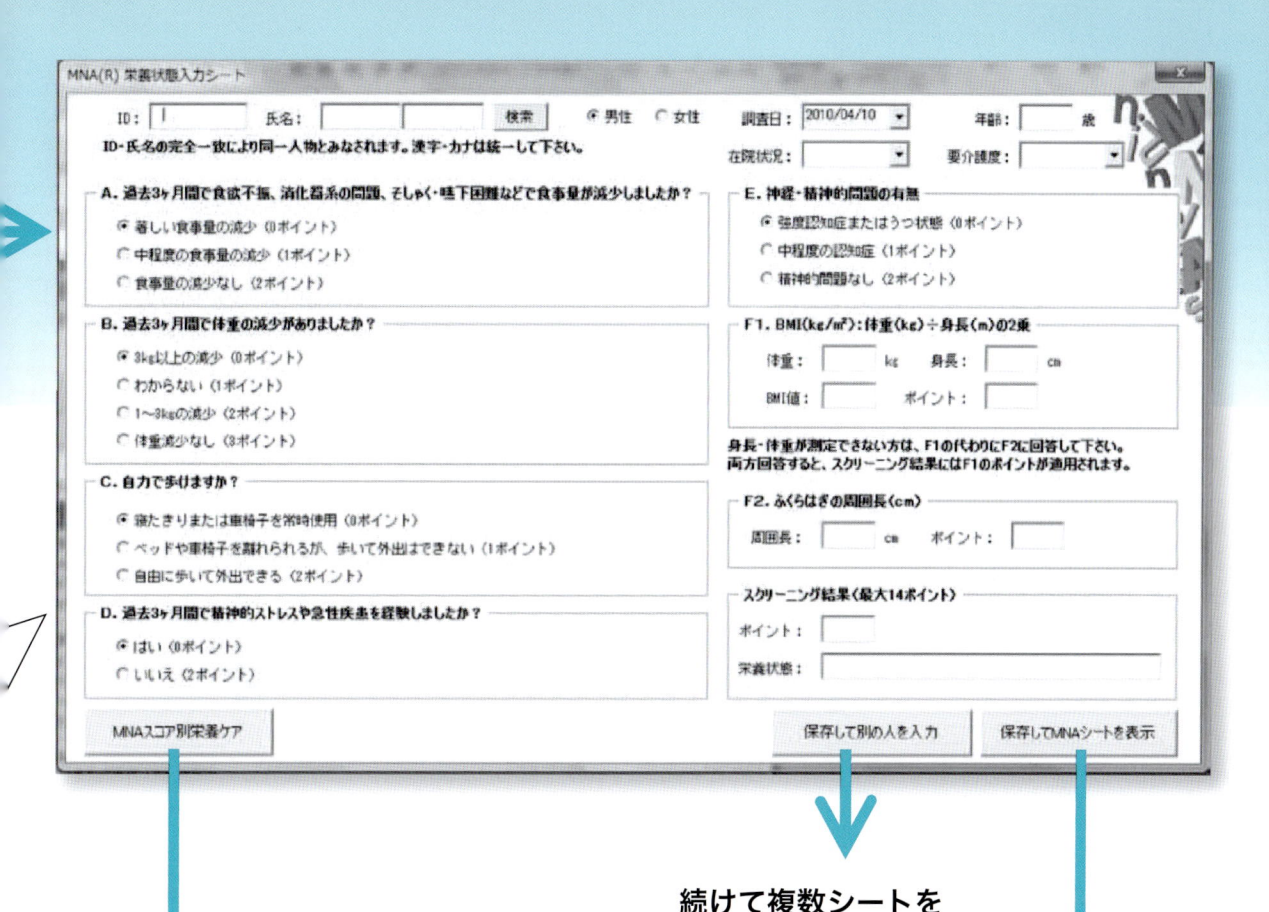

続けて複数シートを
入力することができます．

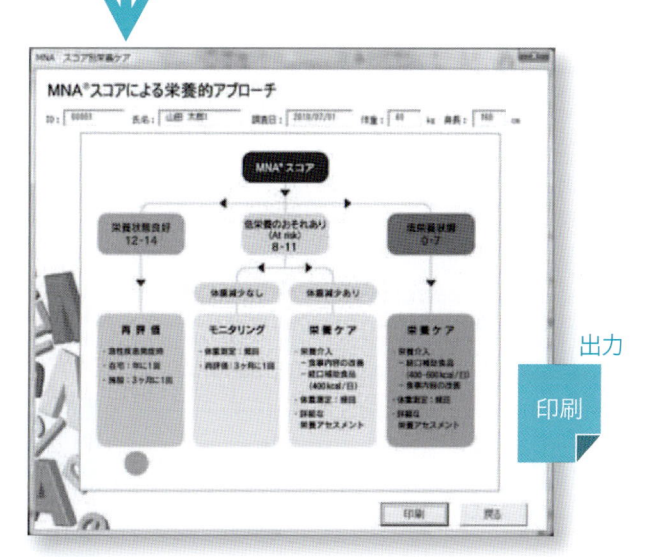

● MNA® スコア別栄養ケアの表示

入力中に「MNA® スコア別栄養ケア」ボタンをクリックすると，栄養状態に応じたケアのイメージが表示されます．

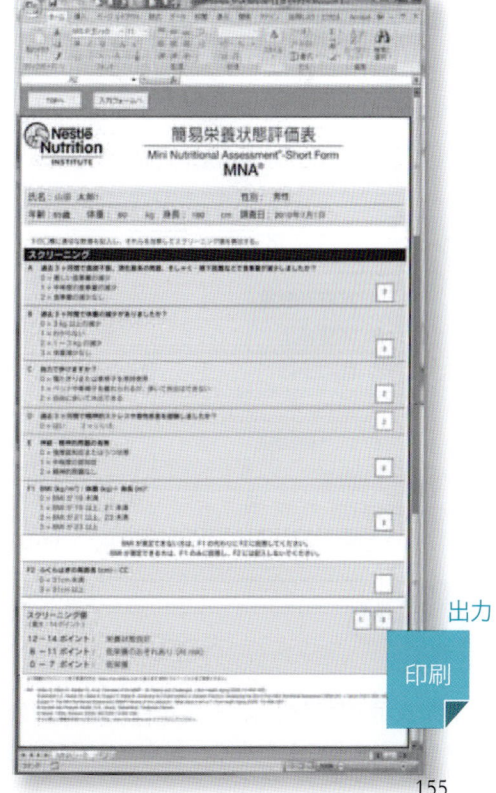

モニタリング その1【データの活用】

①トップ画面より,「モニタリング」ボタンをクリックします.
② MNA® モニタリングフォームが表示されます.

パーソナルレポートでは,「パーソナルレポート」と
「MNA® シート」を参照することができます.

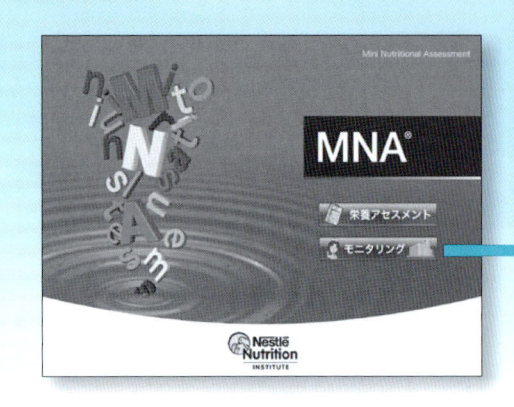

● パーソナルレポート

　パーソナルレポートでは,患者様1人に対し時系列での栄養状態の推移をグラフで表示します.
①パーソナルレポートに「●」をつけ,検索ボタンをクリックします.
②検索結果にデータが入力済みの患者様の一覧が表示されます.
③参照したい患者様を選択すると,パーソナルレポートが表示されます.

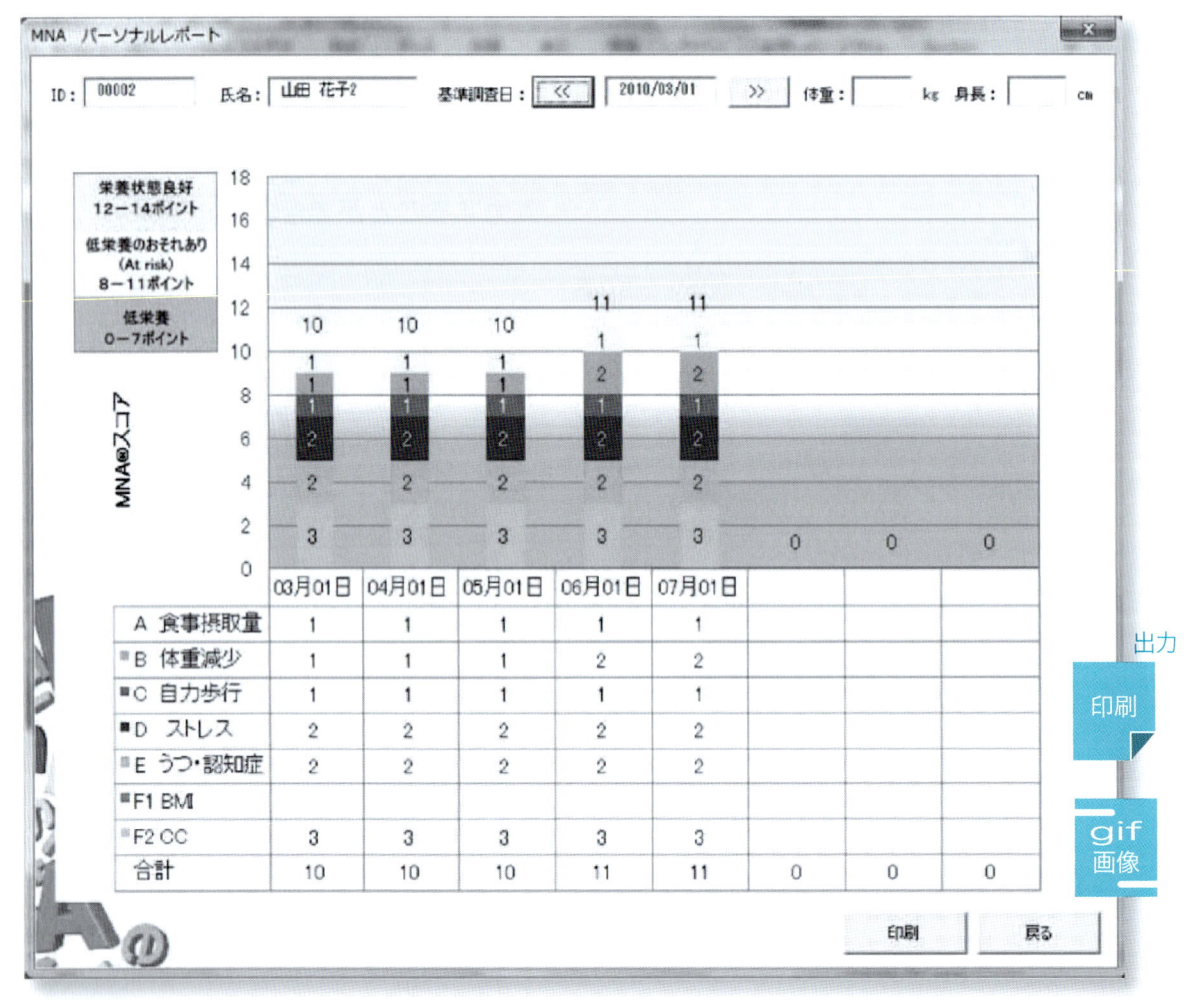

　初期表示では最新のデータから過去7回分,計8件のデータを一覧表示しています.「<<」「>>」ボタンをクリックすることにより,基準となるデータを変更することで,全てのデータを参照できます.

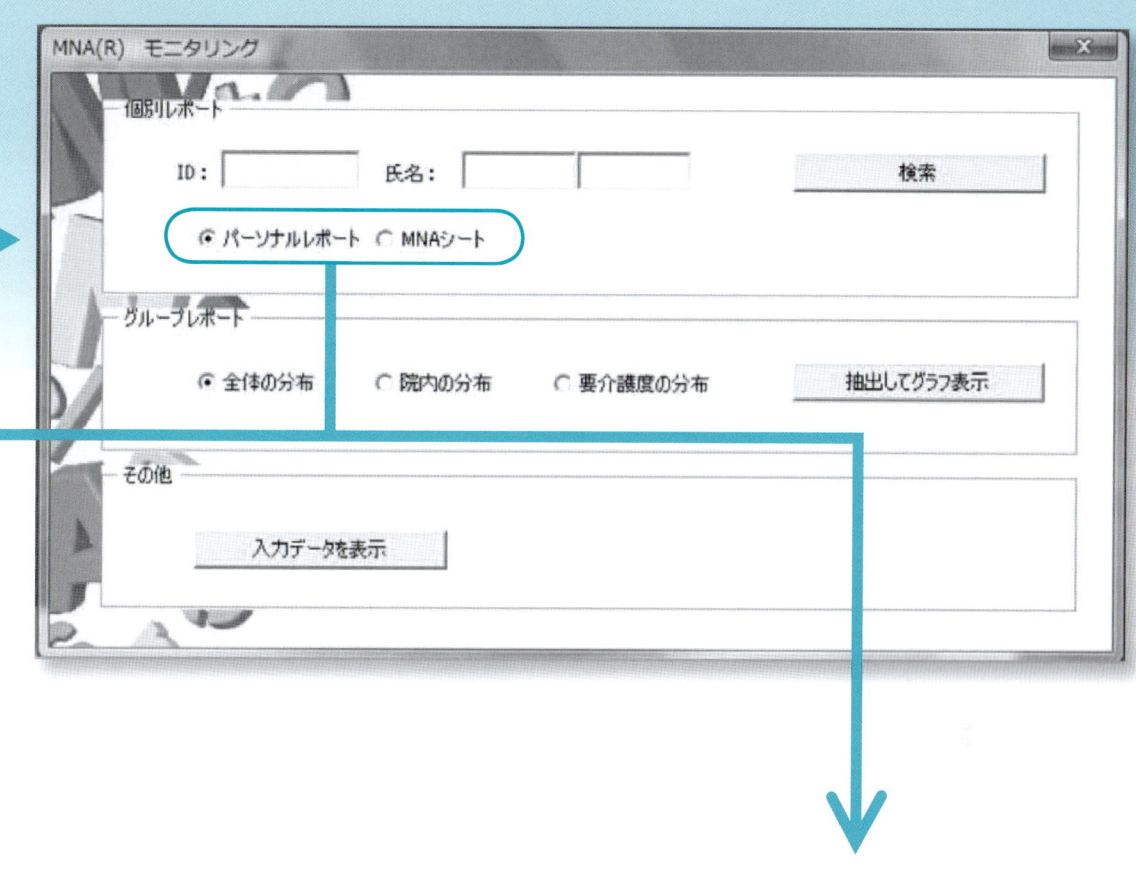

● MNA® シート

過去のデータを MNA® シートで表示することができます．
① MNA® シートに「●」をつけ，検索ボタンをクリックします．
②検索結果に入力済みデータの一覧が表示されます．
③参照したい患者様を選択すると，MNA® シートが表示されます．

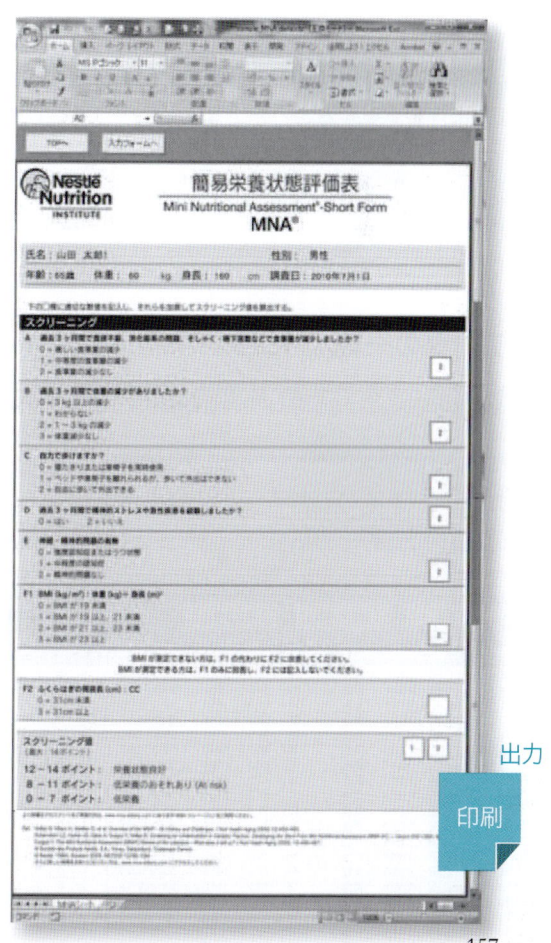

出力

印刷

モニタリング その2【データの活用】

① トップ画面より,「モニタリング」ボタンをクリックします.
② MNA® モニタリングフォームが表示されます.

グループレポートでは,以前に入力したデータを全体,病棟ごと,または要介護度ごとにそれぞれ集計したグラフを参照することができます.

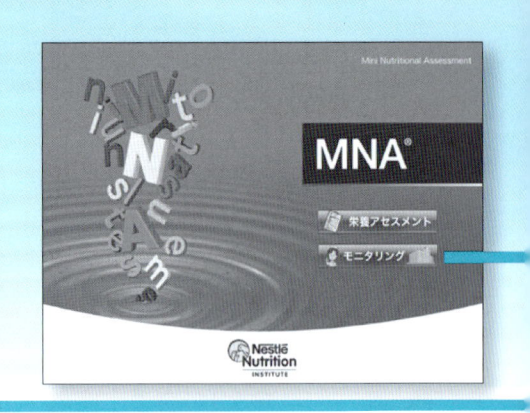

● 全体の分布

データ数[※3](MNA®実施回数)の栄養状態の分布について,3カ月間の推移をグラフで表示します.

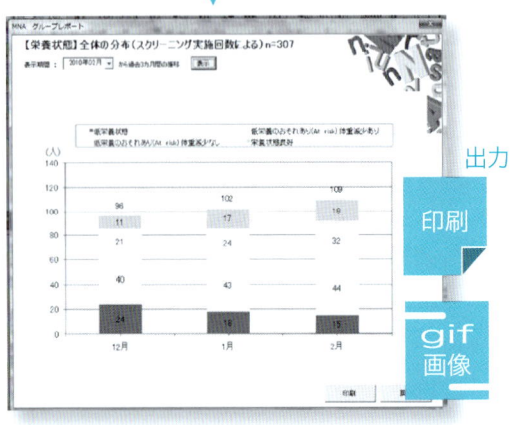

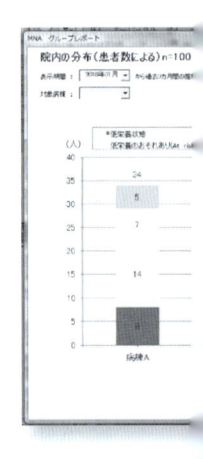

出力
印刷
gif画像

・初期表示は現在の年月で,対象期間を変更することにより,基準となる年月を変更することができます.表示可能期間は,現在年月から1年間です.

[※3] データ数:同一月内に複数回のデータが存在する場合,全てのデータを対象とします.

● 院内の分布

病棟ごとに,栄養状態と患者数[※4]の分布について,3カ月間の推移をグラフで表示します.

・初期表示は現在の年月を対象と分布が表示されています.
・対象病棟を選択することにより,間の推移が表示されます.
・対象期間を変更することにより,できます.表示可能期間は,現

[※4] 患者数:同一月内に複数回の調査タのみを対象とします.

● データの一覧

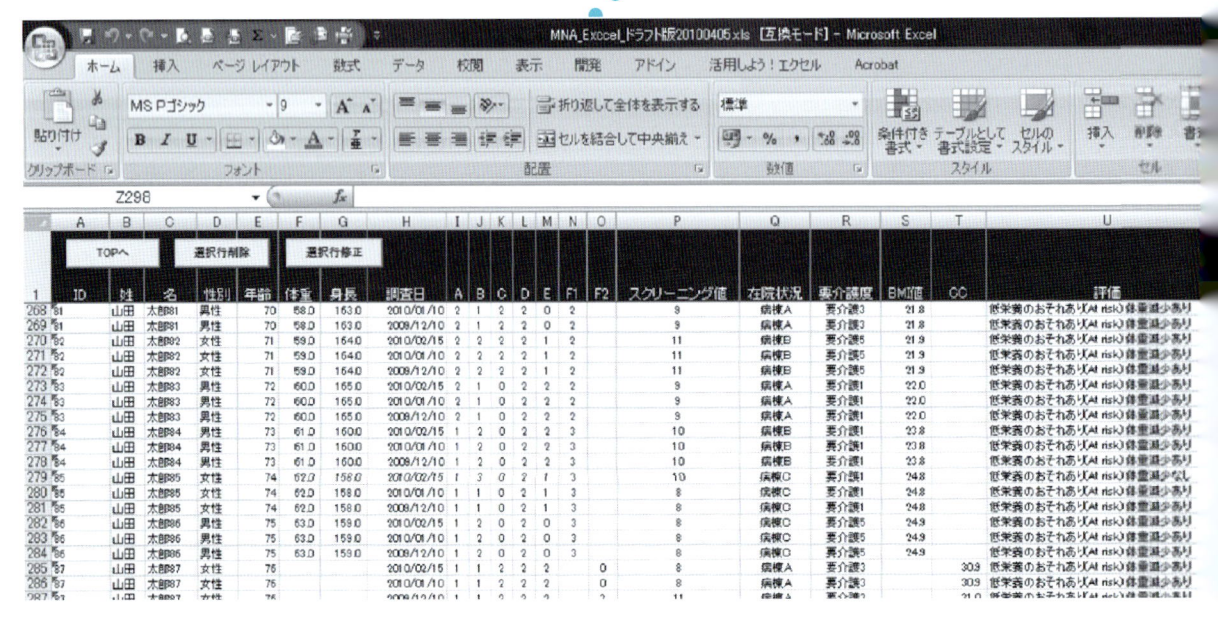

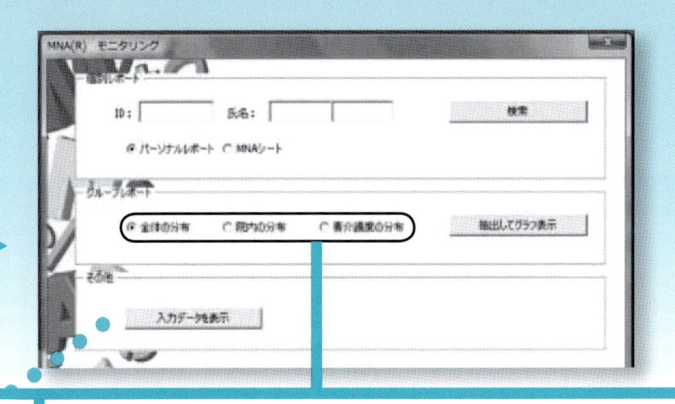

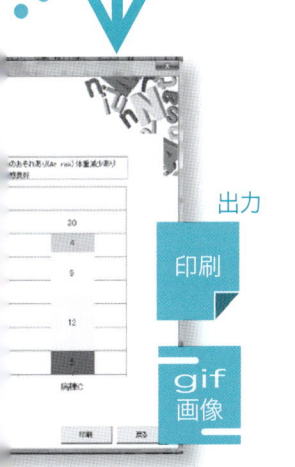

● **要介護度の分布**

要介護度ごと，栄養状態と患者数[※5]の分布について，3カ月間の推移をグラフで表示します．

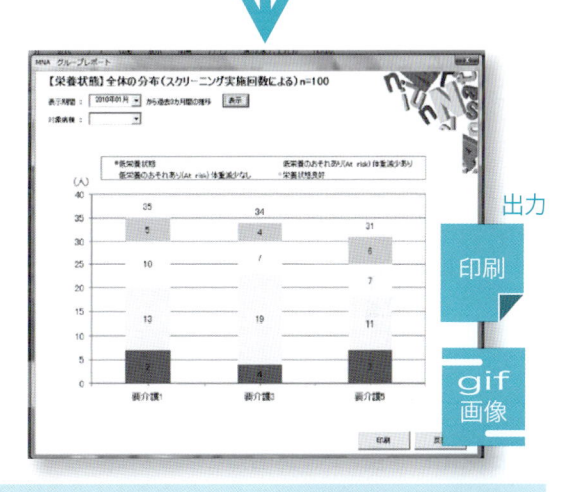

し，すべての病棟ごとの患者数の

ひとつの病棟について過去3カ月

基準となる年月を変更することが在年月から1年間です．
データが存在する場合，最新調査日のデー

・初期表示は現在の年月を対象とし，すべての要介護度ごとの患者数の分布が表示されています．
・対象要介護度を選択することにより，該当の要介護度について過去3カ月間の推移が表示されます．
・対象期間を変更することにより，基準となる年月を変更することができます．表示可能期間は，現在年月から1年間です．

[※5] 患者数：同一月内に複数回の調査データが存在する場合，最新調査日のデータのみを対象とします．

● **データ修正・削除，他の用途へのコピーについて**

入力したデータはすべて参照することができます．
①トップ画面より，「モニタリング」ボタンをクリックします．
② MNA® モニタリングフォームが表示されます．
③「入力データ表示」ボタンをクリックすると，すべての入力データが表示されます．

● **データ修正について**

①修正したいデータを選択し，「選択行修正」ボタンをクリックします．
②該当データが表示されたデータ入力フォームが表示されます．
③内容を適宜修正し，「保存」ボタンをクリックします．
※一覧画面から直接データを修正することはできません．

● **データ削除について**

①削除したいデータを選択し，「選択行削除」ボタンをクリックします．
②該当データが削除されます．
※一覧画面から直接データを削除することはできません．

● **他の用途へのデータコピーについて**

必要な行を選択し，コピーしてお使いください．表示されているデータには，計算式等は含まれていません．

プログラム仕様

■ データレイアウト

項目名	データ型	フォーマット	説明
ID	文字列		入力値
姓	文字列		入力値
名	文字列		入力値
性別	文字列		"男性"または"女性"
年齢	数値	9	入力値
体重（kg）	数値	9.9	入力値
身長（cm）	数値	9.9	入力値
調査日	日付	yyyy/mm/dd	入力値
A	数値	9	設問Aのポイント
B	数値	9	設問Bのポイント
C	数値	9	設問Cのポイント
D	数値	9	設問Dのポイント
E	数値	9	設問Eのポイント
F1	数値	9	設問F1のポイント

項目名	データ型	フォーマット	説明
F2	数値	9	設問F2のポイント
スクリーニング値	数値	9	設問A～F1またはF2の合計
在院状況	文字列		選択値
要介護度	文字列		選択値
BMI値	数値	9.9	体重・身長からの算出値
CC（cm）	数値	9.9	入力値
評価	文字列		自動設定
月	文字列	m月	調査日の月
月内最新	数値		同一月内で最新調査日の場合1
登録日時	日付	yyyy/mm/dd hh:mm:ss	データ登録日時

■ Excel® 各バージョンへの対応

Excel® 97以前	非対応
Excel® 2000	対応
Excel® 2002	対応
Excel® 2003	対応
Excel® 2007	対応
Excel® 2010	対応

・対象バージョンは全てWindows®版となります．
・Mac版Excel®（Microsoft® Office for Mac）では，MNA® スターターキットExcel®版は動作しません．
・動作するパソコンの機種，Windows®のバージョンについては，各Excel®バージョンの動作環境に準じます．

MNA® スターターキット Version 2 での対応
・Excel® 2002での動作の不具合は解消しました．
・Excel® 2010に対応しています．

■ 動作環境

・ディスプレイ： 1024×768以上の解像度
・プリンター： A4用紙が印刷できるプリンター
・登録可能データ数：65,000件

● プログラムに関するお問い合わせ

MNA® スターターキットExcel®版に関するお問合せは，下記アドレスまでお寄せください．
e-mail：**mna@it-craft.co.jp**（運営会社：㈱アイティ・クラフト）

Microsoft® およびExcel®，Windows®，は米Microsoft Corporationの米国およびその他の国における登録商標または商標です．

索引 INDEX

あ

- アウトカム指標 …………………… 96
- アウトカム予測 …………………… 26
- 亜鉛 ……………………………… 12, 63
- 亜鉛欠乏 ………………………… 63
- 握力 ……………………………… 73
- アセスメント …………………… 16
- アルツハイマー型 ……………… 89
- アルツハイマー型認知症 ……… 78

い

- 一酸化窒素 ……………………… 62
- 医療費 …………………………… 43
- 医療保険 ………………………… 113
- 医療モデル ……………………… 14
- 院内感染 ………………………… 44

う

- うつ ……………………… 53, 54, 76
- うつ状態 ………………………… 78
- 運動能力 ………………………… 71

え

- 栄養アセスメント …………… 15, 19
- 栄養管理実施加算 …………… 113
- 栄養クリーニング …………… 19
- 栄養ケアマネジメント ……… 15
- 栄養サポートチーム ………… 109
- 栄養サポートチーム加算 …… 127
- 栄養スクリーニング ………… 131
- 栄養スクリーニングの様式例 …………………………… 114, 115
- 栄養治療 ………………………… 19
- 栄養評価法 ……………………… 19
- 栄養補助食品 …………………… 142
- 栄養マネジメント加算 ……… 114
- エネルギー摂取量 ……………… 50
- 遠隔記憶 ………………………… 88
- 嚥下機能 ………………………… 41
- 嚥下困難 ………………………… 106
- 炎症 ……………………………… 76
- 炎症性サイトカイン ………… 61, 68

か

- 円背 ……………………………… 100
- 介護施設 ………………………… 120
- 介護保険 ………………………… 114
- 介護保険サービス ……………… 16
- 介護保険制度 …………………… 4
- 介護力不足 ……………………… 123
- 改訂長谷川式簡易知能評価スケール（HDS-R） …………… 78
- ガイドライン …………………… 103
- 仮性認知症 ……………………… 84
- 下腿周囲長 ………………… 97, 117
- 仮面うつ病 ……………………… 84
- カルシウム ……………………… 12
- 加齢 ……………………………… 10
- 感度 ……………………………… 55
- 管理栄養士 ……………………… 16

き

- 義歯 ……………………………… 140
- 亀背 ……………………………… 100
- 急性 ……………………………… 76
- 急性疾患 ……………… 51, 103, 136
- 経管栄養 ………………………… 121
- 緊急手術 ………………………… 110
- 筋肉ポンプ ……………………… 101
- 筋肉量 …………………………… 18
- 筋力低下 ………………………… 18

け

- ケアマネジャー ………………… 136
- 経腸栄養 ………………………… 109
- 血漿蛋白質 ……………………… 93
- 幻覚 ……………………………… 54
- 言語聴覚士 ……………………… 16
- 幻視 ……………………………… 54

こ

- 高 BMI …………………………… 92
- 後期高齢者 ……………………… 15
- 高ホモシステイン血症 ………… 12
- 高リスク群 ……………………… 57
- 高齢化社会 ……………………… 1
- 高齢者医療 ……………………… 14
- 高齢社会 ………………………… 1
- 高齢者を護るためのアセスメント …………………………… 73
- 誤嚥 ……………………………… 41
- 誤嚥性肺炎 ……………………… 91
- 骨塩量 …………………………… 95

さ

- 骨格筋 …………………………… 109
- 骨粗鬆症 ………………………… 92
- コミュニティ …………………… 134
- コレカルシフェロール ………… 50
- 昏睡 ……………………………… 90
- 昏迷 ……………………………… 90
- 最大呼吸容量 …………………… 10
- 在宅 …………………… 15, 58, 123
- 在宅高齢者 ……………………… 49
- 在宅療養者 ……………………… 113
- 再評価 …………………………… 103
- サルコペニア …… 18, 72, 76, 93, 105

し

- ジェネリック …………………… 110
- 歯科アセスメント ………… 135, 140
- 施設内感染 ……………………… 44
- 失語 ……………………………… 54
- 失行 ……………………………… 54
- 実測体重 ………………………… 57
- 失認 ……………………………… 54
- 死亡率 …………………………… 103
- 周辺症状 ……………………… 54, 88
- 終末期医療 ……………………… 14
- 主観的包括的アセスメント …… 20
- 上腕周囲長 ……………………… 142
- 褥瘡 ……………………… 115, 117
- 除脂肪体重 ……………… 63, 64, 66
- 腎血漿流量 ……………………… 10
- 侵襲 ……………………………… 109
- 心臓血管外科 …………………… 110
- 身体構成成分 …………………… 9
- 身体的虐待 ……………………… 123

す

- 推定身長 ………………………… 125

せ

- 脆弱性 ……………………… 53, 61
- 精神的ストレス ………… 51, 136
- 精度 ……………………………… 55
- 正のスパイラル ………………… 13
- 摂食障害 ………………………… 78
- 前期高齢者 ……………………… 3
- 前脛骨筋 ………………………… 94
- 全身性炎症反応症候群 ………… 68
- せん妄 …………………………… 76

そ

相関 116
臓器蛋白質 93
咀嚼筋力 11

た

待機手術 110
体重減少 66, 104
体重測定 121
耐性菌 44
妥当性 49
短期目標 136, 137
たんぱく質・エネルギー栄養障害 61

ち

地域 15
地域一体型 NST 16
チーム医療 109
窒素死 9
中核症状 54
中リスク群 57
長期目標 136
超高齢社会 1

て

低 BMI 92
低栄養 41, 71
低栄養群 57
低栄養（症候群） 47, 53, 55, 56, 59, 92
低栄養リスク 15
低体重 66
低リスク群 57

と

特異度 55
特別養護老人ホーム 120
時計描画テスト 79
トランスサイレチン 48, 50

に

日常生活動作能力 88
認知機能 89
認知症 5, 53, 54, 78, 106
認知症看護認定看護師 88
認知症対策 5

ね

寝たきり 118

は

肺炎 41
廃用症候群 61, 118
半客観的 55, 59

ひ

ビタミン D 50
ビタミン K 11
独り暮らし 3
腓腹筋 94
病院栄養失調 47
ひらめ筋 94

ふ

不安 76
不穏 76
福祉施設 58
ふくらはぎ 95, 96
ふくらはぎ周囲長 51, 142
ふくらはぎの周囲長 100
不適切介護 123
負のスパイラル 13, 47, 61, 73
不眠 76

ほ

歩行速度 73
骨─筋肉単位 95
ホモシステイン 12
ホルモンバランス 61

ま

護るケア 45
慢性期病院 113

み

味覚障害 62, 78

め

メインコースディナー方式 37, 109
免疫力 41

も

モニタリング 104
百寿者 1

ゆ

優先順位 116

よ

要介護度 124

葉酸 50

り

理想体重 57
リハビリテーション 109
リハビリテーション病院 57
良好群 57
療養病床 113
臨床的アウトカム 20

る

累積生存率曲線 56

ろ

老人保健施設 121

欧文索引

4 項目 117

A

ADL 13, 88
Alb 48, 57
APACHE II 58
At risk 49, 104, 140
At risk 群 48, 50, 52, 55, 57, 76, 127

B

Barthel Index 26, 73
BI 26
BMI 57, 100, 139
BMI 値 125
Body mass index 100, 139
BPSD（Behavioral and Psychological Symptoms of Dementia） 88

C

Ca 92
cachexia 68
calf circumference 121, 125
CC 51, 93, 95, 96
CCU 109
CDT 80
Charlson Index 25
CI 25
CRP 48

D

demispan 100
DSM-IV TR 78

E
EN ······ 109
Enteral Nutrition ······ 109

F
F1 ······ 51
F2 ······ 51
FAST（Functional Assessment Staging）······ 88
FFM ······ 92
FIM ······ 28
FM ······ 92
frailty ······ 61, 71
Functional Assessment Staging （FAST）······ 80

G
GDS ······ 76
Geriatric Depression Scale ······ 76
Geriatric Depression Scale（GDS -15）······ 84
Geriatric Nutrition Risk Index ······ 56
GNRI ······ 56, 57, 131

I
ICU ······ 109

J
JARD2001 ······ 118

L
Lawton-Brody Index ······ 26
LBM ······ 9, 63, 66
Lean Body Mass ······ 9

M
Main-Course Dinner System ······ 37, 109
MDS ······ 109
Mini-Mental State Examination ······ 47
Mini-Mental State Examination （MMSE）······ 78
MMSE ······ 47
MNA® ······ 19
MNA® CC メジャー ······ 98
MNA®-SF ······ 22, 120, 125, 131
MNA® スコア ······ 42
MPI ······ 30
Multidimensional Prognostic Index ······ 30
MUST ······ 19, 58

N
Nitrogen Death ······ 9
NO ······ 62
NRS2002 ······ 20, 58
NST ······ 109, 127
Nutrition Support Team ······ 109
N式老年者用精神状態尺度（NMスケール）······ 80

P
PEM ······ 61
pneumonia severity index ······ 25
PSI ······ 25

Q
QOL ······ 110
Quality of Life ······ 110

S
SGA ······ 19
SIRS ······ 68

T
The Functional Independence Measure ······ 28

【監修者略歴】

雨海 照祥 (あまがい てるよし)

1982 年	筑波大学医学専門学群卒業
同　年	順天堂大学附属病院外科入局
1984 年	順天堂大学附属病院小児外科
1987 年	静岡県立こども病院外科
1989 年	山梨県立中央病院小児外科
同　年	筑波大学附属病院小児外科チーフレジデント
1992 年	筑波大学臨床医学系小児外科講師
1993～94 年	英国バーミンガムこども病院外科（英国医師免許取得）
2004 年	茨城県立こども病院小児外科部長
2007 年	武庫川女子大学生活環境学部教授

吉田 貞夫 (よしだ さだお)

1991 年	筑波大学医学専門学群卒業
同　年	筑波大学附属病院外科医員
1997 年	筑波大学大学院博士課程医学研究科卒（医学博士）
同　年	日本学術振興会特別研究員
2000 年	廣橋第一病院副院長
2004 年	北中城若松病院内科
2012 年	沖縄リハビリテーションセンター病院内科
2014 年	沖縄メディカル病院内科
同　年	金城大学客員教授
2018 年	ちゅうざん病院副院長

【編者略歴】

葛谷 雅文 (くずや まさふみ)

1983 年	大阪医科大学卒業
1989 年	名古屋大学大学院医学研究科（内科系老年医学）卒業
1991 年	米国国立老化研究所研究員
1996 年	名古屋大学医学部附属病院（老年科）助手
1999 年	同上　講師
2002 年	名古屋大学大学院医学系研究科健康社会医学専攻発育・加齢医学講座（老年科学分野）助教授
2011 年	名古屋大学大学院医学系研究科健康社会医学専攻発育・加齢医学講座（地域在宅医療学・老年科学分野）教授

宮澤 靖 (みやざわ やすし)

1987 年	北里大学保健衛生専門学院卒業
同　年	JA長野厚生連篠ノ井総合病院
1993 年	エモリー大学医学部臓器移植外科 栄養・代謝サポートチーム留学
1995 年	長野市民病院
2000 年	JA三重厚生連鈴鹿中央総合病院
2002 年	社会医療法人近森会臨床栄養部部長
2011 年	美作大学大学院臨床教授（併任）
	アメリカ静脈・経腸栄養学会認定NSD

高齢者の栄養スクリーニングツール
MNAガイドブック　CD-ROM付　　　ISBN978-4-263-70595-7

2011年7月10日　第1版第1刷発行
2018年3月25日　第1版第6刷発行

　　　　　　　　　　　　　　　監　修　雨　海　照　祥
　　　　　　　　　　　　　　　発行者　白　石　泰　夫
　　　　　　　　　　　　　　　発行所　医歯薬出版株式会社

〒113-8612　東京都文京区本駒込1-7-10
TEL.(03)5395-7626（編集）・7616（販売）
FAX.(03)5395-7624（編集）・8563（販売）
https://www.ishiyaku.co.jp/
郵便振替番号 00190-5-13816

乱丁，落丁の際はお取り替えいたします　　印刷・あづま堂印刷／製本・皆川製本所

Ⓒ Ishiyaku Publishers, Inc., 2011. Printed in Japan

本書の複製権・翻訳権・翻案権・上映権・譲渡権・貸与権・公衆送信権（送信可能化権を含む）・口述権は，医歯薬出版（株）が保有します．
本書を無断で複製する行為（コピー，スキャン，デジタルデータ化など）は，「私的使用のための複製」などの著作権法上の限られた例外を除き禁じられています．また私的使用に該当する場合であっても，請負業者等の第三者に依頼し上記の行為を行うことは違法となります．

JCOPY ＜(社)出版者著作権管理機構 委託出版物＞

本書をコピーやスキャン等により複製される場合は，そのつど事前に(社)出版者著作権管理機構（電話 03-3513-6969，FAX 03-3513-6979，e-mail : info@jcopy.or.jp）の許諾を得てください．